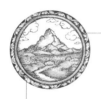

The
Fourfold Path
to Healing

四元疗愈之路

[美] 托马斯·考恩　[美] 萨利·法伦　[美] 杰米·麦克米伦　著

三元翻译研习社　译

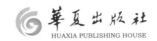

华夏出版社
HUAXIA PUBLISHING HOUSE

图书在版编目（CIP）数据

四元疗愈之路 /（美）托马斯·考恩(Thomas S. Cowan)，（美）萨利·法伦（Sally Fallon），（美）杰米·麦克米伦（Jaimen McMillan）著；三元翻译研习社译. --北京：华夏出版社有限公司, 2022.5（2023.1 重印）

书名原文: The Fourfold Path to Healing

ISBN 978-7-5222-0190-0

Ⅰ. ①四... Ⅱ. ①托... ②萨... ③杰... ④三... Ⅲ. ①西医疗法 Ⅳ. ①R45

中国版本图书馆 CIP 数据核字 (2021) 第 206412 号

北京市版权局著作权合同登记号：图字 01-2022-1607 号

四元疗愈之路

著　　者	[美]托马斯·考恩　　[美]萨利·法伦　　[美]杰米·麦克米伦
译　　者	三元翻译研习社
策划编辑	陈志姣
责任编辑	陈志姣
版权统筹	曾方圆
责任印制	刘　洋
装帧设计	殷丽云

出版发行	华夏出版社有限公司
经　　销	新华书店
印　　刷	成都市金雅迪彩色印刷有限公司
装　　订	成都市金雅迪彩色印刷有限公司
版　　次	2022 年 5 月北京第 1 版　　2023 年 1 月北京第 3 次印刷
开　　本	787×1092　　1/16 开
印　　张	29.5
字　　数	491 千字
定　　价	160.00 元

华夏出版社有限公司　　地址：北京市东直门外香河园北里 4 号　邮编：100028
网址：www.hxph.com.cn　　电话：(010) 64663331（转）

若发现本版图书有印装质量问题，请与我社营销中心联系调换。

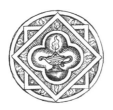 # 中文版译者序

感谢三元翻译研习社对本书的版权引入，得以让中国的读者有机会了解整体医学发展的最新成果。本书是一本医学书籍，但针对每种疾病，作者完整地从病因、营养、治疗、运动和冥想几个方面给出了疗愈的建议。

在了解本书内容体系的时候，读者对其中的理念会有似曾相识的感受。全书的理论非常适合有东方文化背景的读者去品鉴，同时，读者也会看到，在一些疾病的归因及方法论上，作者延续了上至古希腊甚至更早时期的西方传统医学体系，有兴趣的读者可以对此进行深度探究。

本书能够顺利出版，特别要感谢所有译者的坚持不懈。从最初的选题到成书，历时一年多。在三元翻译研习社的译者群体中，很多译者、校对者和试阅者都是志愿者，他们投入精力和时间完全是凭借对选题的兴趣和利益大众的情怀。本书的译者、校对者群体中有很多人受过专业医学训练。在翻译的过程中，我们对一些主题也进行过深入的讨论和研究。本书出版后，如果读者在阅读或实践过程中对本书的观点有更多的见解，遇到了更多实例，也欢迎分享给我们，作为译者，我们对所有的反馈都倍感珍惜。

本书的翻译组成员包括：鞠红梅，周萍萍，韩萌萌，杜艳丽，刘渊，宋昕默，陈志宇。感谢以下人员参与了校对工作：黄爱华，郝瑞凤，游麗君，泰尹，卫星，赵湛，龚丽萍，沙丹丹，易洁琼，孔珺，高娜，等等。还有很多人参与了阅读并反馈了他们的建议，在此一并表示感谢！

建议读者先读完第一篇，通过这四章的阅读，可以宏观地了解整体医学的框架体系，之后结合自己的兴趣随机阅读后续章节。

在本书中，作者列举了大量顺势疗法的药品及其使用方法。基于作者多年医学执业生涯的治疗实践和经验总结，我们认为这些药品推荐构成了本书大框架的一部分，如果没有这部分内容，本书整体架构的完整性会受到影响。然而，鉴于中国药品管制及检验检疫法律法规的要求，译者及出版机构在此作出声明：书中所列举的所有药品及治疗方法仅为使读者对国外顺势疗法有一个比较全面的认识，请读者根据自身健康情况咨询专业医师或机构以获得专业建议，本书不对任何具体个案负责。但若读者在阅读过程中有所感悟并希望反馈给译者或作者，您可以将想法通过邮件发至 fourfoldhealing@foxmail.com。

《四元疗愈之路》翻译组

2021 年 3 月

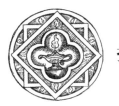 # 推荐序

　　人生于天地之间，与万物共浮沉于生长之门。禀天德地气，四时更替，斗转星移，神光下注，精神乃纯。山海河谷，雨露风雪，土气充沛，乃出五谷五畜五果，以饲吾身。依眼耳鼻舌身意，内外交感；色声香味触法，因循而入，而生妙乐、苦恼、得失、怨爱之情。

　　是故吾生，非独肉身之作为也。躯者，载道之器也。承灵明之神，应开阖之气，而显意志情感之刚柔缓急也。

　　故传统医学有"形气神"之论，与人智医学之四元说，其理一也。

　　人生而有别，形体之厚薄、气血之盈亏、性情之静躁、神明之清浊，受之于先天之心智体质。待加以后天之丰俭祸福、起居摄受、进退升降，而有康健与疾病之变。

　　是故，病疾乃身心内外一切有形无形互作之果，言疗愈者，当知其病之源头与分野，有道以来，有道乃去。

　　为医者，若能静心澄思，内观诸己，熟悉自身之三体（形气神）、四元（物质／肉体、以太／能量体、星芒／情感体、自我／精神体）之变化；外取诸物，以我知彼，明人事物化之淤滞与畅达，可知病有其源，患有其情，有伤于饮食，或乱于气血，

碍于情感，惑于无主，失志伤神。

盖肉体为痛苦显化之地，亦是失常之气血、情感、神识之凝聚塑形处，可触易见。故近代之医者与病者，其思其行，立论处方，久为肉体所困矣。

执见于病，未见其人，不明生生之理，故病不治。

《四元疗愈之路》之书，深谙此理，故首编以营养、治疗、运动与冥想四门，明列疗愈物质肉体、以太能量体、星芒情感体、自我精神体之入手处，此整体医学之理路，必有助于吾人得见康健之正途，自觉、自知而后自立自救。

《四元疗愈之路》之著者，乃当代医学科学之践行者，不为流行知见所障，殊为难得。触类旁通，融现代医学、人智医学、传统中国医学、印度医学、欧洲植物药学、营养学、精神心理学、空间运动法诸多法门，游刃其间，阐明医学之本源、康复之坦途。

人为万物之灵，其生有涯，而能与万物施受并作，与广袤幽深并行不悖，是谓一蜉蝣而入光明大海也，如此思之，不亦有幸而得此宝贵人生乎？

病痛困蹇，人之常也，其来不可迎，其往不可追。虽病，不得为病所拘，尤不可失却自强自主之心。若误将至重之器，授之于外，束手无措，坐以待援，孜孜汲汲于灵丹妙药，困守危城，而不知此身心中本具自然康健之力，岂不悲哉！

愿有志者上下求索，以证真知；愿天下人自强不息，安身立命，根深叶茂。

李 辛

《儿童健康讲记》作者

2021 年 7 月 8 日于常熟

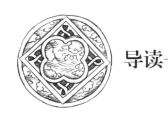 **导读一**

当三元翻译研习社问我是否可以帮忙看一下译稿时，我没有犹豫就答应了。这些年，我跟随着国内学习人智学和人智医学的前辈和伙伴们，浸泡在持续的学习中，心中经常会有一种感动，这是一个充满着生命最纯粹内驱力的温暖的团体。从十几年前很难找到一本中文译本，到如今可以看到很多好书的译本，离不开这个学习性群体里默默工作的志愿者们，我能添一小片砖瓦，也是非常荣幸的事情。

读一本好书，就像是和一位智者进行着思想的交流。我常常会想：作者是一个什么样的人？他为什么会有这样的观点？他在写书的时候，脑海里想象的读者是谁？这样的问题不需要标准答案，反而会带着我们进入这本书的生命，独一无二的生命。

托马斯·考恩（Thomas S. Cowan）是一位美国的临床医生。作为临床医生，他主要关注的就是疗效——如何真正帮助到遇见的病人。治疗从来都不是独角戏，而是医生和病人的双人舞。除了医生和病人本身，他们所处的地理环境、人文环境和文化背景都是治疗过程中需要考量的重要因素。考恩医生受到鲁道夫·施泰纳（Rudolf Steiner）的启发，对疾病的治疗从四个维度（营养、治疗、运动、冥想）进行论述，这恰恰是对一个生命整体性的观照，那么读者在阅读这本书时，也不妨从这四个角度来理解一下：

1. 书里的案例发生在什么样的文化背景中，面对的是什么样的病人，作者是谁？

2. 书中主要的观点——疗愈的四个方面、对疾病的认知是基于怎样的理论体系发展出来的？营养的部分基于何种研究？药物的使用是如何发展出来的？

3. 全书给你最大的感受是什么？有没有体会到一些新的观点和自己旧有的观点之间的碰撞？好好体会这些碰撞之处。

4. 如果我是一名医疗工作者，本书对我未来工作的启迪是什么？如何运用在我所处的文化环境和医疗环境中？如果我是一名想提升自己健康水平的读者，本书对我生活的启迪在哪里？为什么？

这里，我简要地循着本书的脉络，摘抄一些健康和思考关系的论述。

在当今这个时代，我们可以从更加丰富的渠道获取资讯，那么在允许每一个新的观点进入我的生命时，有意识地进行上面的思考，会让我们整个"消化""吸收"的过程更加深入和彻底。

毕竟，内在的稳定和平静是走向健康的基石，有意识地摄入和消化所接触到的食物或者精神"食物"也是保持内在平静与平衡的重要一点，我想除了作者在书中所列举的各种营养、治疗、运动和冥想的选择外，能引发读者这种独立思考，可以更加有意识地摄入物质营养和精神"营养"，也是作者最想看到的。

我们不妨从一开始阅读，就带着这样一份"意识"锻炼自己，用心去品鉴这样一顿"大餐"。

如果看完这本书，仅仅记住了一些药名或者推荐的食物，又或者是急着用其中的方法给自己治病，其实有点可惜了。

面对生老病死，如果医生或者病人把疾病和死亡作为战争的对手，那么这是一场注定失败的战争。我们为何而战？在健康这个议题上永远是一个基本命题，而这个命题实际上是一个关于生命是什么的问题。医生，或者说所有的治疗，本质上并不是对抗疾病和死亡，而是服务于生命本身的进程。所谓健康，并不是"不老"或者"不死"的神话，而是如何更平衡地活着，在物质生命和心魂生命的转化中，保持流畅的生命、敏锐的感知，以及独立、完整、清晰的思考。

施泰纳这样说过，"食物就是一个触发器，其本质是激活我们身体里的某种活动/生命过程"，这是食物营养的本质。疗愈的本质也是如此，激发生命本身具足的自愈力，疗愈的过程是自愈力工作的结果。四元疗愈的本质就是从四个层面激发机体自身的自愈力，包括物质、生命、情感和灵性方面的自愈力。

读者在阅读中不妨思考一下书中介绍的营养部分，这类食物激发了何种生命过程？例如优质脂肪。当今美国人接触到的工业化食品的比例非常高，然而优质脂肪不足。优质脂肪可以激活机体韵律系统的工作，而重建天人合一的生命韵律是激发自愈力的关键，疗愈的秘密也在于生命的韵律。对于韵律系统来说，每天、每月、每年的生活节奏、运动、呼吸、情感的吸入和表达都是非常重要的。在运动里提到的一些呼吸和运动方法，主旨也是在调整韵律系统的节奏，尤其是生命节奏的调整更是所有治疗的一个基础。如果仅仅是按图索骥服用大量高脂肪食品，而忽略了其背后的整体性，生活的节奏依然混乱而没有规律，估计也很难取得好的疗效。

空间体育的部分同样是将生命的整体性纳入考量，蕴含了人智学对人的理解，例如五个空间，前四个对应到文中提到的四体，第五个也是大家常说的"第五元素"，是地球生命转化而成的心魂生命，也就是"思考""情感""愿力"的心魂生命。人的一生都在进行着这样的转化，真正的健康与此息息相关。

作者在治疗的部分中提出，大多数药物是顺势疗法制剂或者人智医学制剂。顺势疗法的治疗原则是"同类疗法"，其制药方式与传统中医的草药炮制不同，因此，不同疾病所选择的药用植物与中医或者自然疗法中常用草药的用药不同，如果读者想做这方面的研究，需要考虑到这个医疗体系的背景。

冥想的部分事实上是对于疾病的疗愈来说最为重要的部分。每一个人的潜意识里都有很多限制性的信念，或者是无序的来自生命最深的恐惧、焦虑，或者是习性带来的贪婪、傲慢、痴迷、憎恨。谁是生命真正的主宰？如果我们不能和这些深埋在生命深处的信念工作，很难说你是你生命的主人，而这也是大多数疾病的根本原因。经由自己的生命探索，建立起具有虔敬、仁爱、勇敢的生命观，可能是我们面对疾病和终要到来的死亡所做的最好的准备。这一部分值得每一个医生和病人认真深入地在自己的生命中探索。

生命的整体性一直贯穿在整本书中，不论是对疾病原因的论述，还是治疗的角度，抑或是某一个具体的建议，都贯穿着对生命整体性的观察——全息的生命，全息的疗愈之路。看完这本书，我为自己未来的专业道路注入了很多的勇气。10年前我第一次接触人智医学，深深地被人智医学医疗体系中各个专业方向的紧密合作所打动，医生、护士、艺术治疗师、音乐治疗师、心理医生形成一个基于同样疗愈理念的体系，给患者提供整合性的照顾和帮助。然而，这本书给了我另外一层的勇气，即便没有这么多专业的疗愈师可以一起工作，作为独立的医生也可以给患者提供基于人智医学的整体性疗愈方案。生命的整体观念无处不在。

在整体中我们看见个体，在个体中我们发展整体。面对一个真实的生命，不论是他人还是自己，我们都可以带着整体的视角去好好探索生命的秘密。

郑　煜

中医师，人智医学实践者

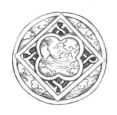 # 导读二

当我对自己的生命历程进行自传性回顾时，意外地发现了一条隐藏的线索串联着我的过往，那就是"人怎么才能获得健康"。

大学五年的医学专业学习让我相信，只要医学科学研究不断进步，人类就可以获得健康。随着在医院工作久了，接触的病人多了，我却开始产生了困惑：为什么医学在发展，病人却没有减少，新的疾病还不断出现？为什么有些慢性病病患在改善了饮食和增加了运动之后就恢复了健康？（在我当初的医学训练里并没有包括这些，我也只是单纯热心地建议了一些比较熟悉的病人试试看。）

十几年前我离开了医院，开始在自然疗法领域继续探索，学习领域包括芳香疗法、花精疗法、顺势疗法、人智医学和生命传记。在这个过程中，我逐渐深刻地认识到，人不是只有一个物质身体。想获得健康的话，仅从西医擅长的物质身体入手是绝对不够的，还需要从身体的其他三个部分入手——也就是这本书的核心内容"四元疗愈"。

人智医学建立在鲁道夫·施泰纳博士对人深入研究所得的理论基础上。他认为人由四个"身"或"四元"构成，即：物质身（Physical Body）、生命身/以太身（Life-force Body/Etheric Body）、星辰身或情感身（Emotional Body）以及自我身（Mental Body）。四个"身"中的每一个都反映了我们整体存在的一个方面。某个"身"的失衡也会导致身体的失衡。

《四元疗愈之路》是一本教你"如何获得健康"的大宝典。它所涵盖的知识内容非常广阔，是难得一见的集人智学各领域知识之大成的"武林秘籍"。本书将引领我们重新看待与食物、药草、身体、空间的关系，用全新视角理解什么是健康、

幸福与疾病，逐步建立起一个真正以人为本的医学哲学体系，打破了我们在疾病面前见树不见林的固有思维模式。

更难能可贵的是，作者像一位和蔼智慧的长者，温柔且耐心地教导我们，即使没有专业医学知识的读者也无须担心看不懂；而对于专业人士来说，这本书又适时地补充了西方医学尚未涉及的知识领域。我诚挚地向热爱生命与健康的你推荐这本书，邀请大家一起走上四元疗愈之路。

李　怡

香草私塾创办人　德国芳香学院中国分校校长

2021 年 3 月 12 日

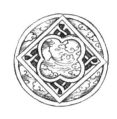 # 导读三：中西医结合的新视角

三元翻译研习社找我审校《四元疗愈之路》一书的中文翻译文本的时候，正是2020年的冬季，这个冬季因为过于寒冷而显得漫长。2021年的春天也因为气温一直不能回升而显得如冬季般寒冷。全球的新冠疫情此起彼伏，一直到三元翻译研习社再让我写一篇导读的时候，尽管有了世界性的疫苗接种疗法的出现，新冠疫情还是引发了更严重的灾难。

就如9·11事件以来，世界变得不同，我们也被迫以不同的方式看待这个世界和所发生的一切。

正如作者所说，三十多年来，常规医学（即通常所说的西医）尽管对癌症投入了几千亿美金，也未能回答"为什么一个细胞决定走自己的路，竟然杀死自己的宿主——一个实际上为细胞提供支持的宿主？"这个有关癌症本质的问题，更未能找到治愈癌症疾病的有效方法。这无异于在医学的发展中，我们正陷入漫长的甚至黑暗的冬季。

在黑暗中，我们恰恰可以冷静地做出许多反思与总结。本书列举了一些实际病例，从一个常规医学从未考虑过的社会性角度来重新看待癌症的发生、发展和干预，并以冬季来类比癌症发展过程，在治疗中引入以槲寄生（其内在核心自带光芒）这种天然植物制作而成的槲寄生注射制剂和饮片的槲寄生疗法，再配合以营养结构的调整，音乐、绘画、舞蹈等艺术治疗方式的介入，对癌症的治疗取得了前所未有的成绩。这样的反思所带来的研究与实践，恰好带我们迈入和煦温暖的春天，让我们看到希望之光闪烁。

但是，阅读本书并不是一件容易的事。一批医学工作者常年在常规医学实践中

经历无数次失败，看不到疾病治愈的希望，在这种境遇之下，经一百年前德国的哲学家、思想家鲁道夫·施泰纳的人智学思想的启迪后，进行了不断的医学反思与尝试，这对我们这些经由常规医学体系训练而成的医学工作者来说，是在接触一种全新的理念。再阅读的时候，我发现许多观点与我们过去所接受的教育观点大相径庭，甚至截然相反，我们会感到困惑，甚至不知所措。

但是，当我们再回到祖国传统医学——古典中医的思路上，阅读本书，又似乎找到了重建古典中医的信心：原来，在国外的医疗系统中，有那么一个流派，他们对人体的认识与中医一样，认为人是身、心、神三位一体，物质肉身必然受到心理和精神的影响，而肉身又必然反过来影响心神的自由与健康。人类的疾病、健康和康复，必然与身体、心灵与精神三个层面的任何一个层面都息息相关。

书中所提出的人生命的四个层次（物质身、生命身、星辰身、自我身），让人不由自主地想到了列子在《天瑞篇》中所言的：有太易，有太初，有太始，有太素。太易者，未见有气也；太初者，气之始也；太始者，形之始也；太素者，质之始也。遂恍然大悟。

一百多年前，无数先辈就在探讨如何进行中西医结合。可是，至今我们亦未找到中西医结合真正有效的结合点。而恰好，这本书从理论到临床实践的操作，都清晰地呈现了对人体中有形有质的部分与无形无质的部分联系起来形成的生命运转过程的理解，并且可以看到，有形的、无形的、有质的、无质的这四种生命存在，因发生怎样的配合失衡而导致怎样的疾病，以及其修复的完整过程。

这或许会给我们真正实现有效的中西医结合注入新的思考方向。

医学的进步从来都是在不断的总结、反思中前进。愿我们所有人都能从本书中得到启发。愿我们敞开胸怀，以接纳和学习的心态，阅读这本充满艺术之内涵的医学疗愈的临床实践指南。

万之逸

中医师，人智医学践行者

2021 年 8 月于成都

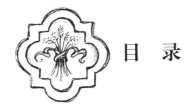

目　录

附　录

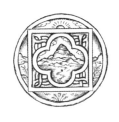 # 引　言

大约 20 年前，当我开始医疗实践时，整体医学或补充疗法还是一种边缘运动，除了少数医生，几乎所有医生群体都对此持怀疑态度。当时美国医学学会官方否认饮食与疾病有关，并声称使用草药、维生素和顺势疗法的药物都是庸医的骗术。身心疗法也处于医疗的边缘。尽管如此，完成家庭医疗培训后，我开始郑重地把新兴的整体医疗手段运用在我的患者身上。我坚信，慢性病难以治愈的原因在于使用了错误的治疗方法。在我看来，正统疗法对哮喘、心脏病和关节炎等疾病之所以无所适从，是因为医生使用的药物只能抑制症状，却不能将其治愈（我在想，如果有一种方法，能让病人了解其疾病的根本原因，疾病才有可能被治愈）。

我运用这种新式疗法大约有 5 年时间，其间还使用了各种替代疗法，如使用草药和顺势疗法药物，虽然我的病人没被整体性地治愈，但众多患者的症状确确实实得到了很多改善。例如，我用自然疗法为 500 多名患有耳部感染的儿童进行治疗，大约 80% 的患者在没有使用抗生素的情况下被治愈，但仍然有 20% 的患者对其没有反应。然而，正是那些对治疗方法没有反应的患者对医生的意义最大。我开始怀疑我们通常认为的那些与疾病无关的因素可能恰恰是治愈病人的关键。例如：在接受过耳部感染治疗的两个孩子中，其中一个孩子的母亲很平静，这个孩子很快就康复了；而另一个孩子的母亲很焦虑，结果这个孩子一周后依然处于感染状态。我采用一种用到蜂蜜的疗法治疗骨关节炎，对一些患者有效，而其他人则没有任何改善。我使用自然疗法为两名患有转移性结肠癌的老年妇女治疗，其中一位 10 年后依然活着，而另一位则只活了几个月。

所有医生都有个疑惑，为什么有些患者会好转而有些没有效果。多年来，这个

谜团一直困扰着我，于是，我开始构建一种医学哲学，其中不仅仅包括药物的使用。我开始询问患者的生活方式，他们在孩提时期是如何被养育的，他们的社交关系、职业、财务纠纷或个人成功、目标、梦想、希望和失望等详细问题。我的结论是：使用药物，无论是常规药物还是自然的药物，只有在病人的特定生活状态中才有效。同时，治疗过程要结合纠正他们生活方式和思维方式中的一些"误区"。在不仅仅依靠药物治疗的前提下，医生才能占领疾病这块高地。当他想帮助病人改变其生活方式和态度时，他要从何入手呢？他需要哪些资源呢？他如何才能指出患者生活中的"误区"，而不仅仅是"指责（或责备）"呢？

在转向更全面的医疗实践的过程中，我的实践在很大程度上依赖于奥地利神秘主义者鲁道夫·施泰纳的"人类智慧（Human Wisdom，参照希腊语）"理论。施泰纳发起了一场被称为"人智学"的哲学运动，他还在华德福学校践行了一套教育体系，现在华德福学校已成为世界第二大私立教育体系。然而很可惜，他在医学领域的教导却鲜为人知，其中一个原因是人们对他获得知识的方式持怀疑态度，他不是通过可重复实验的科学方法，而是基于灵感洞察力的直观过程。我不打算深入探索施泰纳的工作，但我确实认为对其关于人类和疗愈艺术理论的基本理解是所有整体疗愈系统非常必要的组成部分。

施泰纳认为，人类有四个"身"——或称为活动领域，当这四个身和谐平衡时，人类就会拥有健康的身体。这四个身是：物质身、生命身、星辰身和自我身[1]。它们对应于如下所述的中世纪主义者的四个"王国"和四种"元素"：

1. 物质身　　　　矿物王国　　　　土元素

2. 生命身　　　　植物王国　　　　水元素

3. 星辰身　　　　动物王国　　　　风元素

4. 自我身　　　　人类王国　　　　火元素

根据施泰纳的说法，这四个身中的每一个体都反映了我们整体存在的一个方面，每个都受到特定规则的约束。物质身是组成我们身体的物质，它对应于矿物领

---

[1] 译者注：对应原文是 Physical Body、Life-Force Body、Emotional Body 和 Mental Body。在同一领域内，物质身也被称为物质体，生命身的其他称谓包括以太体或生命力身，星辰身的其他称谓包括星芒体、感受身，自我身也被称为自我体。

域和土元素。如果将人比喻成房子，那么物质身对应于建造房屋的砖和灰泥。如果砖块有缺陷且砂浆不足，那么房子就会不坚固。如果我们希望自己的身体能一如既往地健康，就需要健全的身体。一点也不奇怪，物质身的健康主要与我们吃的食物有关。因此，完整和长期的疗愈方案一定要建立在健康的饮食基础上，如果没有相应的饮食治疗方案，药物和其他疗法将收效甚微。

在生命身的领域，我们超越单纯的物质领域，从单纯的物质层面上升到施泰纳所说的"以太"领域。继续把我们的身体比喻为一幢房子，想象有人搬进房子并将其变成自己的房子。这是一个通过生命身让物质身生机勃勃的鲜活图景。生命身对应于水元素和植物王国。当我们服用各种药物时，我们希望能对生命身产生影响，特别是天然药物，如草药提取制剂和顺势疗法制剂的植物和金属，它们存在于身体的血液和淋巴液中，作用于细胞之间，帮助实现荷尔蒙平衡，并调整各器官之间的关系。

虽然施泰纳凭借直觉得出了这四个身的概念，但实际上有一些科学证据表明，所有生物，包括植物、动物和人类，都存在非物质生命身。耶鲁大学解剖学教授哈罗德·萨克斯顿·伯尔（Harold Saxton Burr）花了很多年时间研究他的"生命领域"（或称之为"L-领域"），将其描述为所有生命的蓝图。他提出，所有生物都是由我们可以绘制和测量的"电动力场"所塑并由它控制。这是一种无形的力量，类似于磁场，使散落在磁铁块上的铁屑在磁铁两极力场中排列。伯尔用电磁学的科学术语描述了这些场或物体，但很容易想象它们是流动的液体或水，能够影响电磁信号，就像探矿者通过电磁信号去探测地下水一样。

施泰纳认为，第三个"身"——星辰身，是情绪或感受领域，也是灵魂的居所。还是用我们的房子打比方，我们可以把星辰身比喻成一个性格活泼的人装饰房子的方式，如吸引人的门廊、迎宾花园、室内装饰和所有使房子变得个性化的装饰。房屋内明亮或阴沉、杂乱或整洁，对应于人类不同的情绪和生活方式，也形成了人类的不同性格特征。毫无疑问，我们的情绪和生活方式会影响我们的健康，就像房子的装饰决定它是否是一个宜居的地方一样。

星辰身首先受到我们周遭人际关系、交往方式和交往质量的影响。许多患有妇科或肠道疾病的女性患者在与父母或伴侣的关系没有发生重大转变之前是无法被治愈的。事实上，我的患者中有三位巴氏涂片（子宫颈抹片）检查严重异常的女士，尽管完成了手术治疗，但仍旧复发。只有在与配偶彻底和解或离婚后才解决了问题。在男性患者中，我看到很多因担忧职业发展所导致的健康问题，当患者在其领域取得成功时，问题立即解决了。

星辰身对应于风元素和动物王国。与植物的运动仅限于内部液体的循环不同，动物会根据自己的意愿行走于外部世界。

因此，运动和锻炼属于这个领域。例如，我们思考一下"直立"这一简单的行为是如何影响我们的情绪和视野的。我们的行走方式，包括运动方式和参与的运动项目，都会影响我们的幸福感和情绪，从而影响我们的健康。

预防和疾病治疗所涉及的第四个"身"也是最后一个领域是自我或灵性，我们称之为自我身。这是我们每个人的独特之处，赋予了我们生命的个性和连续性。在我们用的房子这一比喻中，自我身对应于进出房子的访客以及他们的谈话、观念和思想。这些访客代表自我身，可以在房子内外自由出入，并与其他访客沟通、交流和共情。虽然情感源于灵魂，但我们对情绪的感知及如何运用情绪，完全与自我身相关。

许多关乎自我身的疾病都表现为体温的变化。例如，生病的孩子通常会体温上升或者发烧，因为他们的自我身参与了抗击疾病的斗争。在人的生命后半程，我们通常变得越来越寒凉，手脚感到寒冷，导致甲状腺机能减退甚至癌症，这是一种与丧失温热和免疫力下降密切相关的疾病。然而，女性经历潮热，则可以被解释为星辰身温柔地将她与淹没其个性的家庭生活分离，并将她推向工作和社区服务世界的一种表现。温暖的身体经常变得异常分散，所以会出现温热区域，这是一种象征性说法，用于描述患有类风湿性关节炎的患者或皮肤炽热的湿疹患者。现今被广泛接受的观点认为，我们应该寻求多个层面的治疗，事实上，它构成了所有整体医学的哲学基础，问题在于要找到能够适用于身体各个领域和层面的治疗方法。

即便我们接受这样一个事实，即人类必须在多个层面上得到疗愈，但实际情况可能会非常糟糕。最近，我与出版业的一位专业人士进行了交谈，他在经历过一场严重的心脏病之后对自己的健康开始感兴趣，并接受了整体治疗的理念。但是当他按照很多畅销书中的建议改变生活方式后，却并没有让其离健康的目标更近。事实上，这些改变使他变得脾气暴躁、身心疲惫。

他放弃垃圾食品而转向低脂素食，每天会吃一大把维生素片，早晚都在跑步机上跑步，练习放松疗法来缓解压力。他所做的一切定会得到新兴的整体医学大师们的认可，不幸的是，他的每一个选择都适得其反。

本书的主旨是介绍疗愈人的不同层次的恰当而有效的方法：疗愈物质身所需的正确饮食；针对生命身的有益药物或治疗方案；以适宜的运动和身体练习疗愈星辰身；通过有效的思维活动疗愈自我身，使人类精神朝着有意义、为他人服务和个体健康的发展方向演进。

我们如何才能确认什么样的饮食适合人类呢？市场上充斥着上百本关于饮食和营养的书籍，其中大部分都建议食用低脂食物、植物性食物以及复合碳水化合物含量高的食物。有些作者推荐大量食用瘦肉，而另一些则建议完全素食。一些人推崇完全采用生食，另一些人则推荐不同种类的食物组合。这些书的作者提出了许多理论来解释为什么这些饮食会有益健康，但在实践中，这些流行书籍中提出的典型现代饮食系统从未被传统的健康人群所采纳过。

韦斯顿·A. 普莱斯（Weston A. Price）所著的《营养与身体的退化》（*Nutrition and Physical Degeneration*）一书，详尽描述了健康的人群以及他们的饮食习惯。20世纪30年代至40年代期间，普莱斯走访了这个世界上与世隔绝的一些角落，这些部落和村庄的饮食与现代西方食品没有任何联系，他对其进行了研究并将成果写进了书中。他的书激励了许多医学和营养学领域的工作者，包括我自己。正是在读完韦斯顿·A. 普莱斯的书之后，我决定成为一名医生，而当患者出现营养问题时，我总会回过头来翻看这本书。

普莱斯的书之所以重要，有两个原因。其一，这本书通过大量的图片向人们展示了健康人类的外貌。他们有宽阔的脸庞、无瑕并排列整齐的牙齿、发达的肌肉以及良好的体魄。其二，书中介绍了他们的饮食特点，可以概括为两个词：营养、富集。这群与世隔绝的健康人的饮食中包含了丰富的矿物质和维生素，包括某些只存在于动物脂肪中的维生素。事实上，这些富含动物脂肪的食物让他们身体健康、充满耐力、免于疾病并繁衍生息至今。他所研究的人群中没有一个吃低脂素食、生食，也没有一个尝试过食品的搭配组合。

萨利·法伦（Sally Fallon）的《营养传统》（*Nourishing Traditions*）将普莱斯的

发现转化为现代美国人的实用食谱，作为一本普莱斯著作的优秀的伴侣书籍，书中阐述的饮食原则可以作为指南，帮助人们获得健康。

谈到补充剂，我推荐含有各种营养素的浓缩食物，而不是服用合成维生素。我推荐的许多产品都是由普莱斯博士的同事李博士开发的。这些原则将在第一篇第一章中详细讨论，并构成本书第二篇各章中饮食建议的基础。

当身体得到良好的饮食支持时，我们服用的药物可以帮助我们微调身体的组织原则。它们能促进体液循环，帮助细胞更好地彼此交流，使各器官达到平衡，恢复荷尔蒙平衡，这些都属于生命身的范畴。大多数正统药物只是抑制症状，而不是促进体内的平衡和运动，其结果是产生的副作用往往比原发病更加严重。

在第一篇第二章，我们将探讨一些治疗原则，包括草药和顺势疗法药物的使用以及影响生命身的各种其他疗法。这些原则是众多医学领域的伟大人物赠予我们的厚礼，包括鲁道夫·施泰纳、塞缪尔·哈尼曼（Samuel Hahnemann）和埃德加·凯西（Edgar Cayce）。

运动和锻炼属于星辰身的范畴，我们在第一篇第三章中对其进行了讨论。我们用行为方式来表达我们的情感，而运动和锻炼能够真正改善我们的疗愈能力。创造性的协调运动能给我们带来极大好处，这类运动包括太极、击剑、舞蹈或网球，我不相信每天在跑步机上奔跑30分钟所带来的好处能够与之媲美。只要可能，运动和锻炼都应该在户外进行，因为这个领域与风元素相对应。

我们还将讨论一些特定的运动，这些运动可以帮助我们的身体转化那些导致疾病的特定情绪。我提到的许多运动都是受到了杰米·麦克米伦（Jaimen McMillan）的启发，他是空间动力的创始人，也是本书第一篇第三章的作者。

尽管星辰身是情绪所在地和心魂的家，但心魂工作的领域是自我身，我有提到过，我们对情绪的感知及运用在认知能力中非常重要。

许多关于整体医学的书籍都敦促读者"去感知他们的感受"，暗示着健康之路要求我们减少压抑，更加自然地表露我们的情感。建议可以通过戏剧或冥想来"释放"愤怒、抑郁或压力等负面情绪。

当这些措施不起作用时，再使用药物。我们从抗抑郁药和类似药物的广泛使用情况中了解到，这类药物通常也不是很有效，特别是从长远来看。

　　自我身本质上构成了生命的意义，以一名医生的经验，我意识到病人在寻求健康时获得这种意义是多么重要。适宜于自我身的活动不是感受，而是冥想或思考，这是人类所独有的。自我身不是"体会我们的感觉"，而是以一种超然和客观的方式去观察这些感觉。正是通过思考我们的生活、我们的处境、我们的经历、我们的关系和我们的使命，当然还包括我们的情感，我们才能发现生活的目的，同时，也能够更好地理解我们为什么会生病。

　　人生最快乐的莫过于有目的，知道自己生命的意义。有些人通过他们的家庭和其他关系找到了这个意义，其他人则通过工作、音乐或者体育等活动来实现自己的价值（目的）。那些通过观察、研究、思考发现自己生活目的的人，他们明智地使用了食物、药物，并配合运动，培养了一个健康的自我身，从而可以期望获得充满活力的健康的自我身，它结合了其他三个低阶的"身"并使它们维持平衡。第一篇第四章给出了一种基础的冥想或思考练习，它能刺激自我身并帮助其成长。

　　医疗的目标应该放在疗愈身体的各个层次，我们所有人都在朝着这个目标前进。聪明的医生不应仅靠开药来治疗所有病症。他应当意识到，他的药物处方和治疗方案必须针对某些特定的失衡所导致的疾病。他理应知道，饮食、生活方式、锻炼和精神生活都必须调整到位，才能带来真正的疗愈。

　　但仅仅接受这些总体原则是不够的，病人需要准确的信息和有效的建议。本书的目的是为人类的四个"身"中的每一个都提供有效的规则和指导方针，并激发自我身——人类精神的栖息地，通过冥想练习成为自己的医生、聪明的医生。这些冥想练习是人类所独有的，以人为中心的冥想是经过深思熟虑和客观思考所推荐给大家的。

第一篇

四元疗法

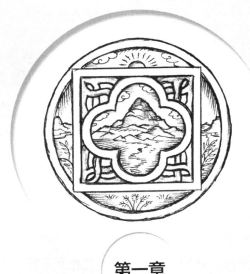

第一章

营养：
疗愈物质身

事实上，几乎所有现代科学，包括正统医学，都把物质世界当作唯一的现实，而人类的物质身体是唯一真实的，也是唯一可治疗的。药物、手术、运动甚至精神病学都旨在"修复物质身体的损坏"。具有讽刺意味的是，作为身体能量和构建身体原料的唯一物质来源——食物，它的作用常常会被忽略，或仅仅被当作补充。然而，对于健康的物质身体而言，最根本的需求就是获得身体所需的食物，毋庸置疑，这些食物自身应该是无害的。

人类身体需要什么样的食物？我们应该避免哪类食物？如今，畅销书籍中提出的观点从严格的素食主义到全生肉饮食，从无所不食到严格的食物搭配规则，应有尽有。我们如何从这些大量相互矛盾的主张中找到正确的信息呢？

制定现代饮食体系的科学家和作家从理论研究开始，然后将其应用到个人身上，希望这些理论上合理的饮食计划能够为人类带来健康。一个更好的方法是从健康人群（他们好几代人的身体都很健康）的研究开始，然后找出他们吃了哪类食物。这样做首先需要确定身体健康的标准，然后找到符合这些标准并且饮食结构稳定了多代的人群。考虑到全球人口的流动及现代文明的侵蚀，这在今天几乎是不可能实现的。幸运的是，这项研究在 21 世纪初就已经完成了，当时，全球各地仍然散落着独立于其他群体的人群。

韦斯顿·A. 普莱斯

韦斯顿·A. 普莱斯是著名的牙医和研究者。在 20 世纪 30 年代至 40 年代，他对"什么才是决定牙齿健康发育的基本因素"这个课题很感兴趣。普莱斯解决这个问题的具体方式意义深远，因为它非常简单。普莱斯简单地问了以下这个问题：世界上是否存在拥有完好牙齿的人或者人群，这些人既没有蛀牙、牙龈疾病，也没有正畸问题？年复一年，每逢夏季，普莱斯都会前往全球偏远地区寻找完美的牙齿。他发现了 14 个这样的族群、部族或村庄，其成员都展现出非凡的抗衰老能力，并且这些部落成员都拥有完美无瑕的牙齿，也留足了智齿发育的空间，这种状况在当今美国几乎是见不到的。随后，他对这些人群的健康状况和饮食习惯进行了研究。

他发现，完美的牙齿总是伴随着出色的身体状况，而这种免受疾病和身体缺陷困扰的状况可由他们的食物来解释。那些放弃了传统饮食而转向普莱斯称为"现代商业替代食品"——譬如由白糖和白面粉制成的进口食品，或浓缩食品和罐头食品——的人们，蛀牙会迅速泛滥。那些改变饮食习惯的人群的后代们上颚更窄，牙齿弯曲或拥挤，并且对疾病的免疫力下降。

普莱斯博士写道：食物质量在很大程度上决定着我们的生命质量。而食物质量取决于食品生产和加工的每一道工序，包括动物的饲养、土壤的养护、食物的储存，甚至烹饪方法。

富含易吸收营养素的饮食有助于骨骼恰当地矿物质化，尤其是在妊娠期和产后早期发育期，可以避免牙齿遭到生活压力的影响而衰败或退变。这个结论非常正常，他发现，给原始部族群体带来健康身体的天然饮食中富含矿物质，尤其是健康骨骼和牙齿发育所必需的钙和磷。普莱斯的研究工作中让人惊奇的部分是，他发现这些健康饮食中都含有他提到的"脂溶性活化剂"：维生素 A 和维生素 D 等营养素，以及他发现的另一种称为 X 活化剂或称为普莱斯因子的维生素。这些营养素仅存在于某些特定的动物脂肪中。他所研究的这些健康人群在传统上将提供这些营养素的食物视作神圣之物。这些食物包括草食动物的肝脏和其他器官、鱼卵、鱼肝油、鱼和贝类及以矿化程度高及生长迅速的草为食的牛所出产的黄油。普莱斯得出的结论是，如果没有这些脂溶性营养素的大量供应，人体将无法有效利用食物中的矿物质。这些脂溶性营养物质还可以滋养腺体和器官，从而在承受压力时，为健康的土著人提供足够的免疫力。

营养密集型食品

普莱斯博士的工作告诉我们，健康饮食的基本需求无法在面食、蔬菜汁、燕麦麸、橄榄油中找到，而只能在某些特定的动物脂肪中找到。这些脂肪来自以绿色生物（例如草和浮游生物）为食，或以其他食用这些绿色生物的动物（例如昆虫）为食的动物。可悲的是，今天很难找到这类食物。我们饲养的大多数奶牛一生都被圈养，从未见过绿草；鸡在鸡棚中饲养，主要以谷物喂食；猪被饲养在工厂里，从来没见过阳光；现在甚至养鱼场中养的鱼也被喂以不适当的饲料，例如大豆加工的颗粒。

更糟糕的是，今天大多数人都不会去食用这些营养密集型食品，因为医学发言人声称它们会导致癌症、心脏病或体重增加，尽管一些知名科学家对这些指控进行了驳斥，这非常令人钦佩。但我们的结论是，很多患者在改善饮食方面不会有任何进展，因为他们对食用含有动物脂肪和胆固醇的食物依旧充满担心。

提供大量脂溶性维生素（维生素 A、维生素 D 和普莱斯因子）的推荐食物清单并不长，包括：

○ 绿色牧场出产的黄油、奶油和全牛奶产品（牛奶、奶酪、酸奶等）
○ 绿色牧场养殖的牛的器官（肝脏、肾脏、心脏、脑等等）
○ 从野外放养的猪提炼的猪油（它们的脂肪中储存了大量的维生素 D）
○ 放养或者以昆虫为食的鸡和其他类家禽生的蛋
○ 贝类（蚝、蚌、贻贝、螃蟹、虾、龙虾）
○ 鱼子
○ 野生的富含脂肪的鱼类，例如三文鱼、沙丁鱼和凤尾鱼
○ 鱼肝油，尤其是鳕鱼鱼肝油
○ 昆虫（是为那些有勇气吃它们的人准备的！）

追求健康的第一步是找到部分或全部的上述食物。在许多地方都可以买到贝类，并可以通过邮购服务获得优质的鳕鱼鱼肝油。大部分欧洲奶酪以及越来越多的美国手工奶酪都来自放牧饲养的牛群。韦斯顿·A. 普莱斯基金会的当地分会可以帮助您在当地找到从户外饲养的牛、鸡和猪中获得的奶制品和其他动物性食品。

饮食中其他类别的食品品质也同样重要，包括肉、海鲜、家禽、谷物、豆类、坚果、蔬菜、水果、油、甜味剂和调味料。植物食品应当选择有机的，如果条件具备，尤其建议以生物动力方式种植、在富含矿物质的土壤中生长的植物[1]。

---

1 译者注：德米特（Demeter）认证是生物动力农业（Biodynamic Agriculture）的产品认证体系，在中国有多个德米特农场在采用生物动力农业方法种植作物，有兴趣的读者可自行查阅。

不伤害

美国食品供应的不断降级——从工厂化饲养再到工业化加工，无处不在，以至于我们需要努力去寻找优质的食品和避免食用明显有害的食物。有害食品的清单从精制糖和精制面粉开始，它们含有大量的卡路里，却剥夺了甜味植物和谷物中天然存在的营养成分。为了消化吸收精制糖和精制面粉，人体必须运用自身的维生素和矿物质储备，从而进一步造成自身维生素和矿物质的消耗和缺乏。此外，精制糖和精制面粉会使葡萄糖迅速进入血液。当人体试图对血糖的迅速上升进行补偿时，可能会导致糖尿病、低血糖症和肾上腺功能不全。这些情况类似于打开了一个名副其实的潘多拉盒子，从过敏到抑郁，这些情况的发生都令人不快。

但这并不意味着我们要拒绝甜食。我们的舌头有感受甜味的味蕾，还是要让它得到满足。至少可以偶尔吃一些天然的营养密集型甜味食物制成的甜点，如原蜜、枫糖浆、枫糖和脱水的甘蔗汁。可以用这种方式制作全谷物，使其与精致面粉制成的食品一样令人愉悦。

请注意，我们可接受的甜味剂清单不包括果汁。尽管很多人经常吃下整个水果而不会产生不良影响，但果汁却像白糖一样浓缩而精炼。更糟糕的是，果汁主要由果糖组成，研究表明，果糖比白糖对人体的生化破坏性更大。

美国已有两千多种可以用于食品的添加剂获批，这些添加剂的作用会协同并累积起来。这意味着，如果我们少量食用一两种添加剂，通常不会产生任何不良影响。但是，当我们经常食用多种类型的添加剂时，其不利影响会成倍增加。

食品供应中危害最大的是对神经系统有毒的添加剂，包括味精和阿斯巴甜。味精可以使不含有肉类的食物吃起来有肉味。阿斯巴甜无须使用任何从食物中得来的甜味剂即可使食物获得甜味。实际上，这些物质会欺骗味蕾，并且这些"欺骗者"会对中枢神经系统造成破坏。食用味精和阿斯巴甜会导致近一百种已知疾病，其中包括癫痫、神经质、血压波动、头痛、多发性硬化和阿尔茨海默病。阿斯巴甜被广泛用于减肥饮料和无糖口香糖中。数以千计的食品中含有味精，食品成分表通常将其标记为"香料"或"天然香料"，看似无害。任何标有"水解"的成分均包含味精。水解的植物蛋白和水解的大豆蛋白构成了许多调味料和汤料的基础，包括餐馆用来制作"自制"汤料的汤包。

现代大豆产品以及所有类型的蛋白质粉都必须被列入避免食用的食品清单[1]。这些食物不是完整食品，而是从食品中将其成分提取并分离出来的蛋白质。此外，现代高温加工会使许多蛋白质变异，并导致致癌物的形成。未发酵的大豆食品中含有大量此类物质，这些物质会阻碍矿物质的吸收并干扰蛋白质的消化。大豆中的植物性雌激素是有效的内分泌干扰物，可弱化甲状腺功能并引起内分泌系统的其他问题，特别是对于成长中的儿童。

咖啡、茶、巧克力、软饮料中的咖啡因和其他兴奋剂的作用类似于糖。它们通过刺激肾上腺素的产生并提高血糖水平来暂时缓解身体不适，经常食用会导致肾上腺衰竭、慢性疲劳和许多其他问题。

最后一类有害食物是精制氢化植物油，包括棉籽油、红花油、大豆油、玉米油和低芥酸菜籽油。这些油对于人类饮食来说是全新的，却与多种疾病有关，如癌症、心脏病。它们呈液态，在高温加工中会发出恶臭，这意味着它们会引起破坏性氧化反应；当通过氢化过程制成固态时，这些油会构成一定的危害，特别是对细胞，它们会干扰数千个复杂的化学反应。

脂肪和油脂

在任何情况下，我们的身体都需要某些高质量的油脂，一方面是因为这些油脂含有重要的维生素，另一方面是因为它们提供了人体用于产生能量和构建细胞膜的不同类型的脂肪酸。

脂肪或脂肪酸的三种主要类型是饱和、单不饱和和多不饱和。饱和脂肪在室温下趋于固态，主要存在于动物脂肪（包括黄油）和热带油（如椰子油）中。从增强免疫系统到为心脏提供能量，饱和脂肪在体内发挥着许多重要作用。黄油和椰子油

---

1 译者注：中国对大豆类食品的摄入有悠久的历史，大豆类食品富含多种维生素，但含有抗营养素、凝集素及植物性雌激素也是事实，加上大面积存在的转基因问题，译者在这里仅对作者原文进行忠实的还原，对该观点的判断和建议的采纳，建议读者自己查阅相关资料。

提供特殊类别的饱和脂肪，被称为短链脂肪酸和中链脂肪酸，具有抗菌特性；也就是说，它们与肠道中的病原生物抗争，从而保护我们免受疾病侵害。不必因为担心会得心脏病而拒绝饱和脂肪。心脏病（以及癌症和其他退行性疾病）的大量增加与食用加工植物油的增加呈并行上升趋势，而与动物脂肪的食用无关。

单不饱和脂肪在室温下往往呈液态，但在冷藏时呈固态。它们主要存在于橄榄油、花生油、芝麻油、鳄梨以及如杏仁、腰果和山核桃之类的坚果中。适量食用单不饱和脂肪酸不会带来任何问题，但如果饮食中不含饱和脂肪则会引发许多问题。

人体确实需要优质的多不饱和脂肪酸，但所需数量很少。它们存在于许多食品中，还存在于鳕鱼鱼肝油、亚麻籽油、月见草油、黑醋栗油或琉璃苣油中。鳕鱼鱼肝油不仅提供维生素 A 和维生素 D，还提供重要的脂肪酸——二十二碳六烯酸（DHA）和二十碳五烯酸（EPA），这两种脂肪酸在细胞代谢以及大脑和神经系统功能构建中起着关键作用。同样，亚麻籽油提供了一种重要的多不饱和脂肪酸——α-亚麻酸（ALA），后面三种来源（月见草油、黑醋栗油和琉璃苣油）提供了 γ-亚麻酸（GLA）。与 DHA 和 EPA 一样，ALA 和 GLA 在细胞代谢中也起着重要的作用。这些特殊脂肪酸基本不会在现代加工食品中出现，当我们以补充形式将它们添加到我们的饮食中时，许多健康状况就会得到改善。

我们都熟悉美国农业部的食物金字塔，它建议我们以全谷物和精制谷物作为我们饮食的基础，水果和蔬菜的量较少，而动物性食品和脂肪的量则更少。这不是我们认可的理念，这样的饮食会导致碳水化合物含量过高，而饱和脂肪酸和仅在动物性食物中发现的营养成分摄入则严重不足。相反，我们提出了一个不同的金字塔，该金字塔将为脂肪消耗提供指南。我们金字塔的底部是来自动物性食物和热带油的饱和脂肪，中间区域是适量的单不饱和脂肪，而顶端则是少量的多不饱和脂肪。

这些建议与已有的饮食准则完全相反，那些准则仅建议少量的饱和脂肪以及大量的不饱和脂肪和植物油。美国农业部的饮食指南反映了食品工业的优先顺序，使用液体和部分氢化的植物油而不是较昂贵的动物和热带油可以获得更大的益处。然而许多研究表明，高含量的多不饱和脂肪可能有害。我们还知道，如果没有足够的饱和脂肪，人体将无法有效地利用和储存多不饱和脂肪。许多疾病仅通过纠正饮食中的脂肪种类和数量就能使身体得到恢复。

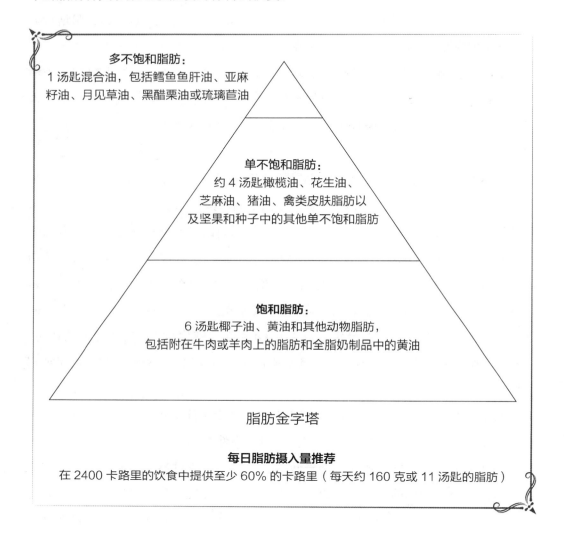

多不饱和脂肪：
1汤匙混合油，包括鳕鱼鱼肝油、亚麻籽油、月见草油、黑醋栗油或琉璃苣油

单不饱和脂肪：
约4汤匙橄榄油、花生油、芝麻油、猪油、禽类皮肤脂肪以及坚果和种子中的其他单不饱和脂肪

饱和脂肪：
6汤匙椰子油、黄油和其他动物脂肪，包括附在牛肉或羊肉上的脂肪和全脂奶制品中的黄油

脂肪金字塔

每日脂肪摄入量推荐
在2400卡路里的饮食中提供至少60%的卡路里（每天约160克或11汤匙的脂肪）

消　化

如果人体无法吸收食物中的营养元素，那么这些营养对我们就没有益处。鲁道夫·施泰纳始终强调消化功能的重要性。他说，将食物分解至最小的成分——矿物

质离子、维生素、单糖、单个脂肪酸和单个氨基酸，这个过程不仅仅是一种生化现象。只有除去食物中的"每一个外在生命的痕迹"，才能让我们实现最佳健康状态。施泰纳说，"对肉的消化去除掉了食物在动物体内所承载的一切。此外，属于植物的一切，曾是活着的植物的一部分，也必须被去除"。如果我们不能成功地净化食物的外源属性，那么动植物的影响就会在一定程度上继续在人体内起作用，其结果就是疾病。

一旦食物被完全消化，其所携带的成分进入血液和淋巴液，它便具有了包含星辰身和自我身在内的人的特征，并为我们提供真正的营养。

四元哲学的基本宗旨是，食物制作和加工的目的是使食物更易于被消化。不幸的是，大多数食品加工技术，例如罐头制造、用糖和化学品腌制、巴氏灭菌和放射处理等，会使食品更难被消化。如果长期食用难以消化的食物，我们就会渐渐丧失活力，因为仅将食物分解成单独的成分，人体就不得不消耗大量能量。人们如果细心挑选易消化的食物，其精力将得到大幅度提升，因为身体不必再费力地消化。

盐是食物中最重要的消化辅助物。盐会活化唾液中用来消化碳水化合物的一种酶，以及肠道中的许多其他消化酶。盐提供了人体制造所需的盐酸所需的氯化物，用于消化肉。不幸的是，商业盐经过高度精炼，去除了重要的微量矿物质，并掺入了添加剂。我们建议使用未经精制的凯尔特海盐，该盐来自布列塔尼海岸附近的未被污染水域。它是微湿的，浅灰色。其他未精制的盐是米黄色或粉红色，但绝不是白色。商业盐中的白度与糖中的白度一样，意味着它已被精制并去除了其中的矿物质。

自制骨汤中的明胶是另一种能够帮助消化的物质。自制的肉汤或高汤也提供了大量很容易被吸收的矿物质。自制骨汤是很好的补品，它也可以用来制备美味和令人喜爱的汤、炖菜和调味酱。

谷物、坚果和豆类中含有抗营养素，使得这类食物很难被消化，但是"消化过程"可以在我们食用它们之前就开始，可以通过浸泡、发芽和酸发酵的方法来预处理坚果。坚果中含有会干扰消化的酶抑制剂。通过将生坚果在盐水中浸泡6~8小时，然后在温暖的烤箱或脱水机中将其脱水，可以中和这些酶抑制剂（我们称这种方式制备的坚果为"脆皮坚果"）。附录1中提供了一些谷物和坚果的基本烹饪食谱，在《营养传统》这本书中还提供了许多其他配方。

在冰箱和制罐机问世之前，人类通过乳酸发酵过程保存了大部分的食物。我们所熟悉的乳酸发酵食品包括老式酸菜，其并不是用醋制成的，而是仅用盐和捣碎的白菜制作的。通过击打释放出的乳酸是自然界中最好的防腐剂。乳酸发酵几乎可以保存任何食物，以制成调味品、酸辣酱或饮料。即使是肉也可以这样保存。实际上，干腌香肠和奶酪、酸奶、酪乳、牛奶酒等发酵乳制品都是发酵食品。在食用奶产品的文化中，成年人通常会食用发酵过的牛奶、羊奶，因为它们更易于消化。

乳酸发酵类食品的妙处在于，不仅味道鲜美，还通过提供乳酸和有益肠道的微生物帮助消化。它们是完美的消化辅助剂，以美味食物包裹着，特别是与油腻的脂肪类食物可以一起产生协同作用。

乳酸发酵饮料包括发酵果汁和各类俄罗斯格瓦斯——一种来自俄罗斯的酸化饮料。经常被街头小贩兜售的面包格瓦斯是一类气泡饮品，甜菜格瓦斯（Beet kvass）由于其药用价值为人们提供许多好处。这些饮料很容易在现代饮食中制备，应当成为每个人饮食中的一部分。

其他消化辅助剂包括稀苹果醋和瑞典苦味酒，它们在高脂肪饮食中特别有价值。

生食还是熟食？

当考虑应该生食还是将食物煮熟再食用时，可以将是否有助于消化作为参照。谷物和豆类食品在其原始状态下不易消化，应煮熟或长时间发酵。如上所述，需要通过烘烤或浸泡脱水制作或处理食物，否则食物会刺激身体并造成消化不良。我们的身体很难消化原始状态下的蔬菜，通常是由于蔬菜中含有的毒素会妨碍甲状腺功能的发展，干扰矿物质吸收或刺激消化道，绿叶蔬菜和十字花科蔬菜（如西兰花和卷心菜）均属此类。通过烹饪可以中和掉某些抗营养素物质，并使这些蔬菜更易于被我们的身体消化吸收（发酵也可以中和这些物质，就像制成酸菜的白菜一样）。虽然生的沙拉对身体会非常有益，但是如果您的消化系统曾经受到过损伤，那么您应当避免食用这类食物。

另一方面，对于牛奶制品，最好在其原初状态下食用[1]。巴氏杀菌会破坏牛奶中含有的对消化有帮助的酶。同时，巴氏杀菌还会使牛奶中很多营养成分丢失，尤其是维生素 B_{12} 和维生素 B_6。

至于肉和鱼，在传统框架下被认为既可以生食也可以作为熟食食用。生鱼和生肉中有许多营养素，但实际上，烹饪会分解蛋白质，使氨基酸更易于被人体吸收。因此，均衡饮食应当包括肉类和鱼类，生食和熟食可以进行混搭。

某些饮食大师会推荐将各种食物组合起来以促进消化。其中一个思想流派声称，同一餐不应该混合食用肉类和碳水化合物食品，因为人体无法轻易同时消化这两种食物。然而，普莱斯博士在他研究的人群中并没有发现任何食物混合的禁忌规则。事实上，亚马孙流域的土著人总是用香蕉搭配着肉吃！

人体消化道可以完全胜任同时消化蛋白质、碳水化合物和脂肪。事实上，在我们的日常饮食中是很难将这些食物成分分离的。所有的植物性食物都含有蛋白质和脂肪，即使是肉类，也含有糖原形式的碳水化合物。

大多数食物的营养组合体系都非常有局限性，人们被迫挑剔食物。这其实毫无必要，只要经过适当的选择和准备，是可以在同一餐中以传统美食的美味组合食用蛋白质、碳水化合物和脂肪的。

维生素片或超级食物？

食物是我们最好的药，但多数时候我们需要强效药。典型的替代疗法或补充疗法会以合成维生素药丸和散剂的形式进行，患者服用后病情反而会加重。合成维生素是食品中天然存在的复合维生素的分馏形式。由于它们的成分浓缩且服用简单，因此人体无法像消化那些更复杂且天然的食物那样利用它们。为达到预期的效果，需要大量的合成维生素，而大量的合成维生素会导致许多生化失衡和产生类似药物的副作用。

1　译者注：此处应理解为非工业加工奶，煮沸食用，而非生食。

一些研究表明，服用合成维生素事实上是对人体有害的，因而研究人员向过往 40 余年几乎所有关乎健康和营养的著作所提倡的做法发起了挑战。1994 年 4 月发表在《新英格兰医学》（*New England Journal of Medicine*）杂志上的一项研究表明，吸烟者对合成 β - 胡萝卜素的额外补充增加了吸烟者患肺癌的概率，这与研究人员预期的结果完全相反。2000 年 3 月发表在《洛杉矶时报》（*Los Angeles Times*）上的另一项研究表明，大剂量补充维生素 C 会通过增加内膜增厚的速率来加速动脉粥样硬化的发展。内膜增厚是指动脉壁内层厚度的逐渐增加，现在已被认为是心脏病和中风的原因之一。"大剂量补充维生素 C"的定义是指连续多年每天摄入 500 毫克抗坏血酸（即维生素 C）。事实上，数以百万计的美国人都参与到了其中。最后，也许是最令人震惊的报告是 2001 年发表的《洛杉矶动脉粥样硬化研究》(*Los Angeles Atherosclerosis Study*)，该研究得出的结论是，每天摄入 500 毫克维生素 C 具有遗传毒性，这意味着合成维生素 C 会通过干扰 DNA 加快恶性肿瘤的生长。尽管这些主流媒体报道的结果震惊了替代健康领域的大多数人，但同时也反映出韦斯顿·A. 普莱斯和罗亚尔·李（Royal Lee）等真正的营养先驱们一直说的话得到了证实。

罗亚尔·李博士是天然维生素治疗之父，他多年来一直在抗争。他认为，通常被称为维生素 C 的抗坏血酸不能为我们提供人体所需的东西。实际上，即使是维生素 C 的发现者阿尔伯特·森特-吉尔吉（Albert Szent-Giorgi）博士也从未声称抗坏血酸或维生素 C 缺乏病固化剂是在柠檬和其他天然食品中发现的。他和罗亚尔·李博士一样，坚持认为"富含维生素的食物中所有物质都是可以治愈维生素 C 缺乏病的有效成分"，而且这些物质与化学分离出的抗坏血酸根本不一样。维生素 C 实际上是一类复合营养物质，其中包括了生物类黄酮、芦丁、酪氨酸、铜和其他已知和未知的物质。抗坏血酸作为该复合物的防腐剂，可将其留存在植物组织中，从而保持其完整性、新鲜度和颜色。抗坏血酸并非我们的食物，它用于保存我们的食物。完整的复合维生素 C 可防止维生素 C 缺乏病，支持白细胞功能并刺激胶原蛋白的产生，从而防止组织出血。此外，由于我们需要整个复合物来发挥营养作用，当我们摄取大量维生素 C 时，事实上会更加缺乏复合维生素 C 的其他成分，因为我们如果对其中一部分摄取过量，就会释放掉身体内储存的其他成分，进而迅速耗尽它们的供应。因此，补充任何剂量的抗坏血酸实际上都会使我们缺乏这种重要的营养素，显然，这不是一个好的营养策略。

这种有据可查的抗坏血酸现象适用于所有其他种类的维生素。身体组织中高水平的维生素 A 与癌症发病率降低有关，但是摄入高剂量的合成 β-胡萝卜素（维生素 A 的前体物质）事实上会增加肺癌的发病率，因为当我们体内充满 β-胡萝卜素时，真正的维生素 A 生产会被阻止。合成维生素 D（维生素 D_2）的作用则与食物中天然存在的维生素 D_3 相反，它会导致硬组织（如骨头）软化，并使软组织（如动脉）硬化。

罗亚尔·李博士准确预测了合成维生素的危害。他成立了一家公司，提供全食品提取制剂，而不是化学的、碎片化的维生素补充剂。其首个产品咖塔林（Catalyn）提取自以下全食物来源：脱脂的小麦胚芽，胡萝卜，营养酵母，牛的肾上腺、肝、脾和肾，羊脾，干豌豆汁，苜蓿干汁，蘑菇，燕麦粉，大豆卵磷脂和米糠提取制剂。咖塔林和类似产品今天仍可以通过医生买到，上面标有标准过程公司（Standard Process）的商标。该公司产品的原材料种植在一千多英亩富含矿物质的肥沃土壤上，这块土地是由后退冰川在威斯康星州的凯特尔·莫里恩（Kettle Moraine）地区穿越大山而形成的。它们是帮助患者平衡身体化学成分和调理营养不足的最佳推荐。

韦斯顿·A. 普莱斯博士还了解到，我们需要从食物中获取营养，而不是从维生素药丸中获取营养。他一直鼓励患者密切关注所吃食物的质量，并服用全食物提取制剂，例如鳕鱼鱼肝油，它富含维生素 A 和维生素 D 以及高维生素黄油（一种通过其开发的低温离心技术从富含维生素的黄油中提取的产品）。其他"超级食品"还包括用于补充维生素 E 的小麦胚芽油、营养酵母和蜂花粉中的多种 B 族维生素、干燥的肝脏中含有的维生素 B_{12}，以及含有复合维生素 C 的一些水果制成的粉剂，例如蔷薇果、针叶樱桃和余甘子（原产于印度的一种水果）等。

尽管现代科学有许多发现，但我们对于食物中哪些元素会对健康有利仍旧一无所知，这个事实令人沮丧。我们真正能做的就是吃最棒的食物，然后让我们的肠、肝、胰腺、血液和细胞完成生化过程。

关于鳕鱼鱼肝油，我多说一句：这是四元疗愈方法中最基本的补充。它不仅是维生素 A 和维生素 D 的集中来源（人体所需的维生素含量比我们在西式饮食中所能获取的要多得多），而且还包含了 EPA 和 DHA 的特殊脂肪酸，这些脂肪酸是细胞消化维生素 A 和维生素 D 所必需的。EPA 和 DHA 对大脑和神经系统的功能特别重要。在各种品牌的鳕鱼鱼肝油中，维生素 A 和维生素 D 的含量常常相差很大。通常，每茶匙鳕鱼鱼肝油可提供 5000IU 维生素 A，但在某些高维生素品种中，每茶匙可提供 10000IU。对于成人和 12 岁以上的儿童，推荐的基本剂量是每天约 10000IU，对于婴儿和 12 岁以下的儿童，推荐的基本剂量为 5000IU。在许多疾病和压力状态下，每次服用剂量可以调高。

服用鳕鱼鱼肝油的最好、最经济的方法是液体形式。可以将其加入少量的新鲜果汁或水中，充分混合并迅速吞咽，以免产生不愉快的油腻感和味道。也可以服用胶囊剂，泪滴胶囊非常适合婴儿和幼儿服用。几乎所有进口到美国的鳕鱼鱼肝油都产自挪威，该国会对农药含量、汞和其他污染物含量进行彻底的检测。美国市场上的鱼肝油都要达到非常严格的标准，是安全且纯净的产品。但是，这里需要提出一个警告，如果您服用鳕鱼鱼肝油，则应在饮食中增加大量优质的饱和脂肪，尤其是黄油。饱和脂肪与高度不饱和的 EPA 和 DHA 会协同发挥作用。韦斯顿·A. 普莱斯发现，只有同时食用黄油，鳕鱼鱼肝油才会发挥更好的功效。

钙元素

韦斯顿·A. 普莱斯发现，原始饮食中所含的各种矿物质含量比西方近现代饮食中所含的矿物质含量高许多倍，尤其是钙。钙是骨骼和牙齿的主要组成成分，它在神经传递和肌肉收缩过程中也会起作用。当钙的储存量低时，我们往往会感到烦躁并容易抽筋。

钙还有助于保持人体的酸碱平衡。支持素食主义的人声称，食用动物性食物会使人体过于酸化。然而，几千年前的原始人类几乎完全食用动物性食物，普莱斯没有发现任何证据表明原始人类存在酸过剩的情况，原因是他们的饮食中有大量的钙供应。

许多食物都含钙，但实际上只有两种食物能够提供足量的钙，而且易于被人体吸收，那就是生乳制品（如牛奶、酸奶、奶酪等）和骨头高汤。不怎么食用乳制品的文化，其传统饮食中通常每餐中都包含骨汤。更好的做法是将两者结合起来，这是大多数传统欧洲饮食的特点。请记住，如果没有足够的维生素 A 和维生素 D（通常来自动物脂肪）的支撑，您的身体将无法吸收钙。如果把矿物质（尤其是钙）比喻成搭建人体的砖块，那么，维生素 A 和维生素 D 则是砂浆。

一个简单的钙状况测试方式是测量唾液的 pH 值，唾液 pH 值为弱碱性是人体吸收利用钙和其他矿物质的标志。测试应在一天的早、晚进行，持续至少一周，并记录结果。有时某些食物会让测试产生异常结果，但总的来说，pH 值为 6.8 ~ 7.0 表示营养状况良好，pH 值在 6.6 以下的人通常会出现健康问题，癌症患者的酸性唾液指数通常在 5.8 以内（更多详细说明，请参阅附录 2）。

吃得好，才能活得好

鲁道夫·施泰纳警告人们，在制订饮食方案，例如各类食物组合、血型匹配菜单或一些硬性规定时，都不应该在进餐时将个体与其所在的族群割裂开。对人们来说，饮食是一种社会活动，与动物相比有很大不同。动物的营养是完全本能的，而人类则养成了一种饮食文化，使其超越了动物阶段。动物只求饱腹，但人类却可以有选择地进食。对于人来说，饮食活动所涉及的不仅仅是将食物放入口中，它可以唤起许多感官的愉悦，包括嗅觉、触觉、味觉、视觉，甚至听觉，并且影响着灵魂和思想，以及物质身和生命身。

烹饪和饮食活动中蕴含了仪式、才能和社交技巧。就像恢复和维持健康需要在对立面之间取得平衡一样，为身体提供食物也需要在两个极端情况之间保持健康的平衡：一种是根本不注重饮食，而另一种则是过度关注饮食。

原始人花费大量精力从事狩猎、觅食和食物准备。现代人则在奔跑中吃东西，几乎没有时间思考食物。关于滋养物质身的第一课是，不要将食物准备工作交给其他人，特别是交由那些将目标锁定在利润而非质量上的大公司。现代人面临的挑战是在繁忙的生活间隙能够花时间准备食物、享受食物，并认识到烹饪和饮食方式对我们的生活质量、健康状况以及对心灵和精神的滋养产生着深远的影响。

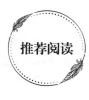
推荐阅读

Nutrition and Physical Degeneration，Weston A. Price
Nourishing Traditions，Sally Fallon
The Dynamics of Nutrition，Gerhard Schmidt
Know Your Fats，Mary G. Enig
The Cholesterol Myths，Uffe Ravnskov
Nutrition Almanac，Lavon J. Dunne
The Untold Story of Milk，Ron Schmid
The Yoga of Eating，Charles Eisenstein

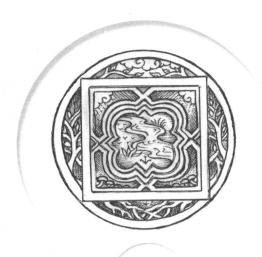

第二章

治疗：
疗愈生命身

疗愈的四元路径由医学领域的几位天才所奠基。我们已经了解了韦斯顿·A.普莱斯、鲁道夫·施泰纳和罗亚尔·李所做出的贡献，他们对最佳饮食、消化过程和使用食品提取制剂的见解构成了本书的主要内容。

在选择针对特定疾病的治疗方法时，我们先再一次回顾鲁道夫·施泰纳以及埃德加·凯西和塞缪尔·哈尼曼的工作。

鲁道夫·施泰纳

我们已经探讨了施泰纳关于人的四元体的原理，这个原理构成了四元疗愈方法的基础。施泰纳还讨论了第二个原则，这一原则来自伟大的德国哲学家和医生帕拉塞尔苏斯（Paracelsus），即人类有机体的三个极性或系统。这些系统描述了四个身（物质身、生命身、星辰身和自我身）的活动或运动。这些活动的极性体现在神经感官系统、韵律系统和新陈代谢系统中，如下表所示。

韵律系统

特性： 和谐和平衡／情感
终止点： 健康
功能： 体内平衡
物质成分： 血液

神经感官系统

特性： 思考
终止点： 硬化
功能： 分解代谢（分解）
物质成分： 透明液体

新陈代谢系统

特性： 意志
终止点： 炎症
功能： 合成代谢（构建）
成分： 混浊液体

通过这个模型我们可以看到，平衡的韵律活动及其运动一直渗透到人体的器官和细胞层面，并为我们带来健康。这是一种双纽线或 8 字形韵律，在分解代谢和合成代谢、思考和意志（或活动）之间流动，由此带来了体内平衡，即由有机体内的功能和化学成分平衡产生的生理性平衡状态。许多（如果不是大多数的话）疾病由于过分强调神经感官系统或新陈代谢系统，被视为健康韵律的失衡。该模型在构建和确定特定疾病的适宜疗法或药物方面也很有用处。

两个明显基于韵律的器官是搏动的心脏和呼吸的肺，但所有器官都遵循每日或每月韵律，交替活动和休息。我们可以通过遵循日常生活中的某些节奏来促进身体复杂而微妙的韵律，例如规律性的日夜作息、规律性的进餐、规律性的排泄和排便、规律性的肢体律动，甚至全年定期庆祝节日。当我们违反韵律时——无论是进食、睡眠、排泄还是运动，都有可能破坏器官和细胞的韵律。施泰纳教导说，失去健康的韵律会导致神经感官系统逐渐硬化，或者来自新陈代谢系统的多种炎症和肿胀。

神经感官系统与思考活动、头部和清晰液体有关。这种比较可能看起来很奇怪，但想一想，思考过程是一种冷静而清晰的过程。因此，头部的液体（比如眼睛和椎管内的液体）正常状态是透明的，就像矿物石英或二氧化硅一样。当这些液体健康清澈时，思考过程可以不受阻碍地进行。另一方面，新陈代谢系统的液体混浊而黏稠。淋巴的混浊液体对位于代谢系统中心的腹部区域而言是正常的。

神经感官系统或新陈代谢系统的活动过度或不足也可能表现为在"错误的地方"发生的不当活动。例如，当过多的混浊液体充满头部时，就像花粉症一样，我们的鼻子和喉咙会阻塞，眼睛会发红。在这些情况下，我们发现自己很难进行清晰的思考。头部区域应该具有一定的静止性和清晰度，这样才可以顺利进行思考。然而，腹部却不需要清晰度和静止性。如果神经感官系统的特性在这个区域产生了太大的影响，就会出现硬化或收缩情况，导致绞痛、痉挛甚至胆结石。

施泰纳的许多治疗建议都源于这个支配人类有机体的三个极或三个原则，而且我发现，它对特定疾病用药的确定及治疗方案的构建非常有用。例如，施泰纳认为，肾结石是由肾脏中过度旺盛的矿化过程引起的。胆结石、痛风和动脉硬化同样是矿化过程过于"旺盛"的结果。但是另一方面，如果矿化过程不足，我们就会患上佝偻病或骨质疏松症。对矿化概念的透彻理解对于药物治疗的成功至关重要。

埃德加·凯西

整个 20 世纪，整体医学的第二位先驱是埃德加·凯西。凯西是一个简单的、没有受过教育、没有任何医学背景的人，他看似是最不可能成为医学天才的。但我在"来自"他的见解中找到了宝贵的指导。凯西在早年发现自己有一种进入催眠状态的能力，并会在催眠状态下以不太一样的声音谈论一些清醒状态下完全没有意识的事情。这个过程完全没有表演技巧，没有商业性，也没有拼命营销，在他的余生中，他一直在锻炼自己作为一个"沉睡的先知"的才能。所有阅读材料都由他忠实的秘书格拉迪斯·戴维斯（Gladys Davis）转录。如今，研究人员可以从弗吉尼亚海滩研究和启蒙协会（ARE）的光盘上获取这些内容。

凯西留下了海量的资料。这些资料中包含了许多不同个体及其所患疾病的具体内容，以及许多更普遍的哲学本质。我从这成千上万的阅读材料中找出几个基本点来描述。

首先，凯西常常将患者晚年发生的疾病病因追溯到早年发生的不适或创伤，有时甚至追溯到看似不相关的事件上。因此，疗愈的过程常常需要个案重新审视曾经很少或者几乎没有重视甚至已经遗忘了的某些事件。患者对于这些工作的努力等同于疗愈自己的星辰身和自我身。

当谈到具体的治疗方法时，凯西教导说，良好的健康取决于交感神经系统和副交感神经系统之间的和谐关系，它们共同构成了自主神经系统。与控制思考和有意识肌肉活动的中枢神经系统不同，自主神经系统控制心率、呼吸、消化、性冲动等功能。显然，这些功能通常不在我们的意识控制之下。交感神经系统促使人体发生应激反应，而副交感神经系统起到滋养和疗愈的作用。A 型性格[1]的人通常进取心较强，容易紧张，经常罹患神经紊乱、失眠、频繁感染和心脏病等疾病。副交感神经占主导的人会更闲散，易患低血压、抑郁症，特别是过敏和哮喘，这些疾病表现在

1　1959 年，美国心理学家迈耶·弗里德曼医学博士和雷·罗森曼医学博士在合著的《A 型行为与你的心脏》中提出一项理论，他们认为冠心病在美国的发病与病人的行为之间有明显的统计学相关关系。他们将那类表现欲和竞争性很强、急躁、缺乏耐心、对时间有紧迫感的人群定为"A 型性格"，与其相反的则是"B 型性格"。他们发现，A 型性格的患者患有冠心病的数量比 B 型性格的要多两倍。他们发现了情绪与特殊疾病的关系。——摘自维基百科

头部和肺部有过多的黏液。

凯西的解读表明，自主神经系统也记录并处理情绪和创伤，并且以某种方式与一个人的"驱动力"或完成生活中某件事情的能力相关联。通常在解读中，他会把患者器官的问题（比如消化器官）追溯到多年前发生的情绪或身体创伤。他声称，这些事件可以"打开"交感神经系统，从而启动应激反应（即使这种反应是不合适的），并且压倒副交感神经系统更被动的滋养功能。

根据凯西的模型，由于交感神经系统占主导所造成的失衡会变得越来越固定。从本质上讲，应激反应会成为一个人无意识的习惯甚至性格的一部分。长期生活在这种失衡的状态下，过度的交感神经活动会控制副交感神经系统的疗愈活动，会造成器官饥饿，导致诸如高血压、肾上腺皮质功能不全、结肠炎和慢性疲劳等疾病。另外，长期副交感神经占主导通常表现为低血糖症和甲状腺功能减退症，以及某些器官的阻塞和收缩——就其本质而言，即器官由于过度关注而被抑制。

凯西的哲学与帕拉塞尔苏斯关于人体三个极性活动的概念有许多相似之处。交感神经系统对应于神经感官极，它产生的应激反应主要是分解代谢，因为它消耗了能量。副交感神经系统对应于新陈代谢极，其营养趋势是帮助器官生成和疗愈。因此，我们可以将这两个相反的原理添加到我们的图表中，显示为相反方向。

施泰纳和凯西都将许多疾病归因于一些早期事件，这些事件激发了神经感官／交感神经系统或者新陈代谢／副交感神经系统的过度活动。他们认为，一种不平衡的情绪活动，无论是缺乏刺激还是过度刺激，都可能导致物质身的失衡，甚至破坏滋养我们的器官。施泰纳和凯西都认为，物质身是一个复合体的一部分，在这个复合体中，情绪的特质起着至关重要却鲜为人知的作用。这些理念现在认为是整体健康运动的原则。确实，施泰纳和凯西都是疗愈艺术和现在被称为心-身医学领域的先驱。

如果我们接受很多疾病是由交感神经或副交感神经的过度活动引发的，从而导致某些器官的饥饿或窒息，那么凯西的主要干预策略之一就开始变得有意义了。实质上，他认为，破坏性情绪造成的失衡需要被"冲走"，这样，营养器官才能再生。因此，除了饮食的改变、运动和按摩，他常建议在某些器官所对应的表皮部位使用蓖麻油包。

虽然被正统的医疗机构完全忽视，但蓖麻油和蓖麻油包作为一种古老的疗法，已经被使用了至少三千年。蓖麻油深远的积极作用可能是中世纪的实践者将其称为"基督之油"的原因。蓖麻油包蕴含着两个重要的治疗原则。第一是温暖，特别是对新陈代谢器官的温暖，新陈代谢器官会因为交感神经系统的过度活跃——换句话说，由于神经感官活动的错位——而被剥夺了温暖。植物油含有极多的卡路里或热量，并能够以柔和而温暖的火焰燃烧。第二个原则是排毒。蓖麻油似乎能够促进胆汁的流动，特别是在肝脏中。这种温和的刺激和疏泄反过来有助于肝脏执行其解毒任务，并刺激更多的排泄物通过肠道排出。如果将蓖麻油用在患病器官上，器官几乎立即就能变暖，更多的血液会流入该区域，从而排出毒素。我们体内的淋巴（垃圾）收集系统开始更快地循环，使痉挛和疼痛得到缓解，最终，器官会变得更健康。例如，适当应用蓖麻油包可以缓解痛经。如果定期使用，蓖麻油包也能够使子宫变得更健康。

蓖麻油中脂肪酸的独特结构赋予它优异的润肤和润滑性能。此外，这些脂肪酸还具有许多反应区域，能够与多种其他物质成分结合。矛盾的是，蓖麻油又非常稳定。我喜欢将蓖麻油视为自我或温暖体稳定、平衡和整合影响的代表，它们能够给因交感神经系统过度活跃而饥饿的器官带来滋养的热量，还能够对因为副交感神经系统过度活跃而被抑制的器官进行温和解毒。

蓖麻油包是我用于治疗多种疾病的重要工具。治疗过程需要一定的耐心，因为结果并不总是立竿见影，但导致疾病的失衡状况只会随着时间的推移而消失。同时，蓖麻油包是一种温和而无创的方法，适用于开始恢复身体平衡及建立和谐的过程。

塞缪尔·哈尼曼与顺势疗法

塞缪尔·哈尼曼是一位德国医生和化学家，也是一个多才多艺的人，生活在18世纪后半叶和19世纪初期。哈尼曼是一位才华横溢、直觉敏锐的学者，也是许多知识领域的专家。他的职业生涯横跨了一个被视为黑暗医学时代的特殊时期。科学探究的发展正在逐渐取代传统智慧和疗愈哲学，包括四种体液学说。关于人体的新的思考方式正在取代旧的、凭直觉获得的范式。不幸的是，在这一发展的早期阶段，治疗往往比疾病更糟糕，譬如无麻醉剂的截肢术、难产时残酷地使用产钳以及使用包括汞在内的剧毒药物，而使用改进的外科手术方法、卫生程序，以及使用胰岛素和更好的药物的时代则还需要至少等待一百年才能到来。事实上，医学陷入了困境，以至于当时最受欢迎的医学学派之一就是虚无主义学派，该学派声称，医生几乎无法改变任何疾病的进程，因此，医生的主要任务是为患者做出准确的诊断，然后给出一个预期——没有治疗，只是一个预期判断。

这种思考方式一直贻害到今天，当代的部分医生仍然认为他们的首要任务是诊断并给出预期判断。当然，我们要求并期望一种可以改变预期判断的治疗方法。然而，虚无主义学派的不祥预言仍然挥之不去——许多患者被告知，他们的某些疾病无法被治愈。人们普遍相信自然和命运将占上风，而不相信我们天生就有自我疗愈的能力。

由于哈尼曼时代的治疗方法是有限的，许多医生实际上成为精明的诊断医生，能够准确描述疾病及其自然病程或进展。这为哈尼曼时代发现顺势疗法奠定了基础，这一发现对于理解疾病和健康乃至生命本身具有深远意义。今天，我们只是触及了顺势疗法在推动医学实践和减轻疾病痛苦领域所具有的潜力很表面的一部分。

顺势疗法的核心原则是"同类相治"，哈尼曼在治疗疟疾患者时发现了这一原则。哈尼曼凭借其丰富的植物学和植物药理学知识注意到，奎宁——一种来自秘鲁树皮的提取制剂——能够准确地在健康人身上重现疟疾的症状。矛盾的是，奎宁也被认为是治疗疟疾的有效药物。哈尼曼的实验证实，奎宁提取制剂确实可以治愈这种使人衰弱的疾病。

之后，他开始研究同类相治的原则是否可以应用于其他疾病。哈尼曼会记录人们被各种有毒物质毒害时出现的症状，例如颠茄中毒导致瞳孔放大、脉搏加快并发烧。他通过让健康人受试，系统地测试了数百种物质成分，并详细记录了人们的反应。这种被称为"顺势疗法"的方法是以客观方式发现各种草药、矿物质和动物提取制剂对人类影响的首批科学尝试之一。

后来，哈尼曼根据这些不同物质成分所引发的症状模式，使用它们来治疗疾病。譬如，他使用颠茄成功地治疗了一个患猩红热的孩子，其症状恰好是颠茄中毒的症状：瞳孔放大、高烧和典型的皮疹。同样地，他使用汞（摄入时会导致血性腹泻）治疗他那个时代常见的各种肠道疾病。

顺势疗法因人而异，而不是因病而异。事实上，同样患有猩红热的两个患者可能会有不同的症状，因此需要不同的治疗方法，这一原则与今天的以疾病为导向的医学实践完全不一致。

哈尼曼发现的第二个主要原则是势能差原则。我们想象一下，哈尼曼使用的物质成分是人类已知的最强毒物。显然，如果要用其来治疗，医生必须以不毒害病人的方式来使用它们。哈尼曼发现了势能差过程并直觉地运用势能差解决了这一难题。在该过程中，他将有毒物质成分与水混合，晃动一段时间，然后逐渐稀释，直到有毒的物质成分只剩下百万分之几。通常，哈尼曼用 9 份水稀释 1 份原药。在有节奏地晃动溶液 3~5 分钟后（这一过程被称为"振荡"），他会取其中 1 份溶液和另外 9 份水重复稀释过程。稀释和振荡的过程一直持续到仅有微量的原始物质成分保留在溶液中。哈尼曼发现，高度稀释的药物比全强度甚至中度稀释的药物更有效。此外，毒药也失去了毒性，因此没有毒副作用。

哈尼曼发现，势能差原则也适用于矿物质。例如，硫能够有效治疗干燥、易脱皮剥落的皮肤，而高势能的硫则可以治疗与以上病症过程相反的病症，譬如肿胀或化脓的皮肤。

让顺势疗法的原则通过科学审查是很容易的，事实上，在许多研究中，顺势疗法药物已被证明在治疗疾病方面非常有效。难点在于理解药物是如何发挥作用的。"越稀释，越有效"对现代人根本说不通。许多人对此提出了解释，如果读者希望更深入地探索这个主题，可以去了解更多关于顺势疗法的资料。

我给出的解释是：我们通过爱因斯坦和其他物理学家的工作了解到，在地球上发现的物质成分，无论是矿物质、植物、动物还是人类，都不仅包括物理物质，还包括一种感官无法感知到的能量。每种物质成分都拥有一种非常特殊的能量，具有独特的特征和印记。这种印记和这些特征形成了这种特定物质成分所谓的"精华"。如果提取这些精华，我们就可以用它们来进行治疗。这些精华是通过顺势疗法的症状发现的，并通过顺势疗法的势能差方法被释放出来。

在使用顺势疗法的金属制剂时，我们再次遵循鲁道夫·施泰纳的指引，他复兴了中世纪的对应观。根据每个天体的周期长度和其他属性，传统文化为每个天体赋予了一种特质或"本质"。然后，他们援引"在天成象，在地成形"的哲学，将每个行星的特质与地球上的金属和人体器官联系起来，如下表所述。

行星	金属	人体器官
太阳	金	心脏
月亮	银	生殖器官、大脑（反射）
水星	汞	肺、大肠
金星	铜	肾脏
火星	铁	胆囊
木星	锡	肝脏
土星	铅	脾脏

在选择哈尼曼发现的对各种疾病有效的众多"精华"时，我们使用了相同的对应过程。

事实上，使用顺势疗法的"精华"治疗疾病是一种恢复身体平衡的方法——通过使用高度稀释的毒物使细胞重新编程，或者使用矿物质溶液纠正某些生化倾向。因此，顺势疗法与施泰纳和凯西描述的原则非常吻合。由于治疗没有任何副作用，我们每个人都可以利用它们来寻求疗愈。

顺势疗法制剂现在可以在美国各地的药店和保健食品店买到。聪明的医生会将顺势疗法药物作为其医学实践中不可或缺的一部分。

草药提取制剂

草药作为药物是人类发展历程中一直在探索的一种古老做法。草药在所有族群传统、文化、区域都会被提及，即使在现代，草药仍然是使用最广泛的治疗方式。在使用草药时，医生可以利用众多丰富的信息来源，包括中医、阿育吠陀医学（Ayruvedic Medicine）、印第安医学等传统医学，还有大量关于草药使用的科学文献。许多研究都是在当今最负盛名的大学进行的。我发现，在将传统与科学结合方面，最有用的书是凯瑞·伯恩（Kerry Bone）和西蒙·米尔斯（Simon Mills）的《植物疗法的原理与实践》（*Principles and Practice of Phytotherapy*）。

在本小节，我希望能够结合鲁道夫·施泰纳研究草药本质的方法来丰富草药的历史。这意味着，除了呈现特定草药的传统用途和证明这些用途的科学研究之外，我们还要尝试理解用作药物的每种植物的"本质"。通过观察、检验和研究生长习性、气味、味道等，我们将尝试理解每种药用植物试图教导人类什么，以及它在人类身上对应着什么。第二篇的各个章节将给出许多例子，我们将讨论各种化合物的本质或突出特征，并回答以下问题：为什么槲寄生能很有效地治疗癌症，松果菊为何能够有效地治疗感染性疾病。

植物通常是一种包含了各种已知或未知物质成分的复杂混合体，同时包含了在顺势疗法药物中起作用的力或"精华"。就像食物中的分离或合成成分永远不能滋养我们一样，草药中分离或合成的成分也永远无法提供我们可以从草药本身获得的益处。洋地黄与地高辛活性成分不同，如果我们错误地单单使用通过化学方法提取的地高辛作为药物，就忽略了洋地黄中除地高辛之外的其他成分；如果我们过量服用洋地黄，药物中的一些成分会引起恶心和呕吐。在主流医学中常使用通过化学方式提取的地高辛，而不是直接使用洋地黄。由于洋地黄自身含有的保护性成分已经被去除了，这种用法已导致数千名患者死于洋地黄摄入过量。

当然，植物中所谓的活性成分（active ingredient）必须存在，否则作为药物使用无法发挥其治疗功能。松果菊的有效成分被称为烷基酰胺，这种物质成分可以提高免疫力，人在摄入后会感到舌头麻木。没有烷基酰胺，药物基本无法发挥作用。但如果烷基酰胺保留在整个植物提取制剂的环境中，其中包括了所有已知和未知的物质成分，保留了重要和精微的层面，那么松果菊草药对病患会更加安全而有效。

然后，这种理解能引导我们去思考如何种植和制备草药。用作药物的植物必须以自然的方式在它们的自然栖息地生长。植物要经过萃取，以保证活性成分和整个植物提取制剂都能被保留在药物中。最后，它们的使用剂量应该参照传统和现代研究所表明的具有治疗效果的剂量。这个剂量通常远高于一般情况下草药教科书中建议的剂量。

原型态制剂

几乎每天都有媒体的宣传和报道，他们宣称基因革命带来的好处即将到来，这一口号席卷了科学界和医学界。革命的高潮之一是人类基因组计划，按照该计划所宣称的，医学界可以确定每个人类基因的确切作用，特别是当它们与疾病有关时。该项目花费了巨额的纳税人资金，实际所获得的结果却令人困惑。我们从高中生物学中了解到，遗传学中有一个不可侵犯的中心法则，遗传学其余部分都是以此为基础的。这个中心法则指出，每个生物都有一套脱氧核糖核酸（DNA）或遗传物质，除非发生突变，它们都是固定不变的。这种DNA通过制造核糖核酸（RNA）将其自身转化为有机体，而RNA则转化为蛋白质，这些蛋白质具有使生命身生长和维持生命身所需的所有功能。这个中心法则告诉我们，这个过程是单向的，方向始终是从DNA到RNA再到蛋白质，而不是相反的。通过绘制人类DNA地图，我们了解了每种蛋白质编码的特定基因或DNA序列。科学家们认为，我们学会操纵DNA来生产更符合我们喜好的蛋白质只是时间问题。人类基因组图将会指引我们到达这一点。

然而，事实却与此大相径庭。科学家们已经发现了至少20万种人类蛋白质。令人惊讶的是，人类基因组计划只揭示了大约3万个基因（比果蝇稍微多几个）。因此，DNA不能一对一地确定蛋白质。遗传学的中心法则被证明是错误的。

可以通过类比来解释DNA和蛋白质之间的关系。在拼字游戏中，每个游戏者用一组组的字母拼成单词，每个字母都被赋予一个数值。游戏者组成的单词就像蛋白质，字母就像DNA。虽然字母是组成单词所必需的，但没有人会说字母决定了所产生的单词。单词是通过游戏者的悟性或洞察力来实现的。这些字母也不会决定游戏的结果。我妻子做了17年的编辑，并且是一位语言专家，无论抽到的是哪个字母，她总能在拼字游戏中打败我（我可不是什么语言专家）。同样，细胞产生的蛋白质的质量和数量也不是由 DNA 决定的。相反，细胞和有机体作为一个整体，以某种尚未确定的方式，使用 DNA 来塑造它所需的蛋白质。

作为研究的一部分，罗亚尔·李研究了核蛋白，这些核蛋白存在于细胞的细胞核中，并影响单个细胞和这些核蛋白起源的腺体或器官的功能。他将这些细胞决定因素称为"原型态制剂"。他声称，每个器官或腺体都有一种独特的原型态制剂，这些原型态制剂在各种物种中具有相似性。因此，来自牛的肾上腺的核蛋白类似于来自人的肾上腺的核蛋白。然后他假定患病或压力过大的器官将其核蛋白成分排到了血液中。这种排出导致免疫系统通过产生这些核蛋白的抗体来作应对，以便将它们从血液中移除。有时，免疫球蛋白会过度活跃，自身免疫系统会将健康细胞当作靶子进行攻击，并试图消灭细胞内的原型态素。李认为这种抗体攻击是任何疾病过程中不可或缺的一步，这是一种自消化，这种自消化实际上阻碍了器官在最初的刺激事件后的痊愈进程。值得注意的是，这种原型态制剂理论是在我们现在称为自身免疫性疾病被"发现"之前形成的。它们描述的实际是同一现象。然而，李声称这种自身免疫或自身消化过程是许多疾病过程中不可或缺的一部分，而不只是发生于典型的自身免疫性疾病。

李建议通过提供来自不同物种的相同器官的核蛋白来治疗患病器官。他推测，以肠道部位为中心的免疫系统会首先攻击口服摄入的核蛋白，而不是攻击患病器官的核蛋白。这将打破循环并让身体愈合。他将这一过程称为"口服耐受疗法"，并发展了从牛和猪的各种腺体中分离核蛋白的技术。

因此，原型态制剂疗法有两个必要的基础：首先是提供控制目标腺体功能的"决定因素"，这类似于让像我这样差劲的拼字游戏者研究字典；其次是打破自身免疫性疾病的循环，从而使器官有机会愈合。

在接下来的章节中，你会发现，我经常结合三种特殊疗法来帮助腺体和器官愈合：首先是适当的原型态提取制剂，其次是对应于问题器官或腺体的顺势疗法金属稀释制剂[1]，最后是历史上曾用于恢复特定器官功能的草药或植物提取制剂。

1　译者注：振荡和稀释是制药的方法。

什么是疾病?

多年来我在医学实践中学到的最重要的教训之一，也是我努力传达的最重要的一个观点是，我在病人身上看到的大多数（事实上有可能是所有的）"疾病"最好被理解为身体在试图进行自我矫正或自我疗愈。例如，如果你手指上有一根刺，但是没有把它拔出来，最终它会形成脓液，身体会把刺排出来。有些人称脓液为"感染"，但更好的描述是"自我纠正"，即身体试图摆脱异物。用抗生素甚至用草药治疗"感染"不仅是愚蠢的，而且适得其反。唯一合理的疗法是帮助把刺排出来。同样，胆结石是胆固醇的小小沉积，只发生在不正确食用脂肪的人身上，这些人吃的是加工过的植物油和反式脂肪酸，或者他们遵循低脂饮食并且几乎不摄入脂肪。由于这些饮食不能为身体提供所需的营养，因此身体不得不制造和储存脂肪，使它以胆固醇结石的形式存在。这不是一种疾病，而是一种适应策略。我知道这些是因为我会说服患有胆结石的患者吃含有足量传统脂肪的正常饮食，于是，这些结石往往就消失了。我会用超声波来证实这一点。在饮食中包含足量的脂肪消除了身体形成结石的倾向，从而解决了这个问题。

可以从这个角度来看待所有"疾病"，只有当医疗从业者理解人类疾病的真实本质时，他们才能做出正确的治疗决定。当我们违背这种智慧，不承认或不尊重它时，无论是在正统医学还是替代医学领域，结果都只会造成治疗的失败和患者的痛苦。人体是容纳人类精神的某种载体，这令人难以置信，且充满智慧。没有认识到这一事实的从业者可能会使病人的情况变得更糟而不是更好。

马歇尔·卢森堡（Marshall Rosenberg）在他的开创性著作《非暴力沟通》（*Non-Violent Communication*）中描述了一种非暴力沟通的方法，它依靠的是认真而富有同理心的倾听。同样，我推荐的绝大多数治疗和疗法也可以归类为非暴力或无毒疗法。卢森堡还详细阐述了他所谓的"保护性强制力"。即使你支持非暴力沟通的原则，如果有人拿着枪准备射杀你的朋友，你仍需采取必要的手段解除他的武装，无须问任何问题。你这样做有两个原因：首先也是最直接的原因是为了保护你的朋友免受伤害；其次，它暗含着另一层意思，无论出于何种原因，都要保护攻击者不会伤害到另一个人。在这种情况下，使用武力解除一个人的武装不是暴力，而是保护！同样，在医学实践中，如果身体中出现"生物降解"毒物，细菌失控并威胁病人生命的情况，我会毫不迟疑地开启一个抗生素疗程来杀死它们。这是保护性强制力。我明白，在拯救生命的同时，我也在造成伤害，尽管没有使用暴力。疗愈工作需要稍后才能进行。

我们最好从这个角度来看待主流医学疗法的弹药库，即仅将其用于保护——当细菌的增殖开始危及生命时，我们就使用抗生素；如果结石卡住并危及患者的生命，就通过手术摘除胆囊；如果肿瘤抑制或破坏了一些重要的身体功能，就切除肿瘤。这些只是保护措施，它们与治疗无关。治疗则必须运用本书中描述的饮食调整和采用支持性无毒疗法之后，而且只有在患者脱离危险之后才能进行。

选择正确的药物

我们大多数人都会同意，对孩子的最佳教育方式是温和的教育。当孩子有自私状况或有破坏性行为（就像所有孩子偶尔所呈现的那样）时，我们首先会采取的纠正措施是平静而理性地跟孩子解释为什么他的行为是不恰当的。当然，父母及所有照顾孩子的人此时都应当去树立平衡和恰当的行为榜样，营造一个充满了滋养和爱的环境。

如果孩子的行为使其自身或其他人陷入直接的危险之中，例如，孩子跑到街上去，我们应当迅速而果断地采取行动将他拉回来。这不是惩罚，而是保护性强制力。

我们将这个比喻用到哮喘等疾病的治疗上。正如我们将在第二篇第六章中所看到的，哮喘从本质上属于某种肾上腺皮质功能不全造成的疾病。我们治疗这种疾病的第一步是构建一个可以作为目标的健康图景，相当于向孩子解释什么是得当的行为。各类疗法包括精心挑选的食品补充剂、原型态制剂、草药、顺势疗法和按摩等，以帮助强化和修复肾上腺功能，使身体更加平衡。营养丰富的饮食、适当的运动或锻炼以及一些思考训练方法提供了药物可以起作用的环境，这相当于成年人应该提供的良好榜样和支持性环境。

如果病情的发展对这些措施没有反应，那么下一步可以启动可的松治疗，这相当于使用保护性强制力，因为可的松治疗虽然有助于抑制症状，但会带来副作用。一个更极端的例子是摘除某些病变严重实际上会使病人死亡的器官。

现代主流医学的问题在于治疗通常始于强效药物。在许多情况下，像可的松这样的正统药物是绝对必要的，也是可以挽救生命的。然而，要记住的重要一点是，像可的松这样的药物至少不具有疗愈意义，事实上，它们从未带来康复。这类药物可能会令患者存活，但永远不会帮助患者克服哮喘。实际情况证明，当试图减少或停用这类药物时，患者会发现潜在的疾病并没有好转，而且受影响的器官（在这种情况下主要是肾上腺）比他开始治疗时功能更弱。长期使用类固醇药物导致的副作用包括骨质疏松症、白内障和糖尿病，但最严重的副作用是对身体自愈能力的损害。

我对主流医学非常失望，主要原因并不是我们没有找到为什么会生病的答案——这是一项艰巨的任务——而是因为我们已经放弃了去寻找真正的治愈，转而寻求控制症状的解决方案，我们已经混淆了保护性行动与长期疗愈。大多数医生仍然坚持虚无主义学派的核心原则，并且不相信存在使患者能够真正战胜疾病的疗愈方式。相反，医生们往往采取抑制症状的措施并以此作为起点，甚至否认患者有能力参与到疾病疗愈和身体自愈的过程中。在当代的医学体系中，从未听到过人们谈及改善肝功能或使甲状腺能够调节其自身激素产生的技术。如果患者患有胆结石，我们的通常做法是摘除胆囊，并告诉患者他的病已经治好了；如果患者结肠内有肿瘤，我们就切除一部分结肠并告诉患者他的癌症已经治愈了。但是，手术和其他极端措施并不是治愈方法，就像监禁不能终结谋杀行为一样。

作为人类，我们的身体凭借自身战胜疾病的能力令人惊奇，而我们已经对此失去信念，我们忘却了真正的疗愈涉及教育和改变。在这个路途中，医学实践的快乐已然消失，病人不再将通往健康的路径视为朝圣之路，而是将自己贬低至受害者角色。

Principles and Practice of Phytotherapy，Kerry Bone and Simon Milles
Non-Violent Communication，Marshall Rosenberg
There is a River，Thomas Sugrue
The Science of Homeopathy，George Vithoulkas
Portraits of Homeopathic Medicines，Catherine Coulter
Fundamentals of Therapy Rudolf Steiner and Ita Wegman

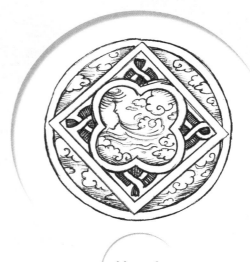

第三章

运动：
疗愈星辰身

如今许多的畅销书籍都会谈及情绪和健康的话题，很多书会介绍一些心理学家的理论，并给出各种自我分析体系和心理疗法，来帮助我们识别和处理导致痛苦和疾病的情感创伤。

尽管现代医学具有物质主义倾向，但大多数人都承认，非物质的情绪的确对物质身有影响。有一本畅销书甚至具体解释了何种疾病由何种情绪问题所导致，例如肺病由悲伤引起，而甲状腺问题起因于沟通上的不畅。为了治愈这些疾病，作者提出了正向鼓励法和新的思考方式。

这些方法有很多可取之处，也帮助了很多人，而施泰纳对人体四元的描述则提出了不同的情绪疗愈途径。我们已经讨论过，物质身对应了矿物王国；生命身[1]对应了植物王国的水世界；星辰身[2]对应了动物王国，它呼吸空气并在空间里移动；而人类独有的自我身则是精神所在的地方，它对应了火的更高频振动和整合性思维的电荷运动。

有一种整合性疗法认为，当开始治愈情绪时，最适合的起点是从运动领域着手——运动和练习。这是因为运动的方式是由我们的感受决定的。我们的"身体语言"告诉别人，我们是开心还是沮丧，精神集中还是失控，拘束还是自由。如果我们能改变身体语言，能有意识地改变在空间里移动的方式，我们就能改变我们的感受方式，甚至能改变我们的思考方式。如果人们改变了与运动、身体以及周围空间的关系，就能对情绪及身体的健康产生令人意想不到的影响。

举个例子，看一下自闭症儿童的身体动作。所有自闭症儿童似乎身体动作都很一致——躯干前后晃动，四肢晃动、不协调，这表明他们的新陈代谢系统和神经感官系统都出现了紊乱和损伤。通过运动治疗，自闭症儿童的病情可以获得很大的改善。

每种疾病都有自己的姿态。如果我们能创造新的姿态，就能打破这个恶性循环，让康复过程得以发生。

事实上，星辰身会在三个互有交叠的空间里移动：身体里面的空间，身体空间

1　译者注：在某些专著中也被称为以太身（Etheric Body）。

2　译者注：在某些专著中也被称为感受身（Emotional Body）。

的表层，还有身体向外一手臂距离以内的空间。这些空间之间哪怕最细微的关系变化都会触发一个感受。根据这个理论所述，先有了空间关系的变化，然后才体验到一个感受。没有"动"在先，不可能有"感"在后，是空间里的运动引起了最初的感受。我们体验到的感受实际上是一个"情绪"（emotion），在英语里，"emotion"这个词与"motion"（动）有关。

在这一章节，我们将研究情绪转变为正常情感前的动态运动。我们会运用一些技术手法促进人的四个部分相互作用。借助空间动力（Spacial Dynamics）练习，我们将体验到，动作和情绪之间的新型关系将如何在物质身、生命身、星辰身和自我身这四个部分之间创造一个鲜活的连续统一体，这四部分有时差别极大。

空间动力是通过适合的运动和姿态来改善人与身体及周遭空间关系的一种研究和训练。这些面向空间的运动在世界各地被运用在治疗、减压、运动人体工程学、教育、艺术支持、世界和平以及个人转化等领域。

"space"（空间）的形容词形式有两种拼法，"spatial"和"spacial"。 为了引起对这个新研究领域的关注，我们通篇使用不太常见的带字母"c"的拼写方法（spacial）。这种独特的练习方法有助于塑造物质身，再造生命身，转化星辰身，激励自我身。

是动态，不是状态

健康是什么？过去，健康通常被称为一种状态，意味着静态、不变。然而，健康是一个包含了平衡和变化的过程。健康不是一种状态，它是一种动态——你始终处于各种"状态"之间！

当代西方文明倾向于以"拥有"完美健康这类期望来迷惑我们。于是我们常常不遗余力地去消除疾病的最初症状。更进一步，我们崇尚年轻、鄙弃年迈，我们视疾患如洪水猛兽，不惜代价延迟衰老，把死亡看成终极失败。但是任何向你承诺不生病、永葆青春或长生不老的人，要么是在说大话，要么想要欺骗你。生命的循环处于不断的运动当中，灵魂驾驭着生命的潮水随之退去，疾病、慢慢变老和死亡无可避免，却也是给予灵魂进化的真正礼物。

现代人为"永葆健康"而努力，这非但不可能实现，这种努力本身甚至会成为导致无谓的身体损伤的一种隐秘起因。动态变化是生命的基本模式。没有什么是静止的，所有事物都在不断变化。生物体从焕发生机、苗壮成长、衰弱再到死亡，历经春、夏、秋、冬四季。在一个阶段"停留"太久，你就不再是整体的一部分。这个时候，症状会出现，试图把你拉回到生命的节奏里。我们需要有意识地看到不同的症状所表达的信息，并学会在饮食、治疗尤其是运动的调整中，平缓地把这些症状引向平衡。规律的生活是最好的老师。在缺乏正确训练的情况下，产生症状的这股力量要么过了头，要么不充分，两者都会让生命受到威胁。如果症状反复被抑制而没有显化出来（例如发烧），身体即会被压垮并导致癌细胞增长。如果症状失控（例如自身免疫性疾病，即人的防护系统开始攻击自己的身体），身体为了自身实现整体性而不受抑制地发展，细胞和器官就会成为受害者。

英文单词"health"发源于"whole"这个词。以整体性视角来看，我们可以把疾病看作一个机会。疾病会帮助我们构建用于转化的空间，去营造有帮助作用的节奏，向着平衡移动。那么，疾病的症状就不再是敌人，而是友好的运动，引导我们再次走向完整。如果人们一次次地忽视病症，或者采取更糟糕的做法，即抑制疾病症状的发生，就像迷路时闭着眼睛不看警示标志和指路牌。为了构建实现"完整性"（wholing）所需的空间，这是允许创造和毁灭过程自然流动起来的重要步骤。所有这些都需要构建有益于治疗的形态和节律的空间过程。疗愈需要在形成和毁灭之间的空间过程中产生再平衡。

传统社会对健康最大的威胁之一是强调自立。我们接受的教育是，当我们不靠他人并无欲无求时会变得很强大。但在这个世界上，没有人是生活在孤岛上的，没有生物体活在真空里。实际上，一个健康的生物体在与环境的互动中充满了活力，这种成功的相互作用被称为协同效应，它恰似生命的舞蹈。对独立自主的赞美是这个社会普遍存在疏离感和孤独感的一个主要原因。这些心灵状态同时体现在物质身的分隔以及与他人连接的缺失上。这种缺失感被封闭在身体的不同部位，并通过某种姿态表现出来，最终导致物质身、生命身、星辰身和自我身这四个部分的分离感。

打通这些淤塞的身体部位，让活力有序地把这些区域交织在一起，立刻就能给我们带来一种释放的感觉——一种类似于"回家"的感觉。同时，手、四肢、躯干的不同运动的空间分配有助于我们提升意志力，增强对周边环境的兴趣。这些姿态让你在保持个体性的同时，承认疗愈有赖于把自己与世界联系起来。

我们的情感生活令人迷惑不解，直到我们终于明白"心"是一个谜，它的答案不止一个。我们的心灵可以同时拥有多种矛盾的情感。对许多人来说，这些拥有矛盾或多变情感的能力让人感到不适且困惑，因为我们常常紧抓着一个局限的身份或理想不放。我们可以改变审视自己的这种视角，转而把自己想象成不断变化的存在，生来就有对立面，生来就要从一个阶段发展到另一个阶段。这样的改变是有风险的，它要求我们必须放下所知和所有。学会从有限的情绪状态里抽离出来继续前行，这会有助于我们解放心灵空间的外壳——星辰身。诗人威廉·布莱克的优美诗句表达了这个理念：

> 如果谁把快乐绑在身上，
> 他就毁掉了生活的翅膀，
> 他亲吻的快乐若在飞翔，
> 生活便有了永恒的朝阳。

兴　趣

心魂的主要运动体现为兴趣。"interest"这个词起源于拉丁文"interesse"，意思是"在……之间"。健康的星辰身在内外部世界之间架起一座桥梁。在健康的兴趣中，你既不会停留在身体里，也不会迷失在你好奇的对象中。事实上，你会处于两者之间的空间里。兴趣构建了第三重空间，允许某个客观的主体性存在。它把身体及其机能从活动的直接影响中释放出来。通过在空间中移动，星辰身通过给予和接收，它的需求和需要得到满足，并同时满足他人的需求，其需要被认可，并与其他的心灵相遇。

今天的儿童越发地表现出对外界缺乏兴趣，具体症状包括昏沉、意志力疲弱。

"我不太想去！"

"没什么意思！"

"我很无聊。"

他们在做他们不想做的事时所展现出的困难极度令人担忧。这种状况一开始是缺乏兴趣，接着开始无聊，最后出现惰性和绝望。

当一个婴儿只关注他当下的需求时，这很合理。他活在一个吮吸的空间里，向内吸吮其生存所需的营养、温暖和关注。当孩子长大时，他的星辰身也需要营养，包括来自大自然母亲的滋养。大自然的美和影响都是极好的老师，提供的心灵营养会让孩子发出玫瑰色的光。

滋养孩子的星辰身有无数种方法。唱歌、讲故事、绘画、音乐、拍手游戏、儿童优律司美（eurythm）[1]、舞蹈和空间动力活动都能支持和丰富孩子星辰身的成长。儿童的空间扩展是让兴趣、互动以及启发和引导自身活动的能力健康发展的前提。

电视和电脑屏幕的二维世界把年轻人的情感世界压缩成了扁平。过早地大量接触虚拟现实无法提供社会交往和健康交流的活力空间。星辰身被挫败或疏远会使年轻人难以体验到完整的情感世界。他们的很多感受是被外界强加上去的。最危险的是，他们无意识地习得了大量这类情绪。无处不在的媒体对他们灌输着什么

1　eurythm 可以理解为"美好形态的流动"，中文译名"优律司美"。"司"意为"司理"，有动作义，在中国常被叫作"音语舞"。在古希腊文中，eu 意为美，rhythmos 表示节奏或韵律。优律司美是 20 世纪发展起来的一门独特的艺术，由华德福学校的创始人鲁道夫·施泰纳指导创立，其目标是通过动作和姿态"说"和"唱"，把语言和音乐在听觉方面的作用展现给视觉。和谐的姿态展示着语言和音乐的内部形态，空间的舞蹈又传达着耳朵听到的语言和音乐，让舞者身体的律动和宇宙自然的律动合拍，让身体如花般绽放出内在的光芒。优律司美对成人和孩子都具有治疗的作用。——摘自"希子教育的博客"（http://blog.sina.com.cn/seedsedu）

是性感、时髦、有魅力。星辰身体验到了一种堕落，任由它饥渴和窘迫，并饥不择食。

优雅地运动

大多数人常常错误地使用我们的身体。如果身体的空间被压缩和束缚太多，结果就是筋疲力尽、疼痛，最后生病。我们感觉到困难，结果导致压力。而当我们学会优雅地运动时，其结果是变得有力量，而且还收获了耐力、有效和轻松。

我们将"启动空间的动力（initiating the spacial dynamic）"这句话用在所有活动开始之前，并用于改变我们和空间的关系。在这一章，我们不仅要学习感知周围的细微动静，还要学习选择和引导这股动力，让它为我们所用。每个人都可以成为自己动作的设计者，为任何一个特定的活动设计所需的空间。

许多有关心理学和健康的书籍力劝读者运用想象去看到他们渴望得到的结果。想象和思考的世界通常都交给头脑，但也可以用心灵甚至四肢去想象，让整个身心参与到活动里是一个重要的步骤。当谈到改变我们的运动时，视觉化想象是不够的。我们需要的不只是视觉化，不仅仅关注图像并高度依赖视觉，想象应该集合尽可能多的感官参与其中。真正的想象会超越以形成图像为主的视觉活动范围，当我们学会用所有感官"想象"时才达到最佳状态。

"进入化境""进入状态""顺其自然"这些句子极好地捕捉到这些时刻的感受，这些时刻难以形容，我们真的是在"另一个空间"。每个时刻、每个动作需要不同的动力，学会启动最适合某个情境下的空间动力，给人一种轻松的感觉，让人自在地体验更广、更深的感受。我们可以在物质身移动之前启动空间的运动，为即将上演的戏剧准备好舞台。

以这种方式来引导我们的动作将发展出一种新的运动感觉。这个新的感觉需要我们运用一系列整合的能力使我们的想象、思考、情感和意志的表达更加有效，更有生命力，更有美感。

健康的情感生活可以表现在优雅、轻松的运动里。实际上，我们运动的方式不只是反映我们的感受，还决定了我们的感受。每一种折磨身心的疾病和心理问题都显化为独特的运动。相似的病痛有相似的运动模式，当这些限制性运动模式有了自己的生命力后，疾病就被锁在身体里变成了慢性病，健康饮食和适当治疗的效果会打折扣。当一个人被失控的习惯所定义，并形成恶性循环，疾病则注定会成为慢性的。当我们学会轻松地驾驭身体和运动，并能选择自己的空间模式，我们就不会再让不必要的压力和疾病损耗我们的身体和心灵。

这一章我会列举几个适用于所有活动的运动原理，这些原理来源于多年以来对人们如何把事情做好所做的研究。在空间里运用正确的动力能使人们把事情做得精益求精。比如，木匠花较少的功夫把纹理做得更好看；皮划艇运动员利用河里的水流更轻松地掌握航向。这些原理的应用能创造能量，培养兴趣，减轻疼痛，产生更多的幸福感。

以下这些品质存在于任何一种被视为技艺精湛的运动里：

1. 动作简练高效，无花哨或多余的动作；
2. 动作振奋人心，使得运动的人和旁观者都充满活力；
3. 动作优美；
4. 动作升提意识状态；
5. 一旦在一种活动里被熟练掌握，这些原理就能被应用到其他所有活动中。

重力、升提力和节奏

星辰身为了能占据感受的所有维度，它需要体验重力（gravity）和升提力（levity）。重力是公认的以点为中心的力，它向地球的中心施加一个牵引力。升提力是不为人所熟知的与重力相反的力，重力的趋势是"从内部翻转向外部"。升提力的形状是一个反转的球体，与重力持续向中心点拉扯正好相反。红杉树的树液向上流动，番红花向着早春的太阳破雪而出，在这些情景中，我们可以感受到升提力的互补性力量，一种来自周遭寰宇的邀请式吸引作用。

科学承认重力是一种力，因为它是可以被测量的"理所当然的事实"。而升提力本身是无边无际的，因此无法被有局限性的仪器所测量。升提力不是一个"理所当然的事实"，它是一个邀请。升提力遵循某些规律，就像重力一样，但我们必须以不同的方式去研究它的特性。欧几里得几何学在重力定律范围内，依据一个以地球为中心点的模式起作用。在过去二百余年科学发展的历程中，法国数学家笛沙格（Desargues）提出了投影几何学，该学科是一门严谨的科学，它在欧几里得几何学的基础上加入了无限（infinity）作为前提。投影几何学解释了很多在欧几里得几何参数下无法解释的现象。它让学生经过严谨的思考体验升提力法则和无限法则。同样，艺术家在创作过程中响应无尽可能的召唤时，也能在心灵里直接体验到升提力法则。

空间动力练习用到了重力和升提力，此外，还有第三个要素——节奏。重力和升提力是一对搭档，它们互相作用的结果是节奏。当物质身打破僵硬的运动模式，在脉动的空间里学会新的动态时，星辰身发现了新的维度。

无限是无尽可能性的世界，是未生（unborn）。有限世界是已经成形的世界，它已处于死亡的过程中。在重力和升提力之间摆动，心灵可以参与到死亡和生命、离别和降生的过程。这是一个很简单的概念，甚至在儿童的玩耍中也可以看到，想一想小孩子用积木搭一个高塔又推倒的情形。对成人来说，我们完全可以再次进入儿童的世界，跟着那个邀请，用开放的心探索不断扩展的空间。

主运动和次运动

我们首先认识一下主运动和次运动的主要区别，这是空间动力的一个重要概念。例如，一架喷气式飞机之所以能飞上天空，是因为引擎向后的推力。我们将其称之为因果力，是主运动，我们大多数时候会忽视主运动。这里讲到的次运动是飞机在天空中发生的位移，它不是让飞机发生位移的始作俑者，而是引擎向后的主运动力产生的被动副产品。我们把主运动的结果称为次运动。次运动是我们看得见的部分，但它其实是主运动的副产品，主运动是某个活动背后未被注意的推动力。

那些关注此运动的人在学习运动、舞蹈或在完成正确的练习动作时常常会感到特别困难。他们眼睛紧盯着目标，直接追逐结果。但是这些努力注定要失败，因为这是在苛求作为结果的次运动而忽视了主运动。在第一步迈出以前就想着走完最后一步的话，肯定会摔跤。只有通过很不一样的做法，我们才能达到要实现的运动目标。纯粹为了效果而用直接的方法做的运动很快就会使我们变得像机器一样单调枯燥。为了完成虚幻的目标而做的漫不经心的动作需要更多的驱动力去维持。错位的力量让情感变得"笨拙"，并且会在驱动力枯竭时导致意志力涣散。

具有天赋的运动员和舞者动起来有超自然的优美，对位移原理的诠释就像出自本能。我们看见的是动作，看不见的是位移，位移产生了动作。位移的方向与动作的方向相反。因此，要跳到空中，我们必须先屈膝向下然后把脚往下蹬。实际上，我们在移动地球，而其结果是一个向上的运动。如果我们想跳起来却不发起这个反方向的力，那么我们自己就会受伤。当我们抬起一个东西或站起来时，我们实际上在向下推。做俯卧撑时，如果我们想的不是把自己撑起来，而是向下推动地球，那会更有效果而且没那么累，这个动作仅仅需要放松肘部就能做到。跑步时其实是在向下向后蹬，就好像要让脚下这个巨大的球旋转起来一样。好的跑步运动员跑起来看上去似乎站着不动，而地球在他们脚下向后转动。

体育教育（Physical Education）的弊端是它只教我们身体的动作，而运动教育（Movement Education）教的是位移。如果我们专注于位移，运动的结果是自然而优雅的，但是如果我们只专注于最终的效果，我们就只是"走个过场"，结果难看又适得其反。

敲击电脑键盘的时候，如果我们把力局限在手指和某个无法做出高效反向动作的角度（这里说的是手指绷直，以某个角度抬手来提起手指），结果就会感到疲劳并患上腕管综合征；但是如果我们调整坐姿，让手微微弯曲放于键盘上方，使得手指在每个键上面做最小的上提动作，如果我们关注的是指尖与按键的接触，那么键按下去就会更加轻松。更好的状况是，如果我们想象按键的空间动力把它们往下拉离手指，打字时将会拥有一种轻松而自由的愉悦感。

有一个故事，讲述的是一位年轻人和一位老人砍木头。年轻人觉得干这活需要展现肌肉的力量。他竭尽全力，一身大汗，很快累倒在地。但那位老人还在继续毫不费力地有节奏地砍木头，这节奏好像有生命似的。"你在干活，"他对小伙子说，"但我是斧子在干活。"同样，一边干活一边吹着口哨的木匠会想象着木头替他把钉子拉进去，厨师赞叹黄瓜在她的刀刃指引下分成了片，小提琴手则让她的琴弓就像被一根看不见的线牵着拉过琴弦。

当方法正确时，任何运动都可以毫不费力地完成。如果有人说"我讨厌某个运动"，他很可能是没有做对。当我们学会以正确的空间动力去做这个运动时，它就会变成令人愉悦的，甚至给我们带来快乐的体验。

囚禁在身体里的动作与在空间中伸展出的运动之间的差异就是压力和力量的区别。任何运动都是这样——电脑打字、小提琴拉弓、切黄瓜、锤钉子或是用斧子砍倒一棵树。受束缚的身体冲动对物质身和星辰身是一种折磨，但在重力和升提力之间的节奏中产生的力量，则可以诞生令人振奋的高超技艺。

呼 吸

哪怕最细微的运动也会创造一个反向运动（Countermovement）。例如，呼吸的过程，在反向动作的引导下是最自然的。反之，呼吸时越多意识到自己的身体，它会越不自然，且越容易抽筋。

想象自己坐在海滩上，眺望大海，海浪滚滚而来。当海浪环绕你的腿和臀部，白色的泡沫在你身后翻滚时，呼气。在潮水开始退去之前，稍做屏息。现在创造一种将水强有力地拉回大海的动力。让你的腹部随着离去的波浪被拉长，随着海洋的涌浪，腹部会悄无声息地扩大，你的肺部将充满空气。在下一个波浪徘徊时屏息，然后当新的波浪再次在你脚下迸溅时，像叹息一样呼气。你已经加入了生命节奏的循环戏剧之中。

因此，呼吸有四个步骤或阶段：有两个需要静止的时刻，即吸气和呼气之间的停顿；还有两个活跃的时刻，即吸气和呼气。正如呼吸有四个阶段一样，波浪也有四个阶段：波浪的来袭进溅、波浪消散时的过渡期、波浪的退却和波浪的再次形成。我们通常认为波浪只有两个阶段，但是呼吸和海浪之间的空隙，虽然不太明显，却提供了节奏。正是在这些过渡的、安静的空隙中，星辰身被激活了。不停奔波劳累的一天会扼杀物质身和星辰身。

通常，我们认为吸气是主动的，而呼气是被动的，但是在这种动态中，呼气是主动的，而吸气是放松之后的动作。然后，你的呼吸会对海浪产生反作用：当海水退去时，吸气；当海浪涌入时，呼气。

现在再做一次练习，注意你身体的运动。你是否感觉到自己胸部或肩膀随着呼吸而上升呢？如果答案是肯定的，那么你的运动实际上会对这种最有效而轻松的呼吸方法带来反作用。肩膀和上胸部应该保持原位，下肋骨、腹部和下背部应该呈立体状扩张。当吸气时，腹部应该扩张，因为它为空气创造空间，就像波浪再次扩张成为大海一样。接着，当呼气时，腹部会收缩并排空，就像海浪再次涌向岸边一样。通过这种有节奏的呼吸，我们可以体验到不必要的紧张得以释放，以及新能量的涌动。

向下-向上

当我们加上相反的动作，即反向运动时，坐下和站起来的简单动作会变得优雅。在向下-向上练习中，我们用手的向上移动来平衡坐下的动作，用手的向下移动来平衡站立的动作。坐着的时候，下半身的重力被上半身的升提力所平衡；在站立时，上半身的升提力被下半身的重力所平衡。你向下的姿势可以通过一个上提来实现，你向上的姿势可以通过一个下拉的主动运动来实现。当你坐下时，从你的后腰、你的骶骨处拉；站起时，从你的脚跟处拉。你可以在每一天的任何时候、任何地方做这个练习。它使你的星辰身有一种"回到脚上"的感觉，因而有助于抵消沮丧的情绪。

现在试一下在一块菜板上切蔬菜。注意，如果切菜的动作是紧张的推压动作，感觉会很费劲。如果我们想象有一块磁铁拉着刀划过蔬菜，做起来就很轻松（见"磁铁练习图"）。

接下来介绍的接地练习可以视作另一个主运动和次运动的例子。它表明，如果一个人只盯着次运动（"接地练习图"中第 2 步的姿势），就会很容易被拉向前方，失去平衡。她的身体空间有一种"使劲向上"的动态。然而，当她的身体空间表现出主运动的姿势——"向下"时，失去平衡会变得很难。通过把身体空间的姿势引向地面，她的身体姿势就具备了最优的力学支持。

力学世界里有一个完美表现位移概念的例子——滑轮。通过滑轮，我们可以向下拉绳子，而在另一端吊起另一个物体。在滑轮练习里，我们首先让头部放松，顺着重力的作用垂下去；顺着背部通过向后拉脊柱而让头部又抬起来，就像通过滑轮把绳子向下拽而让物体上升一样（见"滑轮练习图"）。

对于物质身，这个练习增加了流向头部、大脑和鼻腔的血液，并且刺激椎间盘里的液体增加，其结果是提高脊柱的柔韧性，改善全身的血液供应。在星辰身中，圆形的手势在得到最大释放的那一刻给人以被保护和安全的感觉。在竖直身体的姿势时会充分体验到脚跟着地的感觉，让我们做好面对世界的准备。

正确的身体姿态也在重力和升提力之间获得平衡。实际上，"姿态"（posture）一词是一种误导，因为它意味着某个东西一动不动的样子；"马车"（carriage）这个词更形象，因为它包含了运动和平衡——像优雅的马匹牵着老式的车厢。那类马车没有直线条，它们由漂亮的曲线组成，在崎岖不平的道路上平顺地前进。

健康的身体姿态（马车）包含两个互相交织的姿势：一个是从胸前肩膀区域开始，往上绕过肩膀然后向下，即上部流线姿态练习，它把上身躯干带入一个直立的姿势；另一个从臀部下方开始，然后向前，即下部流线姿态练习，它把下半身带到一个向前的姿势。这两个动作合在一起创造了一个姿势，让人灵活而自信地面对世界（参见"流线姿态练习图"）。

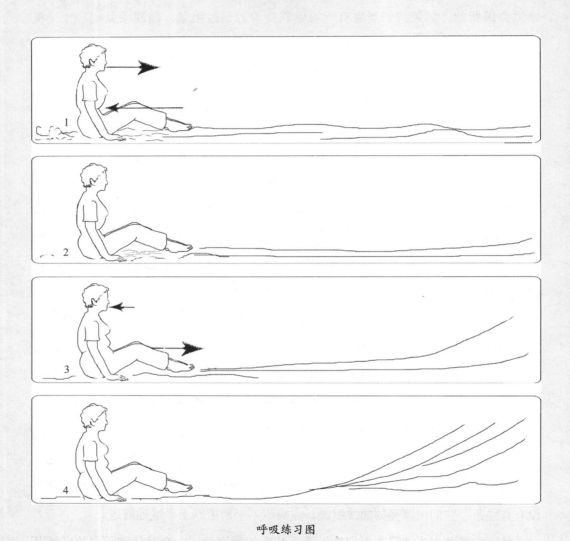

呼吸练习图

呼吸练习

想象自己坐在海滩上，海浪从你四周翻涌着拍打过来：

1. 这一刻，让腹部收缩，同时将气呼出；
2. 当海水停下来将要改变方向时，轻轻地保持一刻的静默；
3. 当海水退回大海，聚拢成一股新的海浪时，轻轻地吸气，让空气充满腹部；
4. 当海浪涨起准备再次拍向海岸时，享受第二次的静默时刻。

这个练习对星辰身有镇定作用，并在内部空间和外部空间之间建立了一种关系。这是一种对所有疾病都奏效的基础练习，因为呼吸是生命的基本节奏。

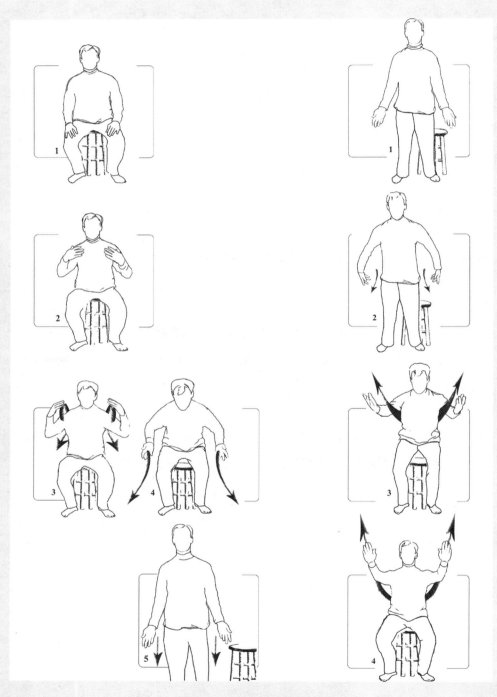

向下-向上练习图

向下–向上练习

从"向下"到"向上"：

1. 坐在椅子的前边缘，双脚平放在地板上，与肩同宽；

2. 双手抬至肩膀处，慢慢地向后绕着肩膀旋转；

3～4. 手从肩膀处大幅度向下落，同时配合以脚掌向下蹬的动作；

5. 结束时双手向下，身体直立。身体在手部一个反向动作"向下"的同时站起来，变成"向上"的姿势。

从"向上"到"向下"：

1. 以舒服的姿势站立，双手放在身体两侧；

2. 双臂向后小幅度摆动；

3. 接着双臂向前、向上做一个大的摆动，同时臀部带动躯干向下拉；

4. 双手向上举起——你已经从直立的姿势滑到了坐着的姿势。双臂的向上运动是躯干向下运动的反作用力。当你的重量稳稳地落到凳子上时，你的双手达到最高点。

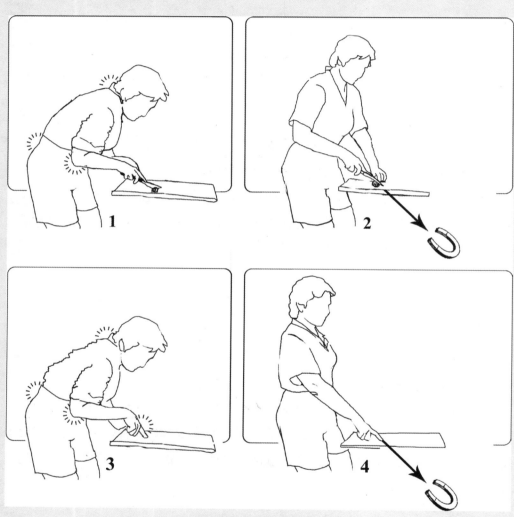

磁铁练习图

磁铁练习

在进行磁铁练习时，星辰身会觉察到对外部刺激的回应，这不受自己情绪状态的影响。它对神经系统疾病特别有益，因为身体感觉到的运动不是源自神经，而是源自外部的刺激。这种运动是一种释放，而不是一种费力的练习。

1. 以一个收缩的推动力用手指按压木板；
2. 将蔬菜放在木板上，用一种紧绷的推力来切或剁蔬菜；
3. 然后，想象砧板下方有一块磁铁拉着你的手指，注意放松肩膀、手臂、后背和颈部；
4. 现在，想象在砧板下方有一块磁铁拉动刀穿过你和蔬菜之间的空间，从而可以轻松地切菜。

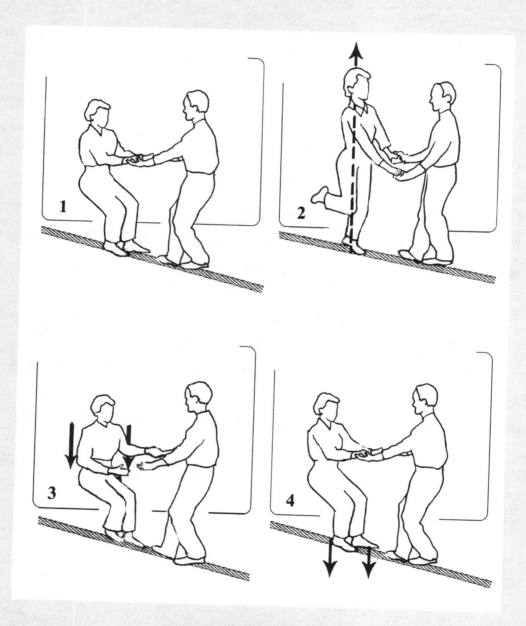

接地练习图

接地练习

接地练习为星辰身提供了一种安定感，在与大地日益增长的连接中增添了稳定性和力量。它有助于解决雌激素过多、高血压和癌症等问题，还能防止胆怯和脾气失控。

1. 两脚一前一后站立，仿佛站在一根绷紧的绳索上，和同伴手拉手。通过想象创造一个内在的空间动力，好似水银柱在温度计里上升，你和同伴慢慢地牵得越来越用力。
2. 尽可能留在绳索上，你会发现，当你的水银柱上升时，同伴很容易让你失去平衡。这个动作类似于"紧张""勃然大怒""大发雷霆"。
3. 然后，如图 1 所示重新开始。松开一只手，慢慢地向下移动这只手，以显示温度计中水银柱下沉，穿过你的脚，进入地球的空间动力。
4. 再次拉手。当你的水银下沉时，同伴会感受到你的力量增强了。你会感受到一种平静而"根深蒂固"的稳定性。

这不是"魔术"。通过调整空间与重力的向下关系，你的身体已经采用了可以获得机械性优势最大化的姿势（与重力的最佳关系、最佳关节角度、最有利的肌肉张力等等）。

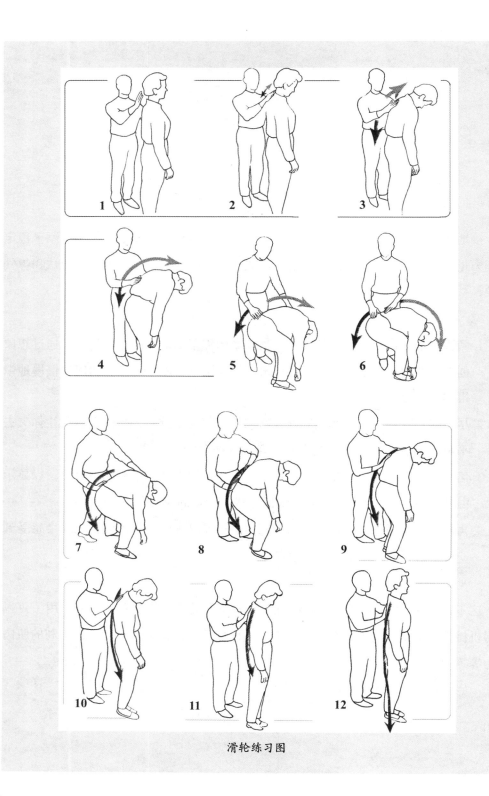

滑轮练习图

滑轮练习

当身体在重力的拉力和升提力有节奏的相互作用下，保持在平衡姿态时，滑轮练习就将生命的两个基本组成部分（曲线和直线）并置在一起了。你可以自己做这个练习，但是在开始的时候有一个朋友给予协助会很有帮助。一个朋友轻轻地用手触摸你的脊椎，顺着向下移动，这会给你提供一个方向，当你低头时，你可以向这个方向放松。 现在，朋友将这个过程逆转，慢慢地将手从骶骨向上移。这一次，他像滑轮一样向下拉动每一块连续的椎骨，每块椎骨都一个接一个地进入脊柱。

在星辰身中，最放松时刻的圆形姿态给人一种被保护和安全的体验。达到直立的那一刻让你充分体验到脚踏实地，有了准备好面对这个世界的感觉。在物质身中，这种运动增加了头部、大脑和窦腔的血液循环，并刺激椎间盘中液体的增加。其结果是提高了脊柱的柔韧性，改善了全身的血液供应。建议使用滑轮练习来预防神经系统疾病、高血压、肾上腺疾病（特别是哮喘）和慢性疲劳。

1. 第一阶段，以站立姿势开始。

2. 在第一和第二椎骨之间创造空间。

3. 让头部变得沉重并向下倾斜，就像上课时刚开始打瞌睡一样。

4~6. 在放松膝盖的同时，对第二和第三节椎骨之间以及后面每对椎骨之间进行重复放松，一直到骶骨。通过放松脊柱各部分之间的小肌肉，头部从垂直位置变为悬挂位置。

7. 对于第二阶段，首先沿着骶骨施加向下的压力（类似于拉动滑轮绳索）。

8~10. 脊柱通过一个椎骨一个椎骨慢慢地展开，接近一个平衡的直立姿态。

11. 保持头部放松和沉重的状态，直到最后一刻。抵制以习惯的方式抬起头的诱惑。

12. 让头部慢慢地回到其位置，这是一种次运动，是向下的滑轮效应带来的背部肌肉的缩短。.

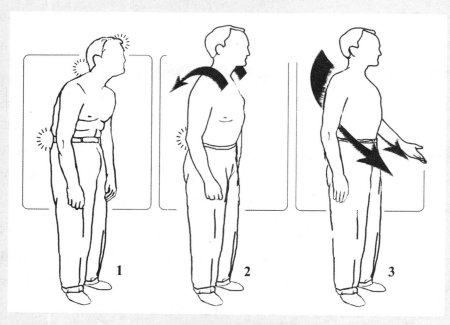

上部流线姿态练习图

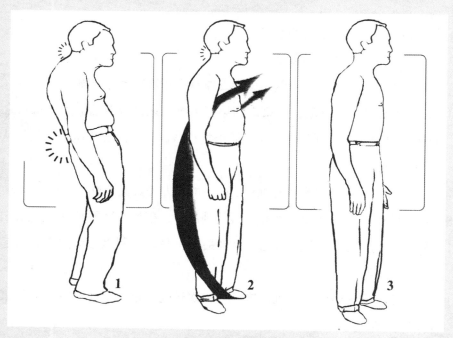

下部流线姿态练习图

上部流线姿态练习／下部流线姿态练习

正确的姿势还可以在重力和升提力之间取得平衡。对于星辰身来说，这两个波浪式的姿态传达了生命作为一个过程的感觉。以这种方式关注姿态，可以帮助所有的健康状况，特别是对背痛、癌症（尤其是下部流线姿态练习，它缓解了癌症患者特有的硬化过程）、高血压（尤其是镇静的上部流线姿态练习）、肾上腺问题、消化系统疾病（尤其是下部流线姿态练习）、男性疾病、类风湿性关节炎和慢性疲劳有帮助。

上部流线姿态练习提供了使头部、颈部和肩胛带与整个身体协调一致的空间动力。它可以缓解头痛和颈部紧张，并通过将手臂整合到胸腔的大肌肉中来减轻肩部疼痛。

1. 以夸张的前倾姿势站立。

2. 想象一个空间动力，从肩部区域的前方开始，轻微上升，然后下降到肩胛骨和下肋骨周围。

3. 从背部周围开始，沿着最低的肋骨的走向，继续向前和向下跟随这个运动。

下部流线姿态练习提供了将骨盆区域与身体其他部分协调一致的空间动力。这是一个唤醒复苏的姿态，可以唤醒缓慢的新陈代谢，活跃再生和繁殖的力量，减轻由于下椎骨受压而引起的下背部疼痛。

1. 站立，上半身向后倾斜，腹部向前推。

2. 跟随着始于前方地面的一个动作，让它像强大的波浪一样上升，在臀部和下背部后面迸溅，在肩胛骨下向前弯曲时变慢，在胸部前面继续。运动并没有结束，而是继续，仿佛变成了薄雾。应该注意头部周围的空间不受上升的波浪的影响。

3. 面临的挑战在于同时体验这两条曲线的整体形式和整体动态：

    a. 给定曲线的每一时刻；

    b. 两条曲线同时体验。

空间的概念

这也许看上去有点奇怪，我们通过关注反向运动可以在充满生机的空间媒介里优雅而自然地移动，而且这种反向动作还能对我们的星辰身产生有益影响。实际上，事情做得很好的人能够区分他们所处的空间。他们有意识或无意识地知道他们既活在身体的空间里，也可以存在于其他空间中。

运动员经常说的"状态"，是指发挥至巅峰水平时超越了时间和空间。当一个运动员"进入状态"时，好像这个运动员在表演魔术。例如篮球比赛，我们经常提到魔术师约翰逊（Magic Johnson）和飞人乔丹（Air Jordan）。这些运动员通过高强度的专注力达到了真正的大师级水平，赛事中的动作不仅放松而且流畅。另一个篮球明星拉里·伯德（Larry Bird）有一个著名的"表情"。当他露出这个表情时，他的对手就知道这场比赛拉里一个人至少要拿 30 分。拉里将自己如此真实地投射到空间中，要拦住他的球是不可能的。

美国是一个崇尚追求个人幸福的国家，但是那些努力寻找幸福的人很少能得偿所愿。也许能通过经济上的成功或忙碌的社交生活得到偶尔和暂时的满足，但很少有真正的幸福。幸福会降临到那些关注相反事情的人身上，这些人服务于他人，他们努力画出美丽的画作，他们制作可口的饭菜，他们投身于能够为世界带来有益变化的项目。这些人不但为更美好的世界做出了贡献，还收获了意想不到的幸福。这些人无论遇到什么样的阻碍或不幸，都能轻松地度过一生。用一种寓言的方式来思考美国的这种现状也许是有用的。

活在这个物质身中，我们都知道自己的思想和感受，但是我们命运中的大部分精力却在外面。我们遇到的人和事，激发我们去行动的挑战和机遇——所有这些都在等待我们去回应。我们在外部世界和命运相遇。但是，如果我只认同物质身，像健美运动员一样变得"肌肉僵硬"，我们就成了身体的俘虏，不能感知向我走来的命运。

同样，如果我们把身体看成一台机器，并且有一定能量可供支配，我们会发现自己是麻木的，无法回应命运要求的能量。能量守恒法则只在物质宇宙的层面具有真实性。通过情绪和创造性思维，我们不断地创造能量，还可以用这取之不尽的能量来实现我们的目标。真正的运动类似游泳——它让我们浮起来并载着我们向前。

我们每天都要对外界的事物作出回应，譬如舞蹈里的音乐响起、一件待完成的任务、一个有价值的目标、想象一件事情时，对外界事物的反应创造了身体外部的运动，有益的运动会给我们补充能量，而不是消耗能量。

健康的运动不是从身体里发起的。微笑时让面部充满活力的肌肉，或者担忧时让眉头皱起来的肌肉，都是为了应对外界刺激而产生的动作。这些运动用到了物质身，却不是由物质身发起。当我们学会给周围的空间带来活力，愉悦、优雅、健康的运动就随之而来，因此，我们的肌肉被邀请跟随微笑而不是皱眉的运动。我们容易把肌肉想象成身体里启动动作的器官，其实我们可以训练我们的肌肉，使其有能力感知和跟随身体外的运动。

具备迎接命运的天赋之人，能感知到命运正在走来，并带着热情和能量去互动。他们用一个空间的跳跃和命运相遇，就像篮球从拉里·伯德的手中飞出，并和瞄准的篮筐相遇。这样的人生命中交织着奇遇、巧合和机遇。这种能力可以通过运动教育（ME）的练习来培养，而不是体育教育（PE），并且学习用一种和周围世界的事件相连接的方式运动。

那些把自己限制在对身体的认同里、限制在疲惫而束缚的运动中的人，会对命运视而不见。他们也会感到无聊、孤立、被冷落，可能为了挣脱物质身的束缚转而寻求毒品、性和快节奏的生活。但是当他们到了"那里"，却无法感知周围真实发生的一切，命运有可能与他们擦肩而过。

如前所说，许多心理学和健康方面的书籍都力劝读者用想象去看到他们渴望得到的结果。在某个特定的活动中，这是重要的一步，包含了整个人类。然而，在改变我们的运动时，单单凭借想象还不够。想象基于视觉并以智力为中心，我们需要比想象更多的东西。我们必须在我们周围想象并创造一个空间，我们需要这个空间来实现一种特别的姿态或目标。在某种意义上，我们需要在别人能看见我们的身体起跳之前就创造出空间起跳的动力。这是最优秀运动员的秘诀，也是那些经常能够实现目标的人的秘诀。我们常说这些人过着幸运的日子。魔法就是他们自己的创造，他们把空间作为工具去塑造在想象中产生的姿势。

无论是心灵与身体之间的神秘联系，抑或疾病与健康之间的平衡，空间是经常被忽略的一个因素。科学和心理学通常都无视空间方面的研究。这是一个典型的只见树木不见森林的例子。森林是包裹树木的那个空间，是空间把单个的树木交织在了一起。摄影家、诗人以及那些喜欢在树林里散步的人，都体验过森林里的空间带来的滋养。

人类可以学会身处不同的空间。我们大多数人所处的空间不是自己选择的，我们对它的形状、样貌和外形一无所知。但是，我们可以学习改变自己的空间，通过空间的变化，我们可以改变感受世界的方式，甚至改变别人对我们的感受。

引入空间的元素在通常被视为二元世界的情绪和身体之间提供了一个看似可信的连续统一体。你可以看到空间如何对身体和心智之间的关系施加影响，以及如何把它逐步塑造为一个健康的互相支持的系统。在身与心的等式中加入空间消除了明显的差别，有助于形成一个鲜活的连续统一体。我们可以慢慢学会把空间塑造成一个由想象和运动构成的健康的支持系统。运动用周围的空间将人类连接起来。

空间动力建立在下列前提之上：

1. 你拥有一具身体，这个身体是一个空间，你可以居住在这身体空间中。
2. 你的身体周围有空间，你可以住在这些空间里。
3. 在健康的运动里，身体和周围的空间构成一个连续统一体。
4. 为了让身体移动，周围的空间必须先移动。学会移动身体周围的空间，然后身体就能够跟随这个空间移动。
5. 每一种活动都需要独特的身体／空间关系以及两者之间的运动动力。
6. 空间的堵塞或对空间的忽视会导致相应的不自在。
7. 缺乏使用、错误使用或不使用空间会对健康产生负面影响，进而导致疾病。
8. "身体–空间"这个连续体的正确使用会带来有益健康的轻松感。

每一种疾病或症状都包含一个空间的因素，会影响并阻碍身体空间和周围空间之间的和谐关系。但是经常性地使用正确的动力，会轻松练就新的模式。无论何时感到陷入某种情绪，不要试图去战胜它，而要去感受它的姿态，慢慢把这种姿态从你的身体里移走，直到你觉得它到了离你一手臂远的地方。然后，创造一个你自己想要的姿态，把它从第一个姿态放到第二个姿态的空间里。回到第一个心魂姿态，接着换成你创造的第二个姿态。自由地在这两个姿态之间来回移动。第一个情绪毫无疑问会试图把你拉回你的身体并俘虏你。如果想要抵抗一个压抑着你的情绪或与它争吵，你会窒息的。不要挣扎，要创造空间。你不可能一直改变情绪，但是你可以学会在它们进入身体之前改变空间的姿态。你创造的新的姿态也会引发一个情绪。这两个情绪会同时存在。事实上，这两个姿态的互动是治疗平庸的良药。把你的注意力放在改变姿态的能力上，你就深深吸入了一口新鲜空气。每一次你创造一个空间，你就创造了一个世界。你不用再受困于一种束缚的姿态和一个限制性的现实。通过产生不同的姿态创造疗愈的空间。

举个例子，当有事情让你非常生气时，物质身里的空间向上涌并且膨胀。颈部肿起来，脸色变红。如果这种运动继续向上发展进入头部，结果是你将像火山爆发一样"大发雷霆"。但是通过一些练习，你有可能在感觉愤怒之前就把这股火往下引导。随着手慢慢向下的动作，把头脑和周围的空间向下清理，一直到脚。稍后你将不用手就能够引导你的空间动力。学会客观地观察这种运动，有意识地这样改变它们，将使你从有害的姿态里解脱出来，这种有害的姿态会使你的星辰身受伤。

我们也可以在有人出言不逊时创造姿态或空间来抵消这种空间入侵的体验。这种体验经常会导致太阳神经丛部位的疼痛，就好像胸口被人重击过。我们的空间被侵犯，甚至有点像车祸时汽车被撞了一个凹陷。其解药是想象用一个橡皮塞子制造真空，从外面把它拉回原样，让空间扩张。我们无法从内部、从伤痛着手，只能从外部把伤痛拉走。

任何对人长时间产生影响的情绪都是不当的。当遇到这种情况时，感受它的姿态，然后创造自己选择的另一种姿态。若你之前的练习达到了决定自己空间的程度，你会认识到发生于不恰当的心魂经验之前的空间变化，然后你就可以指定你要创造的恰当的空间关系了。在你开始创造更自由的空间关系的那一刻，你会发现，不舒服、恐惧或疼痛开始减轻。这种处理情绪的方法让你只是"有"感受，而不会"成为"它们，也可以说是改变感受，而不是变成它们。

空间动力提到了五种主要的空间 [1]：

1. 身体空间（Body Space）：身体所在空间；

---

[1] 译者注：人智学将这五个空间对应为五角星的五个角，分别对应于物质身、生命身、星辰身、自我身和心魂。

2. 个人空间（Personal Space）：物质身和星辰身所在的空间；

3. 人际空间（Interpersonal Space）：人与人互动时的共有空间；

4. 社交空间（Social Space）：人们在一起活动时的空间；

5. 超个人空间（Suprapersonal Space）：不再是一个地方，而是一种意识状态，此时的人能感觉到同时存在于物质身和无限宇宙之中。

身体空间

身体空间是一个幼儿拥有并学习入驻的第一个空间，它不是与生俱来的，需要通过学习获得。婴儿学会控制他们的眼睛、头和手，慢慢地向下使用他们的脚，逐步地充满自己的身体空间。

很多事件会触发回忆。我们说，某个建筑、最喜欢的地方和常出没的地点都写满了回忆。我们用歌曲、诗歌和人物来回忆，但是有些专家坚持认为，记忆位于身体的特定部位。例如，在手术时刺激大脑的某个区域，可能让患者回忆起被遗忘的久远之前的事情。空间动力认为记忆也会储存在物质身里，并在身体周围留下印迹。

例如，一些患者有脑震荡后遗症。让我吃惊的是，在他们受过伤的那一侧头周围的空间看上去有点"凹陷"，而另一侧却凸起来像个肿块。通过想象太阳来温暖凹陷处的方法，患者把凹进去的空间拉出来，而另一侧凸起同时也消退了。患者的头痛会减轻，甚至完全消失，他们感觉头周围的空间又回到了三维的平衡状态。当他们能够保持头部的安静空间时，那种"在水下""眼前有棉花""蒙上阴影"的感觉全部消失了。这个空间的大小和美国航空航天局宇航员戴的面罩相仿。有意思的是，在填充这个空间的过程中，那些脑震荡患者经常会短暂地再次体验受伤的痛苦经历。

我们可以用身体空间想象练习法产生对身体空间的觉知，这样你就能把物质身的空间完全填满，见"身体空间想象练习图"。你可以在任何时候、任何场合运用这种观想方法。通过一定的练习，你将能够在日常生活中随心所欲地再造这些空间。

个人空间

个人空间环绕在物质身周围。正确使用个人空间会使个人保持独立，而且勇于迈向一个公共的场所。当我们遇见他人时，我们在个人空间的边界与他们打招呼。我们允许喜欢的人和亲密的人进入到个人空间。但是当陌生人或敌人靠得太近时，中枢神经系统的反应是紧张和易怒，甚至会说话结巴。当一个人侵犯了你头部的个人空间时，我们说他"惹你生气了"或"咄咄逼人"。

对于问候时的距离和手势，世界各地都有不成文的规范。德国人伸直手臂保持较远距离握手。美国人在握手时比德国人站得近一点，手臂弯一点。美国加利福尼亚人经常把左手放在握着的手上面或者放在对方肩膀上。西班牙人见面时互相拥抱。法国人则亲吻脸颊，但身体仍然分开。

有些人在别人非常靠近他的个人空间时会感到恐惧和不安。过去曾经发生的可怕事件使他的个人空间处于紧缩状态。如果继续维持这种紧缩的姿态，他们会一直感觉到害怕和恐慌。如果能改变这个姿态，包括他们的步态、身体姿势以及他们的举止，他们就能摆脱这个害怕和恐慌的恶性循环。一个好的开始就是个人空间姿势练习。

恐惧这个词的德语拼写方式是"Angst"。"Angst"和"eng"有同样的词根，意思是"狭窄"或"紧绷"。这很恰当地描述了患者在感觉不舒服、紧张、惊恐甚至恐慌时的个人空间。我们甚至可以这样说，"除了恐惧本身，这世上没有什么好害怕的"。

恐惧代表你的个人空间被压缩。我曾与数不清的患者一同工作过，他们都能把恐惧的动作转变过来。在他们能够把处于内爆中的空间改变方向的那一刻，恐惧消失了。这不是什么疗愈奇迹，这是在为这个空间的方向进行的一场真实的拔河比赛。当患者学会引导所发生的事情时，"整体性"的过程就开始了。当然，有一些事我们无法改变，但不要让改变不了的事阻止你去改变能够改变的事。哪怕换一个姿势，也可以让你从一颗被动的棋子变成一位主动创造未来的建筑师。

人际空间

人际空间把我们与其他个体联系起来。我们都知道，英语里有句俚语，"It takes one to know one"（"彼此彼此"）。科学家和生物哲学家格里高利·贝特森（Gregory Bateson）是控制论的早期发展者之一，其辩论能力非常高超。他把这句俚语改成了"It takes two to know one"（"知己知彼"）。这句话很巧妙地点出了在自我认知过程中"对方"这个角色的重要性。正确使用人际空间使得双方都保持独立，各安所在，而同时又都大胆地进入了一个共同的相遇场所。这里有一个矛盾，双方个体既在自己的房子里又在房子外相见，且从未离开。这就是人类自由的空间动力和健康社会互动的空间范例。

"角力站姿练习"有助于界定在"知己知彼"里必不可少的个人空间。两个人手掌相扣，一人向前推，侵犯另一人的个人空间。如果那个防守自己空间的人以向前的压力与侵犯者直接相对，侵犯者很容易就进入她的个人空间，结果会导致紧张和压力。如果她能用想象身体前方的个人空间来面对压力，守护自己的个人空间，她就能平等地和对方相遇。

还有一个被称作"企鹅角力练习"的练习，也能帮助我们维护自己的个人空间。两个参与者面对面，用拍打手掌的方式互动。当一个参与者的个人空间收缩时，另一个就很容易"侵入"，从而制造不稳定和恐惧，像推企鹅一样将其推倒。但是如果这个参与者首先确定了自己的空间，然后用张开的手以欢迎的姿势把迎面而来的力转移，她其实就使"侵犯"转向了，并毫无畏惧地和对方相遇，同时平衡而轻松地保持自己的空间。

我有幸在欧洲遇到过一位很棒的女士，她做了 30 年的医生，非常无私。后来，这位女士被诊断出患有恶性胰腺癌，她请我帮她应对这个可怕的疾病。我注意到她上腹部区域的空间凹陷进去了，像一个由于长时间碾压而形成的车辙。通过教她如何用个人空间姿态练习填满她的个人空间区域，她的身体姿势发生了显著的变化。她感觉疼痛减轻了一些，呼吸变深了，肤色和透明度都有了明显的改善。

提到她的感受，她认为再也无法继续把疼痛和疾病从病人身上转移到自己身上。在这位善良的医生发表这番声明时，我向其指出她说话时手的姿态，她才觉察到此刻她的手正指着腹部患有癌症的部位。

当我、这位优秀的医生以及她的丈夫意识到发生了什么时，房间里出现一阵愕然的沉默。在对患者的悉心照料之中，她无意识地承受着他们的疾病。具体地说就是，她做出的空间手势将疾病从患者的身体里拉到了她的身体里。我们永远都无法获知这个最终夺去她生命的癌症是如何开始的，但是如果她能保留一个个人空间的"缓冲地带"，即使没有她这个牺牲自我的举动，病人们也能从她的关爱和专业医术中获益。许多从事治疗和护理职业的人都能从学会与患者的疾病正确相处中获益，而不是无意识地承受它们。

我们曾无数次感到陷入了困境，是我们的心停滞不前了。围绕在我们周围的空间也许就是我们心灵所渴望获得的支持。这个环绕着的空间可以成为一个精力恢复的来源，甚至是心灵的滋养。我们这个时代最大的一个误解，也许就是把空间看成仅仅是分隔的距离——丈量我和世界、我和他人的距离。一旦被恰当地激活，人际空间就能成为连接你我他的鲜活的本质。

社交空间

人类使用社交空间来记录时间的流逝、增强记忆、突出重要事件的意义以及提升意识水平。世界上一些最宏伟的建筑物就是专门用于奉献、冥想和开悟的空间。有些寺庙、教堂和清真寺营造了让人进入和离开时已不再相同的效果。

社交空间充满了仪式感。仪式更有可能让个体体会到属于某个更高存在的感觉。庄严、虔诚、重复的品质增加了个体把这个仪式空间烙印在个人空间里的可能性。仪式的品质在个体之间引发共鸣，仿佛一个优雅而神圣的空间。

仪式是为了滋养星辰身及唤醒自我身而选择的空间习惯。在庆典仪式里，每一个动作、每一个词语和思想都得到了特别的关注，它们被提升到美、力量和清明的高度。

风俗是让个人了解公认的社交礼仪和社交空间的做法，其包含了两个人在握手时约定的距离，以及某个社会阶层的人在公众场合应如何和他人发生联系。风俗也具有将一个人置于时间流之中的功效，包括家庭成员定期聚在一起用餐、纪念季节的变化和庆祝年度节日。

在过去的 50 年间，我们已经破坏或抛弃了很多曾经的传统。特别是年轻人抛弃了古老的传统，他们觉得这些是虚伪的、没有意义的。要想找到属于自己的社交空间，需要对风俗、习惯、仪式和文化实践的重要性建立新的理解。这些新的仪式可以使个人有一种属于某个更宏大事物的社群体验。这样就使得创造新的实践并且使旧的传统重获生机变得必要。这些仪式能给孩子和成人的生活带来形态、结构和节奏。今天很多孩子从未体验过任何形式的健康仪式。多动症（Attention Deficit Hyperactivity Disorder，又称为注意缺陷与多动障碍）的大范围流行证明了一个没有传统支持的社会所面临的危机。孩子们需要进入社群的形态，从而帮助他们学会把注意力集中在空间里，在这里，星辰身和自我身能够在宁静中体验到自己。

社交空间也可以是个人的疗愈空间。我们都需要创造一个安静的空间，每天至少去造访一次。你可以在家里指定一个角落，也可以找一个你去过的地方（它其实可以不是一个具体的地点，而是每天散步经过的路线，或是一个每日沉思的习惯），一个由你来照料的花园是一个理想的空间。你的仪式不需要很复杂，实际上，简单之中存在着美和力量。仪式的规律性会增强你对时间和空间的正面影响能力。

针对安静冥想和神圣空间的现代生理学研究指出，身体对仪式会产生积极反应。一些对冥想式运动的生理学记录里提到了代谢速度的下降、呼吸的稳定，以及相应地平息如皮质醇应激激素引发的急性应激反应。当物质身找到这样的节奏时，它制造了一个包裹的空间，牵拉着周围的星辰身，星辰身就成为物质身的舞伴。

超个人空间

超个人空间这个术语指的是同一时间既在物质身里又在周围空间的临在状态。这种感觉是"我在身体里"并且"我与周围环境合一"。举例来说，想象在一个夏日的傍晚站在山坡之上仰望苍穹的感觉，你体验到一种合一以及和每一颗星星直接连接的感觉。

这在"religion"一词的最初含义里被定义为一种宗教体验，也就是人和自然重新连接。超个人空间超越了当下，带来永恒的体验：过去、现在和未来成为一体。这就是运动员达到巅峰状态的时刻，是艺术家获得灵感的时刻，是纯粹的沟通和理解发生的时刻；在思考层面，这是你站在所有试图领悟的事情面前去理解它们时获得突破的时刻。

所有的运动练习都能帮助你去体验超个人空间，特别是那些手臂被外围牵引的练习。比如，当你搜寻天上的鹰，你自然地指向那只鹰，当它急速下降又飞快上升时，你的手会跟随它移动。你不是从内部发起这个动作，而是你的手跟随着外围的动作，是在远处天空的鹰决定了你手的动作。

从更广泛的意义上说，我们经历或接受在我们之外的命运，然后跟随它。我们无法推动这个过程，机会自身会呈现在我们面前。当我们以这种方式去跟随命运，而不是用意志去强迫它时，我们就是在使用超个人空间。

某些练习或运动能帮助我们找到各个平面的正确位置。潮汐练习创造沉着、开放和果断的姿态。这是很棒的打开一天的方式，因为它帮助你体验到对称面的清晰和准确，以及手臂两侧同时的无限延展，这是一个最适合白天的姿势。这个动作帮助心跳和呼吸变慢，拉伸脊柱并调节脑波节奏。秋叶练习创造一个冠状面的平衡动作。当我们想象平静地向前行走时，秋天的干树叶盘旋着飘落在身后。浪尖练习创造了在冠状面的前方和后方盘旋与下落有节奏地并存，在打开前方空间的同时唤醒或激活后方的空间。最后，水平面姿势练习帮助把水平面放置在心脏的高度。附录3 中给出了这些运动的练习指导和相应的图示。

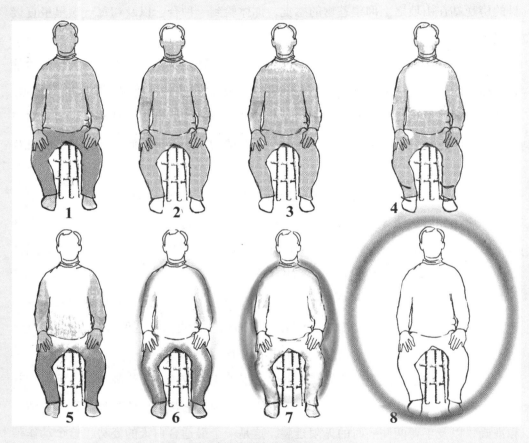

身体空间想象练习图

身体空间想象练习

1. 以舒适的姿势坐着，尽量少分心（关掉手机、收音机、电视、电脑），闭上眼睛。

2. 现在从你头脑中的空间开始，清理它，体验它的三维空间，就像体验洞穴中清澈的湖泊一样。

3. 像支流一样顺颈内流下，不受任何张力或阻塞的干扰。这种流动恰恰在锁骨和肩胛骨下方。

4. 让胸腔中充满空间，以使有节奏的呼吸轻拍肋骨。

5. 躯干下部和生殖器官允许温和的潮汐从地球的另一侧向下轻轻拖曳月亮。

6. 在手臂和腿的骨骼中创造一个中空的空间。

7. 让你四肢下方的空间从你的肩膀、上臂、手和手指上吸出所有的压力和结节。

8. 现在，单独地，然后一个接一个，然后同时作为一个容器生活在你在自己身体内创造的不同空间里。通过练习，即使在日常生活中，你将能够随意地重新创造和访问这些空间。

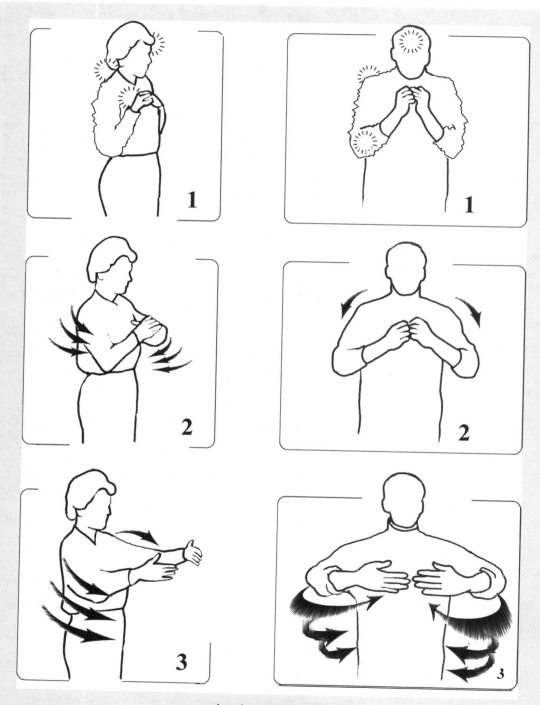

个人空间姿态练习图

个人空间姿态练习

个人空间姿态练习是帮助星辰身定义和扩大我们称为自身领域的先决条件。这个新的个人空间让你充满自信和优雅地面对来自外部世界的东西。这是治疗癌症、抑郁症、黄体酮过多、糖尿病、肥胖症和神经系统疾病的绝佳运动。

1. 以一个紧张和收缩的姿势开始，手放在胸前，头向下收拢，肩膀绷紧——一个处于恐惧中的人的姿势，其个人空间很小。
2. 然后慢慢放松肩膀、手臂和头部，放下手臂和手，以描述在它们下面膨胀的空间。
3. 用你的手臂和手在你前面60厘米处定义一个新的个人空间，就好像你的胳膊围绕着一个大圆柱。想象你的肋骨向外扩张以包围这个新的空间，如图所示，这是一种拥抱的姿态。

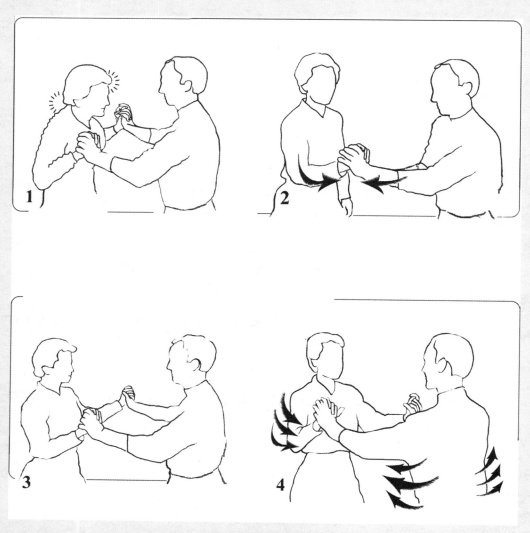

角力站姿练习图

角力站姿练习

角力站姿练习帮助我们定义"两个人认识一个人"所需的个人空间。它通过防止对个人空间的侵犯来增强星辰身，并帮助你在个人空间的边界处遇见向你走来的事物。它有助于治疗癌症（生命身被赋予在悬停的空间中，而不是人群中）、糖尿病（外在和内在的平衡）、肥胖症（身体形象为包括个人空间，饱腹感不再依赖于大量的食物）、抑郁症（世界被控制住了，给了你一个战斗的机会）和心脏病（尤其有助于男性化解"挤压心脏"的感觉，或者帮助那些把一切都放在"心上"的女性）。

1. 两人紧握着手。在这里，男人向前推进，挑战他的同伴在压力下保持个人空间的能力。如果捍卫自己个人空间的一方直接遭遇"入侵"，在向前的压力下，"侵略者"很容易进入他的个人空间，他会感到紧张和有压力。
2. 现在，张开双臂，在你和你的同伴之间创造一个环或圈。
3. 重复这个练习，这次用圆形的双臂来定义你的个人空间。
4. 你现在可以用同样的方式来遇见其他人，并防止他人入侵你的空间。

现在，与同伴更换角色重复该练习。

然后再次进行练习，这一次，每个同伴同时尝试帮助对方学会在压力下保持个人空间。

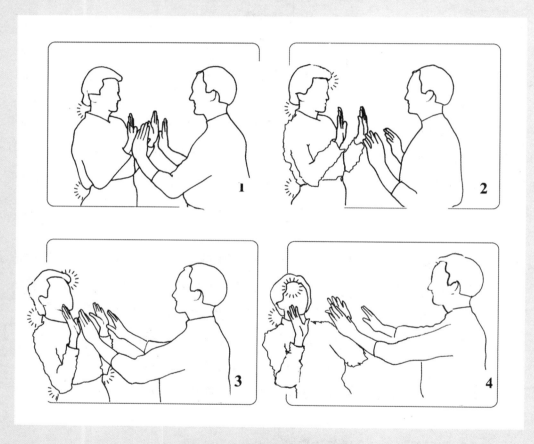

企鹅角力练习图（第一阶段）

企鹅角力练习

企鹅角力练习有助于帮助星辰身在受到攻击时保持平衡和放松。之所以这样命名，是因为"摔跤手"的那种幽默而又挑战平衡的企鹅样姿势——双脚并拢，彼此之间保持一臂的距离。在这个练习中，一个人学会转移消极的姿态、口头攻击和不幸的情况，而不是感情用事。

参与者可以在任何时候快速地拍其同伴的手或移开自己的手。除了帮助那些孤僻的人独立自主之外，这也是"驯服"鲁莽的人的一种有效练习。它创造了"坚持自己的立场"的能力。企鹅角力练习对癌症、心脏病、肥胖症、抑郁症和焦虑症有很好的疗效。

1. 在第一阶段，女人展示了一个熟练的、缩小的个人空间。
2. 即使是想到对方的挑战，也会带来不稳定和恐惧。
3. 他们通过用适度力量的击掌来互动。女人失去平衡，她的"企鹅"脚后退。
4. 来自同伴的挑战被视为个人的冒犯。

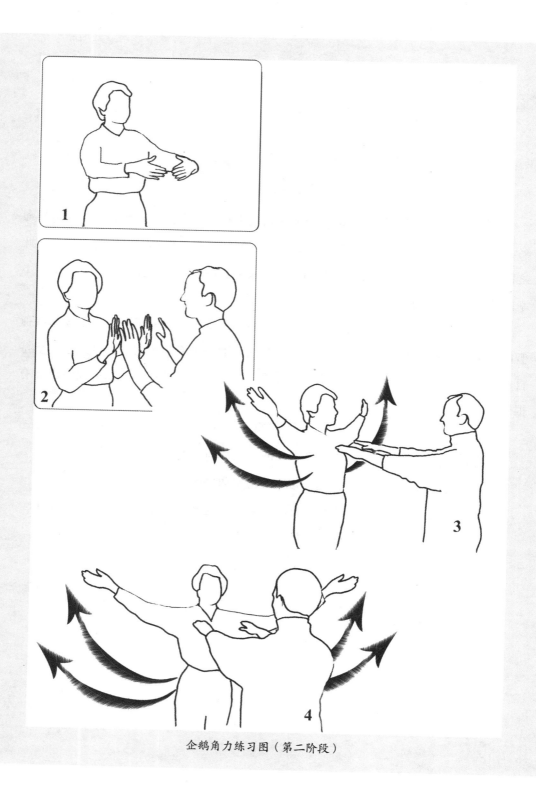

企鹅角力练习图（第二阶段）

企鹅角力练习

在第二阶段，我们在扩大了的个人空间中进行练习。

1. 参与者首先定义其空间。
2. 参与者通过击掌再次互动。
3. 这一次，她像分开水的船艏一样转移了迎面而来的力量。
4. 她不再感到"被侵犯"或"受伤"。她在个人空间的边界客观地遇到了力量。
   她意识到她可以决定对待事情的态度。

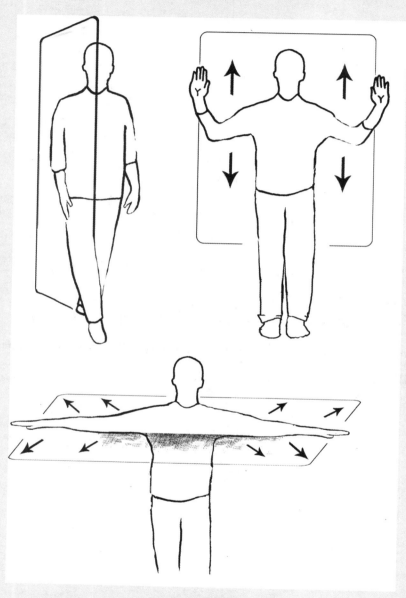

三个平面练习图

三个平面练习

当我们移动时，我们实际上在塑造我们的身体。我们使用的工具是空间。物质身是三维的，可以被三个平面划分。将身体垂直分成对称两半的平面称为矢状面或对称面。这个平面给出了专注、聚焦和清晰的基础，事实上它可以被称为判断平面。在这里，在进入中间立场之前，我们要权衡争论的双方。当法官用槌子敲击来表示她的决定，或者国王向下挥剑来宣布他的命令时，他们正在做一个定义矢状面或判断平面的姿态。当身体左右两侧的交流不畅时，我们不能"保持冷静"，我们会"发狂"。

沿着我们身体两侧延伸，把身体的前面和后面分开的垂直平面叫作额状面。该平面将过去——你已经置诸脑后的东西——与你前面的未来分开。当我们看到一个人走路时弓着背或向前弯着腰，我们会感知到他的生活很艰难；他的过去压得他直不起腰来。理想的姿态是记忆（过去）和期待（未来）的完美结合，在当前保持平衡。

横截面或水平面与我们的情感生活有关。水平面非常多变，我们的情感会随着这个平面的结束位置而变化，例如我们谈到"上""高""兴高采烈"或"在九霄云上"时，或摇滚歌手的"躬身弯腰"、芭蕾舞者的"脚尖站立"、华尔兹舞者的"绕中心旋转"。同样地，我们把其他情绪描述为"情绪低落"或"沮丧"，因为我们经历的情绪与水平面有关。水平姿势，比如游泳、躺在沙滩上，甚至体验强烈的愤怒或攻击感，都有助于产生梦幻般的品质。

矢状面和额状面是固定的，彼此呈90度角。水平面是可移动的。这三个平面的交点给出了一个点——一个能量、意识和可能性的焦点。我们做的每一项活动都需要一个特定的中心。通过练习，你可以学会根据你正在做的事情的要求来移动和选择这三个层面的关系，以及星辰身如何能最好地支持这种关系。例如，所有三个平面在心脏区域相遇，激发出兴趣、温暖和同情的情感。

身体的三个不同中心

我们已经知道物质身由三个互相交织的系统组成——头部、四肢和韵律系统。每一个系统都有很不一样的空间动力。鲁道夫·施泰纳用下面的图示表现了这个概念，提出了三个"中心"。

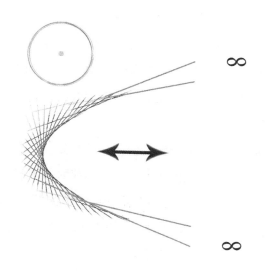

1. 头部，在图中像一个有着静止动态[1]的水晶球。这个以点为中心的形态使得聚焦、专注和反射成为可能。头部具有静止的动态。

2. 作为直接的对比，四肢的动态始终处于变化当中，通过四肢的活动产生，如行走、扫地和工作。与头部以点为中心相反，四肢系统的形态是反转的无限球体，点从里面被翻到了外面。因此，四肢朝向外围。

3. 最后，躯干在以点为中心和朝向外围之间交替。胸部有可移动的中心，在两个对比姿势之间拍打着一个动态的节奏。

在这个媒体狂热的时代，保持头部的宁静尤其困难。特别是广告，其目的是为了挑逗和刺激，把不警觉的观看者带离他们的中心点，去追求某个产品。我们经常没有觉察到头部的内在空间失去了平静，直到躺下睡觉。只有在这个时候我们才发

1　译者注：静止动态——resting dynamic，所有的动和静也都处于动态中，就像平衡也是一种不断的动态调整。

现，我们被不需要的想法和感受轰炸。多余的感受扰乱了我们思考的池塘，如果不加制止，会使我们为自己创造的空间变得泥泞。

不平静的头脑不能作为与外在世界清晰连接的基础。在极端例子里，如自闭症孩子，头会不停地来回移动，阻碍接触和平静的思考。在严重的精神疾病案例里，患者会将头撞向坚硬的物体，用一种病态的方式和外界接触。

与头部的空间和姿势为一个静止的点不同的是，四肢系统的特征是线性和辐射状的，四肢的形状和功能本质上是外围的。四肢的动力由其所做的工作或活动控制。假如缝纫，动作就会细小而精确；假如是把一个篮球从十几米开外投进一个三米高的筐子里，姿势就会是向上、向外，仿佛篮球沿着从指尖到篮筐的一条看不见的路径被牵引着。

躯干具有抛物线的特点，它的中心点既不像头部一样位于中央，也不像四肢那样处在外围，而是向前投射在空间里。经过多年的实验，我认为躯干的中心既不像头部一样固定，也不像四肢一样在外围，而是由一个人的兴趣所决定，像一个始终在改变的望远镜焦点。

躯干在头部的静止点和四肢的无限领域之间摇摆。像心跳一样，躯干保持一个稳定而轻柔的节奏：点-外围-点-外围。这是节奏的领域，心跳和规律呼吸的家园：心脏收缩、心脏舒张、吸气、呼气。它的中心点在它的前方，在理想情况下处于心脏的高度。四肢反映了我们所做事情的性质和类型；头部保持专注和思考，需要冷静；躯干运动让人的情绪可以起伏。比如，笑的动作向外，而哭的动作收缩。当情绪在躯干的姿势中找不到适当的表达时，它们就会呈现出病态的发抖、痉挛以及头和四肢的机械式动作。

将这些理念运用在对人所处空间的研究上，将彻底改变我对运动和健康关系的理解与方法。运用这样的模型，我们开始看到，那些把三个中心的位置和功能如施泰纳所建议的那样在空间上安顿好的人，他们会感受到也表现出更轻松的状态。而那些将这些中心错位的人，或那些在各区域显示出不正确姿态的人，他们将更加挣扎，感受到更多的痛苦，而且动作缺乏美感。这些中心的持续混乱或失调不仅仅让人失去轻松感，还会导致明显的疾病。

你可以学习试着将身体和周围的空间塑造成一个鲜活的连续统一体，让它帮助你获得最佳清晰度和力量。有必要研究身体每个部分独特的空间动力，使得它们发挥最佳功能。施泰纳画了一幅生动形象的图，图中指出上半身和下半身的空间必须充满完全不同的动力。比如，他提到头部周围的动力是从外面朝向里面的中心点，如下图姿势 1 所示的连续双纽线。在这里，我们向感官印象敞开，收集信息，我们"抓住要点"。头部需要足够的空间去看清楚并反射外面的世界。如果头部没有这样一个缓冲区，我们会感觉受到了威胁。

腹部新陈代谢区域的空间动力则相反，它是从里面朝向外围。躯干的下半部分是一个火炉，放射出潜能并转化。以上这两个姿势被横膈膜平衡，横膈膜在点和外围之间呼吸，形成一个 8 字或双纽线。姿势 1 的双纽线转换处准确地位于横膈膜部位。

反过来说，如果头部的空间膨胀或发散，我们会感到混乱，是把进来的东西推开。如果身体某个部分的姿态在方向上反了或脱节了，如姿势 2 所示，身体的姿态表现为断开的双纽线，疾病就会产生。通过选择和练习一个更有益的空间动力，姿态会发生改变，疗愈就会开始。

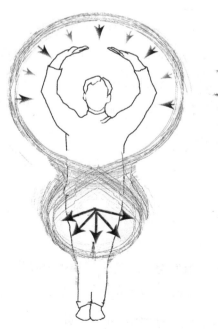

姿势 1 连续的双纽线图
上部清晰，下部有力

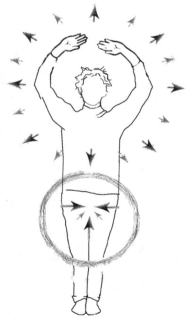

姿势 2 断开的双纽线图
上部"散漫"，下部收缩

在一个由健康情绪支配的健康身体中，头部周围的空间比较宽，正确的动力（dynamic）是有东西进来，如姿势 1 所示的连续双纽线。指向头部的箭头代表我们沉着冷静地感知到外界的"东西"。同时，腹部的正确动作是向下和向外，箭头从中央向外发散。

在病态状况下的不健康身体里，箭头方向被颠倒了。头部不是平静的，而是混乱而浑浊的，因此它把东西发散出去而不是收进来。这就是雌激素过多或歇斯底里性格的状况，无法正确处理和应对外在世界的信息。这样的人体验到的关系和生活方式是混乱的，这就是我们常说的"散漫"。

腹部能量的正确姿态是一种向外的流动，如排泄、月经、生产和性高潮。如果这些能量朝向里面，它们会被困在那里，导致结肠炎、便秘、消化系统紊乱以及生殖器官问题。

相反，轮廓练习则能帮助冷静头部，并把腹部姿态引向外面。

其他针对身体不同部位的练习包括：作用于颈部和脊柱的脊柱拉伸练习；作用于肩部和上部躯体的挂衣钩练习、降帆练习、肩部肌肉映射练习和斗篷练习；作用于下部躯体的腹部按摩练习、胃部波浪练习；作用于下肢的脚部流线练习、膝部映射练习。附录 3 提供了练习指导和相应的图示。

运动 = 情绪

一言以蔽之，人们在运动时也会被感动。运动的模式强烈地影响一个人的情绪状态，而情绪状态会直接影响身体健康。相似的毛病显示出相似的致病的运动模式，存在已久的运动模式会被锁在里面成为慢性病，从而削弱健康饮食和正确治疗的效果。轻松地使用你的物质身，你就不会将其磨损，改变这些运动模式将激活你的生命身。

动作变得高贵，一个人的感受也会变得高贵，星辰身得以增强。一个健康的星辰身使运动更加轻松，能提高个人的参与度，增加对他人的兴趣，并且提升社会责任感。通过选择具体活动的空间动力来改造星辰身，一个人将学习如何引导自己朝向自我成长。学会分辨和引导细微的动作以后，就能把这种有意识的分辨能力运用在生活的各个方面。学会从根深蒂固的运动模式中摆脱出来以后，就已经开始将星辰身和自我身整合起来了。

附录 3 中最后六个练习包括了放下练习、恩赐练习、米纸行走练习、V 字拉伸练习、日晷练习和偶极练习，这些练习通过整合不同的动作帮助我们确定自己的个人空间，调整三个平面，以及为头部、躯干和四肢创造正确的姿势。在描述具体疾病的章节里，我们会针对每种疾病建议一个或几个练习，作为提供健康练习和内化星辰身的方法。

打破恶性循环

最贴切的形容慢性疾病姿态的运动模式或许就是恶性循环。星辰身在其中"打转"，它哪里也去不了，最后选择消失了，似乎没有了出路。成瘾就是恶性循环的例子。瘾君子转得越来越快，却无路可走，只有越来越失控，被习惯所控制。同样，在慢性疾病中，病症开始有了自己的生命，产生不恰当的姿势。这些运动如果不加遏制，有可能威胁生命。我们提供的练习可以帮助打破这些恶性循环，在各个层面打开疗愈之门。

我们看到，情绪疗愈要发挥作用，并不是来自否认感受或试图用意志力控制它们。情绪的疗愈需要发自内心地承认和接受想要的和不想要的感受。这会增加同情心，以及对自己和他人的包容。当我们有意识地拥抱相冲突的情绪时，情绪疗愈的过程从动态的空间开始。从其完整性来看，的确可以同时体验到全面的运动和情绪。健康是从偏激中创造平衡的有节奏的运动。优美的运动是使星辰身重新恢复活力必不可少的练习。

轮廓练习

　　轮廓练习让人同时体验到整个身体的形态。还记得你小时候在雪地里躺下，挥舞着你的胳膊和腿做天使的情境吗？躺在地上的一张大白纸上，让别人用蜡笔描出你身体的轮廓。现在站起来，从轮廓后退一步，看看轮廓。对于厌食症和其他饮食或身体形象障碍的人来说，这是一项很好的锻炼。它显示了他们对自己物质身的感知和客观现实之间的差异。或者，你也可以在一张白色的床单上创建一个轮廓，床单挂在一条线上，灯光从你站立的身体后面投射出来。人们发现这一现象很吸引人，因为个体的部分消失了，而整个形体，即格式塔，作为一个实体出现了。

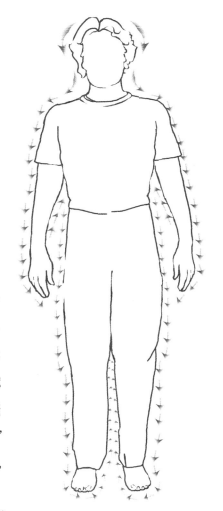

　　在对你的轮廓有了视觉体验之后，让一个朋友站在你身后，双手轻轻地放在你头顶的中央。然后让它们慢慢地向下"追踪"或跟随身体的轮廓——脖子、肩膀、手臂外侧、双手、手臂内侧、胸腔、腰部、臀部、大腿、膝盖、小腿、脚踝和双脚。你应该闭上眼睛，动作应该以缓慢流畅的方式进行，这样你才有可能感受到作为一个整体被包围、被包裹。

　　轮廓练习是一种空间动力，你可以在任何时间和任何地点进行练习。通过一些练习，它能有效地帮助你填充并占据你的身体和个人空间。当你想象轮廓时，你会体验到"空隙"，即一个或多个你跳过的地方；或者"洞"，即轮廓在身体轮廓下凹陷的地方。这些是疾病最容易发生的地方。当你对轮廓进行空间填充时，这些"空隙"和"洞"会变成"整体"。轮廓练习不仅是一种疗愈练习，也是一种诊断工具，可用于预防疾病的出现。

　　轮廓练习在星辰身中培养整体感，对任何疾病都有益。

轮廓练习图

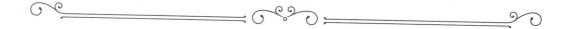

每日练习计划

本章及附录 3 所描述的运动练习如能每日进行，可以帮助保持良好的情绪和身体健康。以下是推荐的每日空间动力练习计划：

1. 呼吸练习用于增强活力和韧性。

2. 轮廓练习用于体验身体的整体性。

3. V 字拉伸练习用于提高核心稳定性和平衡性。

4. 浪尖练习用于使脊柱柔软和促进头部血液循环。

5. 腹部按摩练习和胃部波浪练习会促进新陈代谢、消化和排泄。

6. 日晷练习用于增加临在力和对外围的觉知。

7. 潮汐练习调节专注和放松之间的节奏。

8. 偶极练习用于大脑和代谢两极的整合。

9. 米纸行走练习有助于脚部血液循环和增强平衡。

10. 恩赐练习有助于增强平静、安宁和不受干扰的睡眠。

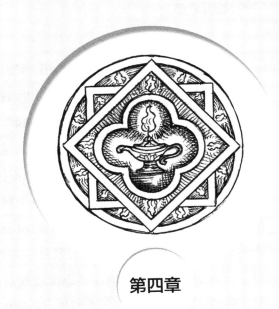

第四章

冥想：
疗愈自我身

　　每一位从事医疗工作多年的医生都知道，患者的态度对疾病的疗愈结果起着重要作用。事实上，患者的态度（我们可以称为他的思想生活）与他的健康状况之间的联系一直是许多科学探究的主题。例如，一些研究表明，发奋努力的 A 型性格的人易患心脏病，而表达情感有困难的人更容易患癌症。

　　无论这些研究结果多么有趣，我都不打算讨论它们的有效性，而是要重新考虑我们的观点是否与我们的健康有关这个问题。我的经验使我相信，它确实是有关的，但并不像市面上的许多畅销书籍中所描述的那样。尽管人们对冥想和心-身的关系有着巨大的兴趣，市面上有数百本关于这些主题的书籍，但在我看来，我们中很少有人学会培养健康的生活态度或观点；我们没有正确地思考我们的生活和环境，而错误的思考正是今天我们生出各种疾病并受其困扰的根本原因之一。

　　在进一步讨论之前，我们需要明确一些定义。冥想的普遍观点是，它是一种让我们的心智变得空白的状态。在冥想中，我们应该对我们生活的世界采取一种超然的态度。这意味着通过冥想，我们可以减轻压力，忘记我们的问题，并远离尘世的烦恼。但是冥想这个词的词根来源于拉丁语"meditates"，意思是"思考、反思、在头脑中反复考虑"。真正的冥想是专注地思考，而伴随冥想的超然感受不应该是一种漠不关心的态度，而应是一种客观的态度。

　　我们还需要确定思考和情感之间的区别。当我们思考时，我们的目标是理解所谓的普遍真理。在数学领域，这相对容易，我们可以考虑数字的属性，并能理解 2+2=4 或者三角形的内角之和是 180 度。

　　数学的真理是普遍的，对于每种文化中的每个人都是一样的。它们源于纯粹的思考，而不受观点或情绪的影响。无论你的感受或你的生活哲学如何，2 加 2 始终等于 4。

　　哲学可以被称为思考科学，它关注的是在除了数学之外的其他领域发现的普遍真理。在这些领域，关于什么是普遍真理（如果有的话），几乎没有一致意见。从这些分歧中产生了关于基本问题的不同哲学观点，例如上帝的存在、苦难的目的、邪恶的本质、人类存在的原因、人类心魂的特征等。哲学的目标是以一种完全客观、不受情绪影响的方式来思考这些基础问题。

　　相反，我们的情感是主观的。我们的情感是对特定的人、事件或特殊情况而作出的高度个体化的反应。在情感领域，我们将世界事件与自己联系起来；在思考领域，我们将自己与"在那里"的客观世界联系起来。

根据鲁道夫·施泰纳的观点，思考活动属于自我身（或被称为心智身），因为它是人类的最高功能。理解和寻找真相是一项人类独有的任务。在生存链中处于我们下方的那些生物，即动物，和我们一样生存、死亡、经历像恐惧和喜爱这样的情感。它们可能凭直觉知道一些事情，但它们并不思考。更高领域的存在通过直接的感知体验认知，但思考是地球上人类独有的能力，正是通过思考，人类才能恢复完美的健康，这是人与生俱来的权利。

我们将思考作为定义人类的一个参照，大多数读者会感到惊讶。很多人会说，是情感定义了人类，并赋予了我们作为人类的独特性。但如果缺乏自我反思或客观思考（我们所说的冥想），我们甚至都无法意识到自己的情感。如果我们以谨慎而客观的方式正确地思考，我们将发展出一种带来真正疗愈的方法。

几年前发生的一件事证明了客观思考在疗愈过程中的重要性。一天，我接待了两个儿童患者，他们被母亲带着来到我的办公室。两名患儿均两岁左右，症状相似，包括发烧、鼻塞、耳部感染、右侧耳鼓膜呈红色且充血。每个孩子都有一点难受，但还没有病得很严重。对于这两个病例，我给他们制订了相同的治疗中耳炎的常规治疗方案，其中包括鳕鱼鱼肝油、用于清肠的氧化镁乳、松果菊和两种用于耳部感染的顺势疗法制剂。另外，我还开了耳部外用洋葱膏用于止痛。对于这两个病例，我和他们的母亲详细讨论了使用这种治疗方法而不是通常的抗生素疗法的经验和理由。按照惯例，我要求她们在第二天给我回电话，并在一周后带孩子回来做复查。

那天晚上，其中一位孩子的母亲打电话给我。她非常担心，告诉我，如果不立即开始使用抗生素，可怕的事情将会发生在她的孩子身上。孩子的情况并不比当天早些时候更糟糕，但这位母亲不停地寻求她周边朋友们的意见，她的朋友们敦促她给予孩子正统治疗，这位母亲显然受到了惊吓。我和她电话聊了一会儿，她终于同意（虽然极不情愿）将给予孩子抗生素治疗的决定推迟到第二天。

两位母亲都完全按照约定在第二天给我打了电话。前一天晚上和我通话的那位母亲反馈说"这是一个可怕的夜晚"，而另一位母亲则平静地说，她的孩子很舒服，表现很好。据我所知，两个孩子都没有发烧或出现疼痛。那位精神紧张的母亲同意等待一周后再考虑试用抗生素。一周过后，当两个孩子被带到我办公室时，我惊讶地发现，情绪平静的那位母亲，其孩子耳部感染的迹象已经消失，而另一个孩子的中耳仍然是红色的，处于肿胀状态。

这个故事很好地说明了为什么保持思考对情感的支配是如此重要。我现在并不是说我们不应该有情感，或者我们的情感不应该强大、充满激情或丰富多彩。我确信，那位保持冷静和客观的母亲对她的孩子的爱和关心与那位恐慌的母亲一样多。她的超然状态不是因为她不关心自己的孩子，而是源于她的客观思考能力。但是这两位母亲的故事告诉我，疗愈的发生需要一种客观的态度。

拥有情感并将其表达出来很重要，这其中有很多因素，但主要是因为情绪为我们的思考提供了与外界互动的强大而生动的方法。

我们认识到，过度的恐惧或担忧会对疗愈产生负面影响。但矛盾的是，我观察到，那些拥有休闲、诙谐或乐观的生活方式的患者往往在健康方面也会遇到同样的问题。

成功的疗愈需要培养客观而有思想的观察者，而这个观察者存在于我们每个人的内在，这就是冥想的意思。冥想有助于增强对内心的观察。如果我们能接受这样的观念，即冥想的目的是帮助人们过上更健康的生活，那么我们就可以看到，各种冥想宗教和哲学的创始人都得出过相同的结论，即我们不是通过培养某种情感（如乐观或幸福）来获得健康。愤怒、恐惧或担忧不会比任何其他情绪更容易导致疾病或妨碍疗愈。相反，让我们生病的真正原因是我们对整个情绪领域的过度认同，我们缺乏超然。

一个沉浸在过度情绪认同领域的病人会说，"我感到沮丧""我很乐观"；一个习惯于客观思考的病人则会说"我有抑郁的感觉"，或者"我有一种昏昏欲睡的感觉"，甚至"我有一种幸福的感觉"。

诗人鲁米（Rumi）分析他在其诗歌中的情感时这样表述：

宾客之屋（The Guest House）

生而为人就像一间宾客之屋，

每天早晨都有新的旅客光临。

欢愉、沮丧与卑鄙，

某些时刻的觉醒来临，

就像意料之外的访客。

欢迎并礼遇他们！

纵然是一大片的忧伤，

暴烈地横扫你的房屋，

家具无一幸免，

仍要善待每一位客人。

因为他有可能为你除旧布新，

带来新的喜悦。

不管来者是歹念、羞惭还是怨怼，

你都当站在门口，

笑脸相迎，

邀请他们入内。

对任何来客都要心存感念，

因为，他们每一个，

都是上天派来的向导。

  所有的情感都在试图为我、真实的我、我的核心和我的本质存在讲述我的生命。它们能够教导什么对我有用、什么对我毫无用处。我的情感可以引导我走向必要的改变。如果我对工作感到痛苦或绝望，我的情感可以引导我找到其他工作和新的、更充实的生活；如果我的家庭现状令我感到窒息，我的情感可能会让我坚持自己的独立性，或者进入一个不那么令人窒息的环境。疗愈之路始于加强观察者的行为，即加强思考心智的行为，同时对我们一生中所能体验到的所有情感保持开放的心态。我们需要开心地在门口迎接我们的情感，并客观地分析它们。

  那位平静的母亲，她的孩子成功地康复了，这位母亲实践了客观或超然。她有一个生病的孩子，但接纳疾病是生活中不可避免的一部分。虽然深感担忧，但她仍然可以退后一步，冷静地评估孩子的病情。除了我建议的疗法，她还提供了一个安静、温暖的氛围，让孩子可以休息。她点燃蜡烛、泡茶、唱歌。当然，她有担忧和恐惧，但这些都没有阻止她以理性的方式与我讨论孩子的病情。而且，她的客观性使她能够根据需要改变治疗方法。

当我们所爱之人或自己生病时，我们都会产生忧虑和焦虑。当我们有这种感觉时，我们要运用客观的自己、自我、精神或自我身。我们的自我身能够做到客观或思考，正如我们的心魂运用情感一样。自我对生活的整体性——包括目标、方向和目的——有着最清晰的认识。我们多数人都忽略了自我身，没有清醒思考的习惯。我们不会认真看待我们的环境、情绪和经历，不会"在我们的脑海中反复思考它们"，以便我们能从各个角度看待它们。

当我们生病时，自我确实迫切地需要客观性，因为疾病激发了如此强烈的情绪。可以说，只有当我们将思考和客观的自我身融入生活中时，我们才可以展开风帆，并在情感的海洋上前进，实现我们的人生目标。因此，疾病不是一种不幸，而是为我们创造了一个机会，让我们发展出达到目标所需的客观性。当我们在波涛汹涌的海面上颠簸，甚至陷入一潭死水中时，疾病实际上可以成为我们扬帆前进的路径。

我们如何才能增强客观思考的能力？如何才能不被恐惧、焦虑、情感传递和条件反射所奴役，并客观地体认到我们的情绪？我向患者推荐鲁道夫·施泰纳提出的一种技术，我自己已经练习了多年，它是帮助人们找到并维护其中心的一种基本而初级的练习。施泰纳称之为回顾冥想（ruckschau meditation），"ruckschau"在德语中的意思是反思或沉思性回顾。

回顾冥想是一种简便的冥想技巧，每晚花 5~15 分钟。可以安静地坐在椅子上，以放松、舒适的姿势做好准备，然后仔细回顾一天中发生的事件。从最近的事件开始，然后向前推进，一直回溯到清晨的事件。尝试塑造一个当你在工作、运动、阅读报纸以及与家人和朋友互动时的清晰的自我形象。试着在你的脑海中想起每次活动或邂逅的真实本质。同时，试着记住你所回忆的不同时刻的感受。摈弃所有自我评价的冲动，而去培养一种超然的观察状态。就像看着一个好朋友一样看着活生生的自己。

这个练习看似很简单，但大多数人会发现，一路回溯到清晨是一个挑战。有些事情不可避免地会被忽略或遗忘，但随着时间的推移，我们内在的客观部分会变得更强大和自信。凭借其不断增长的力量，自我身在平时的清醒时刻将会更加有效，它将为我们提供一个确定的方式来应对生活中的暴风雨和平静时刻。你很快就会发现，许多被某些人归类为苦差事的活动，例如烹饪、驾驶或园艺，实际上是集中冥想或客观思考的机会。渐渐地，这种培养出来的客观性将比对任何情绪的依赖，无论是爱还是恐惧的情绪，更能帮助我们更加彻底而深刻地理解自己。

　　培养思考的习惯和内在客观性似乎与疗愈无关，但实际上，这对疗愈的成功至关重要。只有当我们能够体验情绪领域的全部广度和深度，同时对发生在我们身上的一切保持客观时，我们才能实现真正的健康，即真正的自由。

 马歇尔·卢森堡的《非暴力沟通》，已由华夏出版社出版。

第二篇

医药的艺术

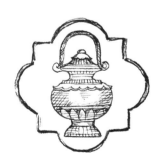

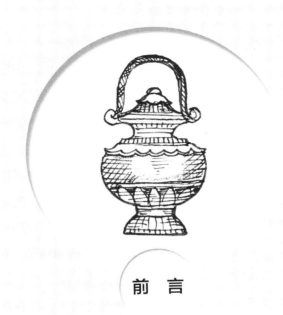

前　言

医药的艺术

我在20多年前曾参加过一个讲座，演讲者是天文学教授诺曼·戴维森（Norman Davidson）博士。戴维森博士有着令人敬佩的学术成就，同时还是一名人智学者。他演讲的主题是天文学和占星术之间的联系。

讲座一开始，他走到演讲台前，目光坚定，手指着台下的听众，说道："天文学，研究天体本身；占星术，研究这些天体对人类的影响。如果你想要了解天文学和占星术之间的联系，那就必须明白，实际上，地球是静止而且平坦的，太阳和其他天体围绕在地球周围——那儿是心魂所在。"

很自然，我们对这个说法感到震惊。戴维森博士进一步解释道："当我们坐在不动的、平坦的、稳固的大地上时，感受到地球的上空宛如一个移动的全景；我们向天空凝望，看到太阳升起又落下；看到月亮盈亏圆缺；在那充满魔力、浪漫的黄昏和黎明时分看到金星出现；看到水星沿着一个看似混乱而古怪的轨迹从天空划过。我们就像孩童一般向外张望，敬畏环绕在我们周围的雄伟壮观的景致。那里就是我们的心魂所在。"

当然，智性所理解的现实全然不同。通过研究和观察，我们已经知道地球不仅穿梭于天际间，而且像个巨大的陀螺自转。戴维森博士指出，这个解释对我们的心魂没任何意义，极少有人能真正领会这个科学解释，我们只能从字面和图片上去了解。他解释道，占星术是属于心魂的范畴。心魂感受到的事实是，地球是宇宙的中心。

通过智性的思考我们已经发现，阳光从不同角度穿过空气时会呈现出红色或橙色的光，而月亮的光辉则来源于光子在其表面的反射。然而，当我们沉浸在日落美景或月夜的魔幻景色中时，我们不会去想光子或思考折射率。首要的也是最重要的是，诗意的自然与人类的心魂之间要有对话。

本书的核心论点在于，对疾病的解释必须首先尊重心魂，那么就会是"诗意的"而非"事实的"。对正统医药学来说，这无异于承认"地球是平的"这个观点。然而，与其说医学是门科学，倒不如说其是门艺术，当医生和病人争先恐后地去研究解剖学和生物化学时，真正的疗愈却最终来自喻义和诗意的视角。当我们的情绪和感受提供了自我身用于思考和做决定所需的要素时，每种疾病诗意的图景可以让我们以崭新的、创造性的方式去思考疾病，以这种方式最终带来更好、更有效的治疗效果。

我们知道，药物、维生素或手术会帮助我们感觉更好，然而，这些只能做到部分治愈，除非我们的治疗方式满足心魂的需要，否则疾病会在几周后或数年后复发。

为了直接感知心魂的世界，我们会通过对疾病永恒的、体验式的、可观察的图景化方式，对其逐个章节进行阐述。只有这样，我们才能对某种状况的已知科学要素进行智性的理解，目的是将心魂的情感世界同分析、思考的精神世界联结起来。如果我们未能成功将它们联结，我们将面临两大风险：一方面，会无所适从并幻想着回到远古时代而与现代生活脱节；而另一方面，我们也可能会成为被困在笼子中的机器人，能制造电脑或宇宙飞船，却无法感知心魂的语言。前一种情形会导致惰性，而后者使我们绝望。

在实践层面上，每种疾病的治疗始于对患者物质身进行饮食结构的调整。第一篇的第一章阐述了营养学的一般性原则，根据不同情况，重点也会有所不同。例如，对于血糖或减肥问题，我强调要严格测量碳水化合物的摄入量，这是疗愈成功的关键；而对于心脏疾病，我则强调要摄入足够量的优质脂肪。有些情况会强调要摄入特殊种类的脂肪、乳化食物或相应饮品。同时，针对另一些特殊疾病，我会推荐食用特定食物作为有益的营养来源，如黄油、胡萝卜汁、甜菜格瓦斯、亚麻籽油或小米。基础食谱参见附录1。

作为食疗的一部分，我建议我的病人不再选择非食物来源的营养补充剂及合成维生素，而是摄入一些浓缩型食物提取制剂来代替，例如高维生素黄油、鳕鱼鱼肝油、腺体浓缩物或罗亚尔·李博士研发的补充剂。

只有良好的饮食支持到物质身时，我们服用的药品才能够帮助平衡并激活生命身。一般来说，这个治疗策略涉及识别需要支持的器官或其功能（例如肠功能）。然后，我会给出一个特定的标准流程原型以减轻器官的压力。同时，我会依据人智医学的原则选择有助于滋养器官或身体系统的植物提取制剂。最后，我会开具一些顺势疗法药物，特别是顺势疗法制剂，里面含有适当的金属来帮助重新调整器官形态，恢复其健康时的形态和功能。在某些情形下，诸如蜂毒治疗、蓖麻油包、解毒素和矿物浴之类的辅助疗法会特别有效。各种疗法的描述可以参见附录2。

星辰身的疗愈需特定的运动，杰米·麦克米伦开发并详细描述了针对各种疾病的特定运动，以达到疗愈星辰身的目的。各种练习的示意图参见附录3。

治疗的前三个疗愈层级应该给予患者力量和热情，接着进入到第四个治疗层级——冥想，其细节完全掌握在病人自己手中。我所能做的一切也仅仅是为读者描绘一个疾病的图景，并指明方向。在日复一日的冥想练习中，读者将一点一点，直至完全客观地面对自己的感受、现状及目的，同时，聆听到灵感和指引的声音，这些都只有准备好的人才会听得到。每日冥想可以有效地教导患者成为自己的医生，成为自我生命之舟的船长。当到达这个阶段时，家庭医生将仅扮演咨询者角色，让患者掌控自己的命运。

疾病不应被视为一种诅咒，而应被看作对人类灵魂的一项挑战，被当作心魂进化路程中需要越过的一块石头或大门上的一道缝隙，大门开启之后，宇宙将向我们展示它神秘而鼓舞人心的景象。医生给予药水和指导，但每个患者的修行靠个人。

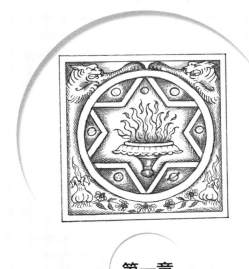

第一章

感染性疾病

自然的两极性似乎总是使得
定义一件事物需要相对于
另一件事物
男性相对于女性
白天相对于夜晚
幻想相对于真实
此乃变化之本源
冬天和春天
寒冷连接并怀抱着
紧随其后的欣欣向荣

——华莱士·史蒂夫（Wallace Stevens）

　　理解感染性疾病本质的关键恰恰在于对其对立图景的了解，那就是癌症。前面的诗作指出，生命来自对立面的相互作用。科学家会用不同的方式描述这种现象。

　　罕有的事件，如果解释得当，往往会成为推动科学进步的源头。从这一点来说，偶然发生的癌症自愈事件恰恰满足这一点。在 20 世纪，一部分敏锐的生理学家发现，当病人发生细菌感染症状时，其身上的恶性肿瘤会缩小。医生们推测，这种感染源或感染部位的分泌物可能会帮着对抗癌症。这个信念和后续起到支撑作用的数据为延续数十年的研究提供了支持，鼓励人们去寻找某种利用感染来对抗癌症的方法。某些证据表明，细菌并不会直接杀灭肿瘤，而是增强原本具备抑制癌症发展能力的肌体力量。追寻着这个理念，15 年前，我和我在斯隆–科特琳癌症中心的同事共同发现了一种小多肽链（或蛋白质），身体在受到细菌感染时会产生这种蛋白质，同时，这种蛋白质还能够杀灭小鼠体内的肿瘤。我和同事们目前还处在测试这种物质的早期阶段，我们将其命名为肿瘤坏死因子，并作为人类抗癌治疗的一种方式。

　　在这项研究中，斯隆–科特琳癌症中心前主任罗伊德博士（Dr. Lloyd Old）将这个现象定义为理解感染疾病以及癌症的关键。在本书里，我在前面的章节中已经花了很多篇幅来讲感染性疾病和癌症，因为在病症治疗中可以看到自然医药的整体概念和框架。正是通过这两种疾病，我们开始逐渐理解疾病的现代特征。事实上，在医学的其他若干领域，通过感染或严重疾病来阐明疾病原因的哲学基础非常重要。

　　人类历史上所有主要的自然疗愈系统均认可急性病是身体清理自身的主要机制。更进一步地说，很多医生一直都试图忽略甚至拒绝承认急性病的治疗功效，因此，慢性病的发病率一直在增长。

　　具备智慧的医生一直在运用“感染”过程。希波克拉底曾说：“给我一种能引起发烧的药，我将能治愈一切疾病。”詹姆斯·考雷（James Coley）是一位肿瘤外科医生，罗伊德博士曾重点引用过他的治疗方法。詹姆斯医生曾通过给病人注射可轻微致病的链球菌或葡萄球菌治愈了许多癌症病人。作为对照，我恰巧认得一位非常年轻的男子患上了致命癌症，在确诊前，他的一生中从未生过病，而且他也从未患过感染性疾病，如感冒或发烧。

目前，急性病的真实自然效能正面对正统治疗方法的挑战，譬如退烧药、抗生素和疫苗的广泛使用。正统医学构建于这样的信念上：疾病产生的原因是各种病毒或细菌侵入我们的身体。然而，这个理论仅仅讲述了故事的一面。当我们说因为感染引起了发烧、炎症、伤寒、流感、耳痛、痰多和咳嗽时，我们其实是犯了个大错。虽然说，微生物能够感染我们并使我们生病，这点确凿无疑，然而它们仅仅能够在某些情形下这么做。如果我们将身体视作土壤或一片土地，我们很容易就能够领会，我们的土壤或土地的状态如何在很大程度上决定了这些感染能否"生长"或"繁茂"。

我们都知道这个问题的两面。最近一场流感可能会到处传播，使办公室中每个人都中招，除了坐在中间的一个家伙，他从来不休病假。或引用另外一个场景，年近 80 岁的诺拉婶婶从来不感冒，她的孙辈常常到她这里做客，一些孩子患了慢性中耳炎，而他们的玩伴却什么事都没有。很明显，这里有两个要素："胚芽"（微生物或萌芽）和"土地"。

通常，正统医学将大多数精力聚焦在胚芽上，而各类自然医药体系则更关注土壤或土地——增强其抵抗力。对每一种急性病的解释通常都会落在这两个范式之内。

鲁道夫·施泰纳对于人类机体的三极论或三种系统的观点有助于我们搞清感染性疾病现象。在这个模型里，韵律可以使两极的力量保持平衡。其中一股力量是收缩、硬化或矿物质化（又称无机化），医学领域将其称为"硬化症"，这股力量来自神经感官或头脑一极。另一股力量是分解、产生脓液、温暖及发炎，这股力量来自新陈代谢一级。当这两种相向的力量处在和谐与平衡中时，韵律显现，我们会保持健康状态；当其中一种力量主导我们的身体时，我们就会处于生病状态。

人智医学，实际上也是人类历史上最成功的自然疗愈系统之一，其核心原则之一是，如果个体变得太过僵硬或硬化太久，很多疾病就会发生。随着年龄的逐渐增长，我们会自然变得僵硬，我们身体组织的含水率会下降，组织会更多地钙化，肌肉逐渐变得失去弹性。这些都是生命历程中既正常又自然的，不应该引起疾病，更加不应该成为关注的因，除非这一切发生得太快。

在早衰的状态下，硬化的过程会加速。原因非常多样化，例如：合成维生素 D 会加速软组织钙化；食用加工过的植物油脂会导致动脉硬化；如果一个孩子生活在暴力、憎恨和嘲讽的环境下，这个环境会导致其"心魂的硬化"。在某种程度上，这种僵硬或硬化成了健康生命的主要敌人。在生理层面，动脉硬化是所有心脏疾病的因，软组织钙化也是所有关节疾病的种子，受损器官的矿物质化则是癌症背后的驱动力。在智性层面，封闭的头脑和缺乏灵活性的思想又会产生一系列失衡，其结果最终会在物质身体层面显现。在心魂层面，或许没有什么疾病比铁石心肠或嘲讽心态更甚。我们的身体能够识别出心智或心魂层面的僵硬，并通过一种非健康的方式转化我们的物质土壤或土地以作出回应。

在物质身层面，硬化的呈现方式包括我们身体内化学环境的微妙变化，进而导致微生物的滋生。例如，我们血液或唾液的 pH 值会渐渐变化，我们变得更偏酸性，这为球菌的激增提供了理想的环境条件，这些球菌将替代我们有益的口腔菌群。换一种情形，如果我们吸收的抗菌脂肪酸偏低的话，则会导致肠道健康细菌减少。在这种情形下，用不了多久，我们就会患上肠胃炎，因为我们腹腔的土地缺乏保护它的要素。

我们的身体应对过度硬化的治疗措施就是炎症。炎症导致四个主要结果。首先是热，炎症会引发整体或局部的发烧。其次会变红，因为血液被调集到受感染组织周围来帮助"清理"。接下来是肿胀，因为身体会征召淋巴细胞或白细胞抵达炎症发生部位。肿胀一般会伴随着脓或黏液的产生，因为炎症部位的坏死组织和细菌需要被移除。最后，随着意识被带入并承担炎症这个现象，我们会体验到疼痛。我们经历疼痛并以此提醒自己注意。在第十二章，我们将对抑郁症进行讨论，疼痛使我们改变自己的行为。在患感染性疾病的情形下，炎症和发烧迫使我们去床上躺着，使我们的身体得到休息。

炎症是身体的清扫机制，而且是应对硬化的唯一可能反应，通过炎症这条路径，我们才能找到平衡。因而，应对炎症和感染性疾病的治疗，我们所采取的方式不应当是试图抑制其发生与发展，而应引导其按自然的结果发生，这也是重新建立平衡的方式。此外，如果我们发现自己经常生病，应当尽力避免或移除得病的因，无论是身体、情绪、心理还是精神层面，由于这些因素，我们才变得太过僵硬，过多硬化。如果我们花费太多气力去抑制炎症反应，实际上是在推动着我们的生物化学平衡越来越往硬化的那一极移动。我们的文化中以抑制为手段的治疗方式已成为医学主流，这也造成越来越多的人开始患上慢性病。

下一章节我们将看到罗伊德博士等科学家一直在找寻的力量，这个力量通过注入细菌感染之类的严重炎症发挥效力，在癌症治疗中已成为一个方法。细菌感染能够将引发癌症的身体硬化清除出去。

严重疾病或感染的治疗同一年四季有相像之处。古时候很多哲学家都了解，通过研究外部自然界的类似过程，可以更好地理解我们的内部过程。在这个例子中，我们可以用炎症、硬化和夏天、冬天进行对比。很明显，以隐喻的方式，硬化跟冬天相似，两者都展现出冰冷、收缩和生机渐渐消逝的状态。与此相对，夏天更像炎症，展现出过度的繁茂、生长、液体流动以及最重要的——热。我们可以说，通过夏季的加热，地球就像"发炎了"一样。我们一致同意夏天是一个美丽的季节，但美丽不会一直持续下去，冬天注定会到来，外在生机勃勃的生长会通过循环回归到大地中去。类似地，我们的炎症会随着时间结束，让我们重回健康和平衡中去。

一般在 8 月中下旬，大自然会以流星雨的形式宣告从夏到冬的季节变化之转折点到来。随着天际的陨铁坠入大地，季节开始变化。天气发生变化，树叶开始变黄，大地变得更冷，白天更短，阳光变得暗淡。在神话中，流星雨被描绘为大天使米迦勒挥动他的利剑斩向喷着硫黄火焰的龙时洒落地面的火焰。在这里，龙明显是过热、炎症和新陈代谢的硫黄的另一个象征性符号。基督教米迦勒庆典通常在这个变化期末举行，即大约 9 月 29 日前后，确实非常智慧。

炎症的对症物品是铁，以米迦勒之剑作为象征。对于研究生理学或生态学的人们来说，铁被选作屠龙武器一点也不惊奇，因为铁是自然界的解毒剂，自然和人体都在运用这个方法来中和毒素。譬如，如果一条河流中含有威胁生命的砷元素，那么自然界会将砷和铁进行结合，生成无害的砷盐。无论何种对生命有威胁的毒素，自然都能够通过将其和铁进行结合而使其变得无害。在我们体内，对身体威胁最大的毒素物质是自由球蛋白，即我们血液中携带氧气的血红蛋白分子中的白蛋白或蛋白质部分。如果这种球蛋白不是与血红素（铁）相结合，就会导致一种被称为卟啉病的致命疾病。

在我们的身体内以及大自然当中，炎症的解毒剂是铁。发烧的一项重要功效是扮演催化剂的作用，将更多的铁释放到血液中。正因为如此，在炎症治疗中，我会经常推荐通过顺势疗法药物补充一定剂量的铁。

接下来，我们将探讨一种神秘的"感染"，其从未被正统医学或替代医学探索过。自然界中微生物的一项重要功能是"生物质降解"，进而"净化"或维持整个生态系统。例如，如果一个池塘被各种废弃物所污染，紧接着，藻类或其他细菌就会出现，并"吃"掉这些废弃物。这是大自然通过自己的方式在疗愈这个池塘。在这种情形下，没有人会建议通过消灭藻类的方式来使池塘恢复健康。与此类似，如果我们变得"不平衡"，包括产生太多的废弃物或由于外界环境引起中毒，比如很差劲的食物、化学物质或疫苗，这时，为了替我们解毒，我们体内的微生物就会大量繁殖。感染仅仅是一种净化反应，与自然界中常见的净化反应类似。在自然状态下，我们身体中的某些感染的确会压垮整个系统。当其试图发生时，这类感染必须被制止，我们一般会使用抗生素，然而，这并非是疗愈之道，仅仅是一种保护。当保护性措施完成之后，我们紧接着仍然需要解决"清理我们的池塘"这个问题。

酵母菌扮演了和细菌类似的角色，这也解释了为什么某些依赖高碳水化合物饮食或处在高糖水平的糖尿病患者会出现酵母菌感染症状。酵母菌以糖作为食物并对其进行生物降解。在通常情况下，人们所了解的替代策略是杀死酵母菌，但这种做法除了使病人负担过量的糖之外别无他用。相反，需要找到根源并进行补偿，对应于酵母菌感染这个症状，降低糖消耗才是正法；对糖尿病患者来说，降低血糖才是正道。

一直以来，我怀疑细菌所清理的特定废弃物来自相对脂肪来说由过多蛋白质摄入所产生的氮气废弃物。按传统方式生活的人们对过量摄入蛋白质都非常小心，他们会煞费苦心地在食用蛋白质食物时搭配别的食材或添加脂肪。我相信，这是他们整体上对感染性疾病具备抵抗力的原因。某些饮食建议提议人们多吃瘦肉、无皮鸡胸肉、蛋白、脱脂牛奶和服用蛋白粉，其实这个建议非常糟糕。身体系统摄入过量的蛋白质根本无法吸收，只会求助于细菌帮忙清理这些垃圾。

我有一名病人，他的故事将展示感染性疾病的某些基本动态。D.W. 先生是一位42岁的中年男子，他需要工作挣钱，于是去新英格兰的一家公司找了份软件工程师的工作。后来他发现所工作的公司坐落于一家旧化工厂场址，很多白血病患者的死亡同这家化工厂有关。按照要求，这个场地曾进行过"清理"。他在这家公司上班后不久即注意到他的很多同事都有"鼻窦炎"。数月之后，他感觉自己也病了，他的鼻子开始有绿色黏液出现。他并没去医治，但症状自然消失了，他的心对自己说"我得离开这个地方"。然而，他并未倾听内心的声音，继续留在了这家工厂工作。几个月之后，症状又出现了，包括鼻腔里的绿色黏液。这一次，症状并未自行消失，于是他去找了家庭医生。两个月内他服用了三次抗生素，然后他找到了我，带着严重的咳嗽，咳出绿色的痰液，嗓音嘶哑。

"鼻窦炎"的诊断，事实上掩盖了这个男人所面对的问题的根源。由于暴露在有毒的化学物质环境中，他的肝脏疲于应对毒素，而他的身体试图通过他的鼻腔将其冲刷出去。很多传统医学系统都已识别出鼻窦和肝脏之间的联系。在这名病人身上，这个动态过程就在我们眼前展现。不幸的是，他的医生未能明白这个动态过程，而是试图阻止这个冲刷过程。试了三次，的确"发挥功效"了，但仅仅将问题更深地埋在他的身体里（在他的肺里，而不再是鼻窦），情况变得更加危险，他的身体无法排出留存的化学毒素。

为了解决这个病人的问题，我们需要采取两项行动。首先，他必须离开那家公司；其次，我需要对他的肝脏进行治疗。按照传统医学，带苦味的草药有益于"清理肝脏"。这里我稍微解释一下，这句话的意思是苦味草药可以帮助肝脏排出脏器内的毒素。我向其推荐了一种叫穿心莲的草药，也被称作苦味之王，这种药成功地帮助他清理出黏液并恢复了健康。

这个例子向我们展示出，黏液的浓度和颜色同细菌或病毒并无一丝一毫的关系，所有的一切只与身体需要排出什么有关。如果身体试图排出讨厌的化学物质，身体产生的黏液会是绿的。如果身体试图排出无害的东西，像是狗毛或花粉，其产生的黏液就是清澈的。我们称前一种情况为病症，而后一种情况为花粉症，两种情况其实都是身体"清扫房屋"所做出努力的副产品，通过这种努力，身体试图使我们的组织免受异物或无法消解的外来物的影响。

顺便提一句，这位男士在应对工作环境中的毒素时所表现出的压力在其身体反应中也扮演着重要角色。事实上，这位男士有别的兴趣和追求，在这家公司工作仅仅是为了钱，其所带来的困扰和压力对病症的发生有推动作用。这场疾病成为一个礼物，推动着他离开这份工作并去追寻他真正的梦想！

再说一句，治疗感染性疾病的策略首先在于认可这样一个目标，即不要去抑制疾病的发展，而要引导炎症自然的消除，这将带来健康和平衡的重建。之后，我们才能求助于简单的补救办法，温和地推动这一过程。

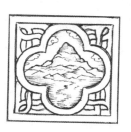

营 养

　　所有急性疾病的征兆——发烧、喉咙痛、充血或腹泻，都要求病人回避固体食物，特别是高含硫的食物，例如肉类和鸡蛋（事实上，大多数人在患急性病期间都对这些食物心生厌恶，这是身体天生具备智慧的一个好例子）。成年人应当只摄取流质食物，在家里的话推荐尝试混合食用椰奶鸡汤。椰奶中含有的抗菌脂肪能够中和致病病毒，鸡汤中的胶原蛋白和矿物质有益于身体愈合。自制的冰激凌是维生素A的优质来源，特别受嗓子疼的孩子们的欢迎。甜菜格瓦斯，一种用新鲜甜菜头制成的乳化饮品，可以为肠道所需的铁和有益微生物提供有效的补充。

　　一旦体质得到提升，就可以在饮食中增加蔬菜奶油汤、烹饪过的蔬菜及配以传统黄油的全麦酸面包。在疗养期间，可以适当准备一些燕麦片或其他全麦谷物，及足量的黄油和奶油。全谷物食品能为身体补充磷，磷是一种承载光的基质。

　　接下来可以以全椰奶加入汤或酱汁中或在烹饪中使用椰子油的方式消耗一些椰子。为了保证摄入充足的抗微生物脂肪酸，一个好办法是将椰子油与水混合，每次服用两匙，每天两次。

　　在发烧期间，体内的维生素A常被消耗殆尽，摄入一些鳕鱼鱼肝油非常重要。在正常情况下，成年人每天的维生素A摄入剂量可以是10000IU，儿童摄入量是5000IU，生病期间可以加倍。最后，通过针叶樱桃粉或余甘子粉补充一定量的天然复合维生素 C 将有助于增加白细胞。推荐剂量为每次 1/4 茶匙，与水混合，每天服用两次。

　　这一系列的饮食步骤，包括生病期间的摄入以及恢复后的继续保持，将有助于身体回复到酸碱平衡的状态。使用 pH 试纸对唾液进行酸碱度测量是一种简单易行的方式。唾液在通常情况下应该保持弱碱性，这种情况并非由摄入大量蔬菜、水果或不吃肉食来实现，而是通过食物摄入足量的矿物质（特别是钙，也包括磷、镁等元素）、蛋白质和脂溶性维生素实现的。如果你经常性地感染某些疾病，我建议你定期检查，觉察到流感发作前的所有变化，并调整你的饮食，使身体处在适当的碱性环境当中（详细介绍参见附录 2）。

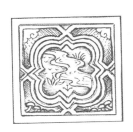

治 疗

　　针对急性病，其用药的目的不应该是试图退烧，而要通过提高免疫力的方式使病症逐渐减弱。为了应对感染性病症的早期症状，我推荐一款含有陨铁、磷和石英成分的人智学制剂，由一家名叫乌力尔药房（Uriel Pharmacy）的专注于人智医药的公司所生产。这款药品结合了陨铁、磷和石英的解毒功效。为什么是磷和石英呢？答案又一次来源于大自然本身。磷是一种承载了光的自然元素，被用来制造火柴头和灯泡，夜晚海洋波浪泛起的微光也来自水中含磷的有机体；萤火虫身上荧光体的光亮来自它们表皮内那一丁点儿的磷。磷是一种矿物质光，也可以称为冻结了的光。如果我们将磷用于人体，即是将光带入了体内。我们知道，致病微生物在黑暗中会蓬勃生长，而在阳光直射下会被消灭。

药品中的石英成分有助于神经系统的恢复。在自然界，石英象征着清澈和精确。我们的计算机依赖于石英晶体，石英也有助于我们更清晰地思考。作为药物，石英有助于清除伴随着大多数发烧和流感疾病所带来的昏沉和黏液。最佳的服药方式是每天进行一次皮下注射；或舌下含服，每两小时一次，一次含服5~10丸，直至病症得到缓解。

接下来介绍一款由维蕾德公司（Weleda）生产的被称作艾瑞斯多隆1（Erysidoron 1）的人智学制剂，其由同等比例的蜂胶（apis）和颠茄（belladonna）制成，发热时可以采用。这个选择的理由同样来自大自然之书。在发热症状中，病人其实是在寻求同温度重新建立恰当的联系。蜜蜂有很多神奇的地方，其中一个就是蜂巢中心的温度始终保持在37℃，同人的体温完全相同。执业医生们应用蜂胶作为顺势疗法药物治疗各种发热症状已有近二百年时间了，或许蜂巢向我们展示了回归正常温度的方法。颠茄是另一种常用的治疗发热的药物，也治疗副交感神经和交感神经系统的非均衡状态。在很大程度上，它有助于缓解高烧对身体的过度损坏。艾瑞斯多隆1采取口服的方式，每小时10滴，直至发热症状缓解。

还有一款名叫康咖复合制剂（Congaplex）的药物，对于各类急性病的治疗非常有效果，这款药来自标准过程公司，其主要成分之一是胸腺原体素（thymus）提取制剂。人体的胸腺用于产生抗体。人体患急性病期间，康咖复合制剂会帮助身体产生恢复健康所需的必要抗体。康咖复合制剂的另外两种成分是复合维生素A和复合维生素C。复合维生素A帮助身体对抗病毒感染，复合维生素C则有助于增强白细胞（血液白细胞）功能，使其有能力摧毁并消灭体内微生物。这些补充有助于急性病的快速恢复。需要注意的是，我们在这里特别提到复合维生素A和复合维生素C，而不是通过合成得到的对应物（视黄醛和抗坏血酸）。在所有急性病的治疗过程中，康咖复合制剂的正常推荐剂量是每小时1片。

以上三种药物均可以用于治疗各类急性疾病。对于更加具体的急性病症，如扁桃体炎、中耳炎、支气管炎/肺炎或尿路感染，治疗方案中还需要加入适当剂量的紫锥菊（echinacea）。传统植物药学家长期使用紫锥菊，并将其作为治疗急性病症的基本方子。有时，病得非常厉害时，紫锥菊的正确使用会起到意想不到的效果。

科学家已经基本梳理清晰了紫锥菊的生化和生理作用，然而，紫锥菊外观带来

循维蕾德给出的指南，从适当的制剂系列 0 开始，然后推进到更高，直至通过注射帮助患者体温超过 38℃，或在皮肤下产生直径超过 2~5 厘米的发红区域。一旦确定了适合患者的正确剂量，我将在 6 个月内持续保持这个药量，每周注射 3 次。只有经过 6 个月的治疗，我才会改变槲寄生的使用类型或注射频率。

2. 维生素 D

在过去的 30 年中，许多研究证明了天然维生素 D 在预防和治疗癌症中的作用。事实上，几乎所有癌症类型都被发现与缺乏维生素 D 有关。对于那些将癌症比喻为冬季或光线缺乏状态的人来说，这并不令人吃惊。维生素 D 是阳光的实际物质身，在所有哺乳动物的体内进行转化。维生素 D 的主要作用是促进钙的吸收及其在骨骼中沉积。没有维生素 D，我们的骨骼会变软、变弱，我们过去称这种疾病为佝偻病。但维生素 D 涉及许多其他功能，包括肌肉力量的发展、皮肤和神经系统的健康以及免疫系统的正常功能。当维生素 D 缺乏时，我们不仅失去了脊柱的直立性，还失去了对疾病的抵抗力。毫无疑问，这种光线缺乏状态引发的疾病之一是癌症，这是与光线缺乏相关的典型疾病。

与许多其他癌症的自然疗法一样，维生素 D 疗法具有多种益处：影响细胞分裂、细胞凋亡（细胞死亡的调节）和免疫系统等过程。从普莱斯博士开始，许多医生都提出，典型的美国饮食中缺乏维生素 D，因为维生素 D 是一种脂溶性维生素，只存在于我们现在刻意回避食用的某些动物性脂肪中（我们也通过阳光照射皮肤获得维生素 D，但只有在夏季出现 UV-B 光时才会发生这种情况）。莱因霍尔德·威斯（Reinhold Veith）博士提供了令人信服的证据，即通过 25-羟基维生素 D 测试测量，血液中维生素 D 的最佳范围在 60~80。对于我所治疗的癌症患者，每隔 3 个月我会给他们测试一次维生素 D 水平，并使用卡尔森公司（Carlson）的从鳕鱼鱼肝油提取的维生素 D 胶囊，每粒 1000IU，以维持在 40~60 的水平。通常，病人每天服用 2 粒胶囊，根据血液检查的结果改变剂量（详细说明，请参阅附录 2）。当一个人使用维生素 D 时，就需要额外的钙。在这种情况下，我会推荐标准过程公司生产的乳酸钙处方，每天 6 片。

需要注意的是：D_2 形式的合成维生素 D 具有与天然维生素 D 相反的作用，天然维生素 D 主要由 D_3 异构体组成。一定要避免食用添加了维生素 D_2 的所有食物，以及含有合成维生素 D 的补充剂。

3. 蘑菇提取制剂

与维生素 D 一样，科学文献中的许多参考论文揭示了药用蘑菇在治疗癌症中的有效性。蘑菇被发现具有轻微的细胞毒性作用、免疫强化特性和显著的护肝（肝脏）作用，所有这些都与槲寄生的益处相似。

作为一种光线缺陷疾病，癌症和蘑菇的主题紧密相关。正如所有伟大的画家所熟知的那样，如果不能透彻地了解光的对应体——黑暗，就无法真正谈论光。伦勃朗（Rembrandt）是光的大师，不是因为他的画充满了光，而是因为他改变了黑暗，将光从阴影中带出来。这也是谦逊的蘑菇所发挥的作用。与大多数植物不同，蘑菇的生长完全避开光线，有些种类的蘑菇甚至会因为被暴露在光线下而中毒。它们在阴暗的森林地面上施展魔法，它们在那里"消化"死物质，使其可以通过再循环回到大自然。凭借其强大的酶，蘑菇消化腐烂的木材并将其变成有用的腐殖质，将其转化为寻找光线的植物的食物。这正是需要发生在我们体内的肿瘤上的过程，肿瘤细胞需要被消化并恢复到健康的生命周期中。世界上没有任何东西比谦逊的蘑菇更适合支持这种转变了。作为 I 期癌症治疗的一部分，我每天会使用美地宝公司的灵芝 / 椎茸提取制剂，每次 1 片，每日 2~3 次。该药还有助于改善肝功能，这对于所有的癌症治疗来说都非常重要。

4. 免疫支持

罗亚尔·李博士在他早期的著作中提出，并非是我们拥有免疫系统，而是我们自己就是免疫系统。因此，免疫系统中没有哪个器官或系统具有特殊性，也没有哪类器官或系统有其特殊性，需要癌症治疗过程对其提供特殊支持。相反，需要支持的是整个有机体。正统的肿瘤学家会在治疗过程中聚焦白细胞和肝功能，但我们已经认识到，癌症治疗也会涉及许多其他生化系统，包括内分泌系统和非常重要的支持排泄功能的胃肠系统。李博士配制了一种名为艾姆普勒免疫复合制剂（Immuplex）的免疫支持药物，它具有广泛的免疫支持作用。艾姆普勒免疫复合制剂是构成我们免疫系统的原型态制剂（同源细胞类型的 DNA 提取制剂）的混合物。此外，李博士还添加了特定的营养素，例如硒。在他那个时代，人们并不知道硒对癌症有任何影响，但是后来它们的关系变得清晰起来。

我推荐使用的艾姆普勒免疫复合制剂剂量为每日 3 次，每次 1 粒胶囊。此外，我添加了癌症起源组织类型的特定原型态制剂。例如，对于源自乳房的癌症，我使用乳腺原型态制剂，每次 1 片，每日 3 次。特定的原型态制剂有助于将受干扰的组织恢复到其正常形式。

5. 独特的草药

在关注癌症的普遍性过程时，我们不应忘记每个癌症患者都是一个个体，有其个体特征和需求。一名患者可能有很长的失眠史，另一名可能患有消化系统或胆囊疾病。治疗这些疾病应该采用适合患者需求的特定草药混合剂。如果许多癌症患者出现了共同的症状，通常可以用已经被证明对癌症有积极作用的草药进行治疗。例如，许多癌症患者都有消化不良症状，姜黄提取制剂、牛蒡根，还有牛奶蓟可能对他们有益，因为所有这些草药都有益于肝胆系统，并且具有传统的抗癌作用。对于与激素相关的癌症，如乳腺癌和前列腺癌，甘草和锯棕榈（拮抗睾酮）等草药是很好的选择。对于很多癌症患者，我会在药方中添加适当剂量的商陆根（poke root）提取制剂以帮助淋巴引流。通常，我会开 4~5 种草药的混合剂，剂量为每天服用 2 次，每次 1~2 茶匙。

在我的医疗生涯中，有一位女性的故事非常值得关注，大约 10 年前，R.B. 女士找到我。她发现她的乳房有肿块，虽然感觉良好，没有其他症状，但她确定肿块是癌症。在接下来的几个月里，我们讨论了她是否应该做病理组织活检以确认诊断。有一次，她甚至去看了外科医生，但她最终拒绝了病理组织活检，她知道这是癌症。我不愿意在没有确切诊断的情况下对她进行治疗，但最终我们以类似于我的第一阶段治疗的方式进行治疗。她在饮食、药物、槲寄生以及治疗心理和情绪方面都非常坚持和认真。随着时间的推移，我们越来越多地谈论起她的故事。她是一位健康领域的作家，一生都在从事环保工作，在她涉足的领域中被很多人所熟知。在她作为活动家工作期间，她接触了许多杀虫剂和其他毒素。她也经历了一些痛苦的关系和情感事件。但她总是紧跟时代，做了很多善事，也在生活中遭受了很多痛苦。通过我们的讨论和她自己内在的工作，她很清楚地知道她的肿瘤是一种将所有这些"痛苦"密封起来的方式。正如她所说，她与肮脏分开，这样她就可以体验到快乐。这让我想起挂在我办公室墙上的一段话：

是的，我们遭受过痛苦、疾病和死亡，但我们也拥有期望、欢笑和庆祝。我们知道彼此关心的快乐，我们常常得到疗愈，并通过多种方式康复。我们不必向外去追求人类的体验。我邀请大家将关注点和思想从担心医疗保健转到培养生活艺术方面。痛苦的艺术和死亡的艺术在今天具有同等的重要性。

——伊万·伊利希（Ivan Illich），"追求健康"（Pursuit of Health）

这位坚韧的患者已将她的视线从攻击肿瘤转移到整合和理解它，有时还会从其中抽身而出，以便可以继续前进。10 年后，我希望能确定肿瘤已经消失，她也很健康，但事实并非如此。肿瘤已经长到大约一个乒乓球的大小，并有穿透皮肤的危险，但在此期间，她过着她生命中最快乐的时光。现在她 80 多岁了，她写作、拍摄冰晶照片、吃经过精心烹饪的传统饮食，自己制作发酵蔬菜、醋、面包和大部分自己能做的食物。她喜欢吃野味，专门从芝加哥的一家特色肉店订购。她大量摄入所有有益的脂肪，散发出我很少遇到的宁静和光彩。她没有疼痛，没有任何症状，健康状况良好。

从许多方面来说，这是一个了不起的结果，而且清楚地表明，最好把这个"恐怖分子"肿瘤看成是对话的主题，应该被隔离和理解，而不是被攻击。尽管癌症的确会让癌症患者感到恐惧，但是如果一个人有勇气走这条道路，那么我们就可能与我们暗影的一面（我们称之为肿瘤）欢乐、和平地共存。正如伊利希指出的那样，在我们这个时代，我们必须培养苦难的艺术和死亡的艺术。事实上，这种艺术只不过是一种快乐的生活，正如这位非凡的女士如此美好地向我们展示的那样。

第二阶段

我通常会将第一阶段的治疗维持 1~3 年，1~2 个月更换一次草药处方。然而，有时事情并不那么顺利，癌症会复发或持续长大。例如，当 X 射线显示胰腺癌的进展或前列腺癌患者的前列腺特异性抗原（PSA）持续升高时，就需要进入第二阶段了。尽管进行了第一阶段的治疗，如仍有复发，我也会推进到第二阶段的治疗，例如在 3 年后复发的乳腺癌患者。

我不从第二阶段开始的原因是，在随后的每个阶段，我使用的药物尽管是天然药物，但往往也是弥补不足，而不是鼓励平衡。换句话说，通过进入第二阶段，我已经得出结论，这名患者不仅需要"学习捕鱼"，还需要为其提供"一些鱼"，至少是暂时的。然而，我并没有放弃第一阶段基于"治愈"光代谢的方法，相反，我只是更直接地使用它。

第二阶段包括以下新增内容。

6. 褪黑素

松果体是一个奇特的器官，位于我们的大脑深处，传统文化称其为人类的第三只眼睛。虽然我们现在知道松果体与视觉没有任何关系，然而，松果体参与了光代谢并帮助人体调节睡眠。大约 20 年前进行的研究表明，褪黑素不仅参与睡眠反应，而且会对我们整体的幸福感产生深远的影响。当我们不睡觉，甚至当我们睡在不完全黑暗的房间时，褪黑素水平会下降，这种下降会使免疫力降低。

与所有的治疗方法一样，我们应该努力理解隐喻和生物化学。想想那些长期失眠和承受慢性压力并逐渐变得缺乏"光"激素的人。换句话说，冬季会在生物化学和荷尔蒙的基础上来临。这种情况跟甲状腺功能减退症一模一样，在甲状腺功能减退的情况下，人们逐渐丧失产生足够甲状腺激素以维持健康的能力。

松果体机能减退症对我们的免疫力、健康状态和炎症水平有深远的影响。我怀疑第一阶段的治疗有时会纠正这种情况，尽管这是一件难以测试的事情。如果这种情况没有得到纠正，我会在就寝前 1 小时给病人服用 20 毫克褪黑素，我希望患者在晚上相对早一些就寝。我也鼓励这些病人尽可能多地睡觉，特别是在一个安静且黑暗的房间里。这种干预通常会对患者的幸福感产生巨大影响。

7. 消化酶

在过去的 50 年里，世界各地的从业者都使用消化酶来治疗癌症。它们作为凯利饮食（Kelley Diet）的推荐方法开始普及。凯利饮食是由牙医威廉·凯利（William Kelley）开发的一套养生法，他成功地用这套养生法治愈了自己的胰腺癌。凯利假定肿瘤周围有一层保护性的"涂层"，可以保护它免受我们免疫系统的影响。突破这种涂层的自然机制是我们自己的消化酶，是一种内部消化过程。我推荐大家使用植物蛋白复合酶（Wobenzym）制剂，它含有广谱的植物酶和动物酶，剂量为每天服用 3~4 次，每次 3~10 片。药片在两餐之间服用，以促进涂层的消化，而不是消化我们吃的食物。

8. 埃西亚克（Essiac）

埃西亚克是一种基于某种古老的美洲原住民配方而研制的草药混合剂，广泛用于癌症患者的治疗。许多研究证实，埃西亚克的每一种单独成分（大黄根、牛蒡、酢浆草和赤榆皮）单独拿出来都有抗癌作用。我使用美地宝公司的牛蒡复合制剂（Burdock complex），它含有这四种草药，其比例与原配方中的比例相近。剂量为每次 2~4 片，每天 2~3 次。

9. 特效抗癌草药

对于胃肠道癌症，包括胃癌、肝癌、结肠癌和胰腺癌，芦荟凝胶已展现出一定的有效性。对于免疫基础更强的癌症，包括黑色素瘤和肾癌，可以将松果菊作为添加的草药，松果菊似乎有助于免疫系统识别异常细胞。另一种有助于免疫功能的草药是黄芪，我在这个阶段经常添加它。

第三阶段

10. 特殊槲寄生（Iscador Special）

如果在第二阶段开始后的 2~6 个月内仍然没有取得良好进展，我将进入第三阶段。在这一步中，我会用到一种相对较晚上市的槲寄生，这种槲寄生已根据其凝集素含量进行了标准化生产。槲寄生凝集素被认为是槲寄生的免疫刺激和细胞毒性特性的重要贡献者。这种类型的槲寄生被称为特殊槲寄生，来源于栎属槲寄生（Iscador Quercus）或马里槲寄生（Iscador Mali）。对于男性，我用栎属特殊槲寄生（Iscador Quercus Special）注射取代第一阶段的槲寄生，每周 3 次；对于女性，使用马里特殊槲寄生（Iscador Mali Special）。如果这些注射引起皮肤表面的强烈炎症反应，则应降低至个体能够很好耐受的剂量。

第四阶段

11. 白细胞介素-2（IL-2）疗法

在最后阶段，我会在至少一个月内停止使用槲寄生和其他特异性免疫增强草药（如松果菊），并开始低剂量皮下注射 IL-2 治疗。每周 6 天连续注射 300 万单位 IL-2，持续 4 周。正如我们所讨论的，我们的免疫系统依赖于足够水平的 IL-2。在第四阶段，我们接受仅仅刺激免疫反应未能控制癌症这一事实，所以现在我们将给予免疫反应。对该疗法的研究表明，估计有 20%~50% 的反应是有效的，且副作用很少。在回到第二阶段之前，它可以是一种有效且相对温和的争取时间的方法。文献特别肯定关于这种疗法对具有强免疫基础的癌症的治疗，例如肾癌和黑色素瘤。

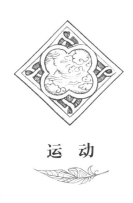

运 动

关于"癌症人格"的文章很多。研究表明，患有癌症的人倾向于内化他们的情绪并且难以表达自己，这与"心脏病人格"形成鲜明对比，后者的特征是缺乏情绪控制、过度反应甚至愤怒。癌症患者常常会道歉，特别想要取悦别人。

如前面所讨论的，我们的个人空间既不应该太大也不宜太小。如果空间太大，我们就显得很疏远、冷酷无情；如果它太小，我们总是感到被冒犯。癌症患者的个人空间往往太小。患有癌症的人倾向于把事情看得过于个人化，那些从事疗愈和照护职业的人经常在潜意识中呈现患者的疾病。他们可以学习如何应对患者的疾病并从中获益，而不是让疾病侵入自己的个人空间。

适当的姿势和锻炼可以帮助癌症患者获得更大的空间。个人空间姿态练习和角力站姿练习非常有用，企鹅角力练习可以调和情绪，将它们从身体中带走。这几项练习有助于转移进入我们个人空间的力量，并引导它们离开。一旦确定个人空间，患者就可以升级进行水平面姿态练习和日晷练习，这些动作会促进胸部区域的扩张，并有助于在心脏的高度建立水平面或情绪层平面，水平面本就应该位于心脏高度。

其他对癌症患者有用的运动包括接地练习、上部流线姿态练习、下部流线姿态练习、斗篷练习、脚部流线练习、V 字拉伸练习、呼吸练习和轮廓练习。双纽线动态练习可以帮助促进沟通，其对成功治疗癌症至关重要。

发烧可以刺激免疫系统，还可以通过扩大身体周围的个人空间的方式帮助癌症患者。癌症患者应当设法记住发烧的感觉和身体周围的发烧样扩展。

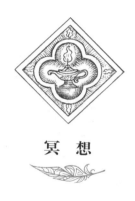

冥　想

许多研究试图记录帮助癌症患者进行自我表达的有益效果。为此，参与艺术治疗可以产生良好的效果。事实上，任何促进与一个人的真实自我相遇的疗法都可能对癌症患者有所帮助。

我想提出另一种选择，一种实际上在整个人类历史上被用来促进疗愈的选择，那就是对伟大艺术作品的思考。本章的主题是实现我们身体细胞之间以及人类社会中个体之间的动态与和平的交流。"各个部分自觉自律，每个个体都自愿为了社区的福祉而限制自身的自由"，正如巴赫洋洋洒洒的话语，我们都应该尝试在巴赫和其他伟大作曲家的作品中体验自由与自律的和谐。

对伟大绘画作品的思考尤其适合癌症患者，因为许多画家以光为主题。法国印象派画家以伟大的天赋捕捉到了夏日光的体验，拉斐尔、伦勃朗和特纳的绘画作品也可以用来研究，并用作关于光的治疗方面的沉思来源。

冥想的另一个来源是伟大的德国哲学家、诗人和科学家歌德的一个故事。他把《绿蛇与美丽百合的童话》这个故事称为现代人的童话，并解释说，通过对这个故事中所包含的图景的深刻思考，读者可以达到"人类自我与更高的、灵性存在的统一"。其他人将这个童话看作对现代启蒙之路的描述。换句话说，歌德在这个故事中引导读者的路径模仿或反映了我们每个人将我们的日常生活转变为充满更深层意义的体验必须采取的路径。它是心理学家亚伯拉罕·马斯洛描述的自我实现的道路，是佛教八正道或者基督教十字架道路。

大约 20 年前我遇到这个故事，看完之后我感动得流下了眼泪，就好像这个故事满足了一些我的深层的内心渴望。从那以后，我多次重读这个故事，每次都想知道这个故事是否不仅是治愈我们这个时代的疾病（癌症）的关键，而且也是治愈我们复杂的社会弊病的关键。在"9·11"事件之后，我重读了《绿蛇与美丽百合的童话》，并被以下段落所打动：

> "你从哪里来？"
>
> "从深谷中来，"青蛇回答，"从有金子的地方来。"
>
> "什么东西比金子更美好？"国王问。
>
> "光。"青蛇回答。
>
> "什么比光更令人舒畅？"国王又问。
>
> "交谈。"蛇回答。

这段文字对本章想要表达的信息进行了提炼。比物质财富更重要的是光，因为在没有光的情况下，首先会绝望和抑郁（影响肝脏），然后是身体健康开始衰退。在今天的世界中，这种衰退越来越多地导致癌症。世界上所有的财富都无法拯救因缺少光而遭受苦难的人。歌德说，有一种东西甚至比光更深刻，那就是人类的对话，或者用今天的说法，就是沟通。谈话沟通的缺乏难道不是癌症和恐怖主义的本质吗？在癌症中，细胞忘记了如何交流、如何互相交谈。它们猖獗地增长、失去控制，无法与其他细胞或组织进行任何对话。可以将癌症生理学比作许多个体或许多国家互相威胁，最终每个人都走自己的路，不顾整体会发生的事情。当我们的世界被恐怖主义所笼罩时，难道不也是这样吗？每个团体都互相大声提要求，但没有人听到，愤怒越来越多，所有的一切都以流血告终。我们认为我们可以赢得这场战斗，因为我们可以比其他人喊得更大声；在癌症这个情形中，我们认为可以使用更复杂的放射或手术方法。无论哪种情况，我们都生活在幻想中。最终，我们的声音会变得疲惫不堪，我们的资源会耗尽，而世界或者病人将会筋疲力尽，无法修复。这种范式是没有出路的。

当每天晚上进行回顾冥想时，回想一下你一天中在个人空间的边界与他人交流的时刻，并将它们与你脱离社会契约，或者"处在发送状态"而无法与他人进行交流的时刻进行比较。

最重要的是，我们必须寻求对自己及对他人的理解。要治疗我们这个时代的癌症和其他疾病，我们必须从正确的隐喻开始。我们不能通过战斗来赢得癌症，而只能通过将光线照射到黑暗中，并学会沟通来战胜癌症。

推荐阅读

www.spirworking.com 网站上有很多关于槲寄生的研究成果
Principles and Practice of Phytotherapy，Kerry Bone and Simon Mills
The Fairy Tale of the Green Snake and the Beautiful Lily，Johann Wolfgang von Goethe

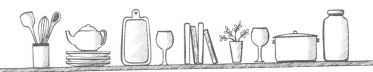

推荐给癌症患者的每日膳食

早餐

牧场散养鸡下的鸡蛋和全麦酸面团面包，配椰子黄油或发酵黄油，如果条件许可，可以搭配一些不含添加剂的培根或香肠；或先浸泡再烹制生物动力种植的燕麦，配全脂酸奶、黄油或生奶油、磨碎的亚麻籽和切碎的脆坚果。这两种早餐可以配一些发酵的蔬菜，如酸菜或发酵甜菜汁。也可以用生蛋黄、糖浆或蜂蜜、水果和发酵乳（酸奶、酪乳或开菲尔）制作奶昔饮用。

零食

自制奶油奶酪（称为"Quark"）与 1 汤匙螺旋榨汁机榨出的亚麻籽油混合；也可以是泡发的或发芽的种子和脆坚果与生芝士的混合物。两种零食都可以搭配一份发酵的蔬菜食用。

午餐

自制蔬菜汤，用鸡肉或牛肉汤加上大份沙拉制成，沙拉中配大块的牧场散养家畜或家禽肉；或者天然肉类和蔬菜三明治，用全麦酸面团制成的面包或发芽谷物面包涂上生的或发酵的黄油，加上些发酵的蔬菜，可以夹在三明治里，也可以是一杯发酵蔬菜汁。

零食

同早餐后的零食。

晚餐

包含动物性食物，适当准备全谷类和蔬菜，既要有熟的也要包含一些生的。每晚根据拥有的食材和个人口味而有所不同。至少每周 1 次食用动物性食物包括动物器官肉，但只能是来自牧场散养的动物。如果需要，每周吃几次新鲜时令水果和生奶油制作的甜点。

小结

营养

* **避免**　加工食品和方便食品

　非有机食品，可能含有较多的杀虫剂

　极端饮食，例如全生素食

* **推荐食用**　含有动物食品、谷物和蔬菜的平衡饮食

　发酵食品

　汤羹

　亚麻籽和亚麻籽油

　甜菜和发酵甜菜汁

　椰子油和椰子制品

　草食动物脂肪

* **补充剂**　鳕鱼鱼肝油，每天提供 20000IU 维生素 A

　高维生素黄油，每天 1/2 茶匙

　标准过程公司的咖塔林，每天 6 片

治疗

* 第一阶段（基础治疗）

　1. 根据推荐的指南，接受槲寄生注射，直至产生超过 2~5 厘米的发红区域，或温度超过 38℃，在这一阶段坚持每周注射 3 次。

　2. 首先通过 25-羟基测试测量维生素 D 水平，然后使用卡尔森公司的维生素 D 胶囊，剂量为 1000IU，直至血液水平在 40~60。同时每天服用 6 片乳酸钙。

　3. 美地宝公司的灵芝 / 椎茸提取制剂，每天 2~3 次，每次 1 片。

　4. 标准过程公司生产的艾姆普勒免疫复合制剂，每天 3 次，每次 1 粒胶囊；癌症起源组织类型的特定原型态制剂，每次 1 片，每天 3 次。

　5. 对症的草药，每天 2 次，每次 1~2 茶匙。

* 第二阶段

　6. 褪黑素 20 毫克，睡前 1 小时服用。

　7. 植物蛋白复合酶制剂，每天 3~4 次，每次 3~10 片，两餐之间服用。

　8. 美地宝公司的牛蒡复合制剂，每天 2~3 次，每次 2~3 片。

　9. 针对特定癌症的特效药物：

・胃肠道系统癌症：美地宝公司的芦荟凝胶，每天 2 次，每次 1 汤匙。

小结

· 黑色素瘤和肾癌：美地宝公司的松果菊，每天 3 次，每次 1 片；或是黄芪，每天 3 次，每次 1 片。

* 第三阶段

10. 对于女性，推荐用马里特殊槲寄生；对于男性，推荐用栎属特殊槲寄生，剂量仍然是每周 3 次，但观察强烈炎症反应特别重要。

* 第四阶段

11. 停用槲寄生后开始 IL-2 治疗，剂量为每天 300 万单位，每周 6 天，连续 4 周。

运动

* 扩大个人空间的运动，例如个人空间姿态练习、角力站姿练习和企鹅角力练习。
* 水平面姿势练习和日晷练习。
* 接地练习、上部流线姿态练习、下部流线姿态练习、斗篷练习、脚部流线练习和 V 字拉伸练习。
* 呼吸练习、轮廓练习和双纽线动态练习。

冥想

* 对伟大音乐（尤其巴洛克风格）和艺术作品（尤其是印象派）的冥想。
* 对歌德的《绿蛇与美丽百合的童话》的冥想。
* 在回顾冥想过程中，关注真正的沟通时刻。

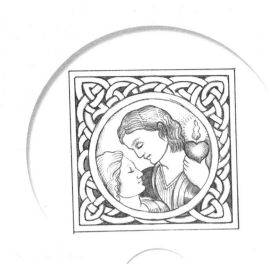

第三章

心脏病

你在我心里，我将你放在我的心里（深藏在心底）
未曾离弃（不论我身处何处，不论我做了什么，亲爱的，
你我如影随形）
未知命运有何畏惧（因为你是我命中注定的甜蜜）
花花世界焉有何奇（有你的生命才有真理与美丽）
是你，让日月星辰有了永恒光彩的意义
尽管这是个深藏亘古的秘密
（一番盘根错节与天际绵延相互交织所成就的美丽人生
却早已经卓越昂扬，远远超过曾经的想望与刻意的掩藏）
这天赐的奇异恩典，赋予满天星斗与众不同的晶透光芒
你在我心底（永远深藏在心底）

——爱德华·艾斯特林·卡明斯（E.E.Cummings）

鲁道夫·施泰纳在晚年提出了一些古怪而又具有挑衅性的观点。当一个学生问他人类未来的正常发展最需要的是什么时，他回答说，人类必须满足以下条件：

1. 他必须明白，运动神经和感觉神经之间没有区别；
2. 他不能再为钱工作；
3. 他必须明白心脏不是泵。

面对同样的问题，我们可能会给出完全不同的答案，比如恢复被破坏的环境或去除核战争的威胁，那么我们该如何理解施泰纳令人惊讶的回答呢？

我们将在第十五章"神经系统疾病"的内容中讨论施泰纳提到的第一个问题。第二个需要克服的问题，即我们不能再为钱而工作，似乎是合乎逻辑的。当人们为了钱而工作时，就不会有任何情感或灵性上的进步。当然，我们的付出需要得到回报，但是如果我们的工作没有趣味、挑战和意义，显然，我们的精神会受到影响。只有当我们的工作回应了心魂最深处的渴望，我们才能在生活中获得情感和灵性上的进步。

本章的主题是施泰纳提出的第三个观点，即"心脏不是泵"的惊人见解。我们将讨论这种说法是否正确，如果是正确的话，则尝试理解它对医学、人类的内在生命以及整个社会的意义。我思考这句话已经二十多年了，直到最近才开始理解它的含义。事实上，施泰纳对心脏和循环系统设计的卓越洞见已成为我的"医学统一场论"。我的意思是，在理解心脏的作用以及治愈循环系统疾病的过程中，我们可以将许多原本含混不清的观察联系起来。我们将看到，这种新的理解不仅对疗愈过程至关重要，而且对人类的进化也至关重要。在这样一场情绪激动的讨论中，尽可能清楚地表达我的用词是很重要的。当我说"泵"时，我指的是系统中能够产生推动液体流动的力量的那部分，液体在这里是指血液。普通科学和医学认为，心脏是循环系统中负责血液流动的器官或部位。具体来说，我们被告知心脏壁的肌肉收缩为血液流动提供了主要的推动力。现代医学接受了这一说法，尽管如此，科学家们还是不明白，这样一个小而相对脆弱的器官是如何产生所需的压力，推动像血液这样黏稠的液体克服重重阻力，流过由数英里长的血管构成的循环系统。我们也无法真正理解心脏是如何在一生当中，分分秒秒、日复一日、年复一年地执行这种肌肉活动的。

让我们看看教科书是如何解释心脏作为一个泵的现代观点，以及这种观点是如何植入我们的日常语言的。亚瑟·盖顿（Arthur Guyton）的《医学生理学教科书》（*Textbook of Medical Physiology*）是人类生理学的"圣经"，其中有这样一句话，"心脏可以泵出少量或大量的血液，这取决于从静脉回流入心脏的血液量；只要血液总量不超过心脏能够泵出的生理极限，它就能自动适应这种负荷"。

心脏"泵"功能的发现归功于威廉·哈维（William Harvey），他被称为现代心脏病学之父。1628 年，哈维声称，心脏的搏动是血液在活性有机体中循环的唯一原因。另一位生理学家安东尼（Antoni）简洁地描述了这一点，他说："心脏起着循环泵的作用，驱动血液通过血管。"这是所有现代心脏病学的基础，一种非常现代的机械论观点。亚里士多德和维吉尔认为，思维的中心在心脏，而非大脑，在古代印度教经文和其他东方哲学中也可以找到类似的观点。

现在让我们来看看整个循环系统，如下图所示。

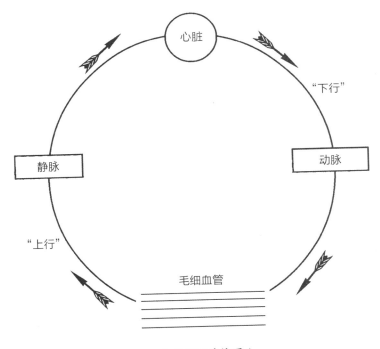

血液循环系统图 1

如果我们将循环系统想象为一个闭合回路，其中血液被限制在血管内部，那么我们可以具体观察这个系统中的血液流动情况。心脏的横截面积非常小，换句话说，心脏部位的血液量被压缩到一个很小的空间。血液流经逐渐变窄的动脉，直到到达细小的毛细血管，在那里，血液和细胞之间发生营养交换。在这种交换之后，血液进入静脉系统，首先进入细小微静脉，然后进入静脉，接近心脏时，静脉横截面逐渐变大。与进出心脏的血管相比，毛细血管总体横截面积非常大。事实上，一些研究人员认为，如果将所有的毛细血管摊开并首尾相连，它们将覆盖三个足球场的面积。

基础流体力学和常识性观察告诉我们，在封闭系统的流体运动中，任何一点的速度都与横截面积成反比。换句话说，心脏的横截面积最小，血液流速最大，而毛细血管的横截面积最大，流速最小，如下图所示。

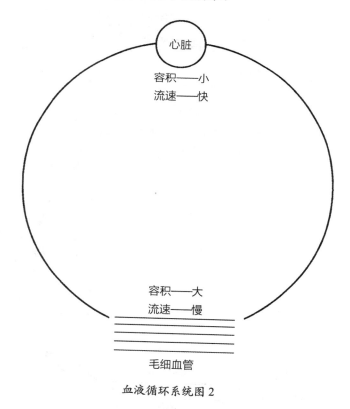

血液循环系统图 2

事实上，对血液流速的仔细测量表明，在毛细血管处，血液实际上停止了流动，在进行短暂的振动后，再继续流动。另一个反常现象是，进入心脏的血流速度实际上并不比离开心脏的血流速度快多少。在心脏前后这两个点，血液流速大致相同。为了更清楚地看到这一点，我们可以想象一条河流，它最开始很窄，然后又变宽，成为一个池塘。可能所有人都知道，河流在最窄处的流速比在池塘处要快得多。进一步思考，除了头部的血液循环（这是一个特殊的例外，我将在后面讨论）外，毛细血管基本上位于心脏的下部。我的意思是脚和腿的位置比心脏低。相对而言，心脏在山顶附近。

在过去几年里，我曾多次向农场的工作人员表达我对营养和农业的看法。我常常问他们以下问题：如果你有一条狭窄而快速流动的小溪，它向下流入一个池塘，然后你需要让池塘的水回到原来的小溪。有个人告诉你，他想把泵放在原来快速流动的小溪的位置，而这个泵实际上不会使水的流速明显增加，你会从这个人那里买一台泵吗？到目前为止，我还没有看到有买家。相反，农场的人们通常会把水泵放在山脚下，那里的面积最大，水流已经停止。任何人都可以看到，把泵放在系统中血液流动最快的位置是一个严重的设计缺陷！当然，这种说法是站不住脚的——人体不存在设计缺陷，只是我们对人体的概念理解有缺陷而已。

将心脏本身视为泵也是有问题的。下图显示了心脏和与之直接联系的血管的实际解剖结构。

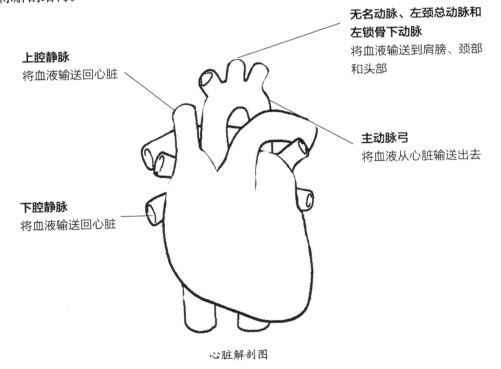

心脏解剖图

155

正如我们所看到的，从心脏出发的主动脉或"流出"管在向下进入身体的其他部位之前，首先向上流动，然后弯曲向下。通向肩部、颈部和头部的血管从最大的弯曲区域流出。另一个众所周知的事实是，在主动脉血液达到最大流速时（也就是收缩期），主动脉实际上会弯曲得更厉害，用工程学术语来说，"形成一个更小的锐角"。因此，当心脏在收缩期"泵血"达到最多时，柔性流出管——主动脉——会比泵血最少时弯曲得更厉害。任何观察过工作状态的泵的人都知道，如果你非常用力地泵出像水或血液这类液体，力度必须大到足够克服管道的巨大阻力。在这种巨大的压力下，流出管必然会变直。但是在人体系统中，它却弯曲得更厉害！此外，流出管朝向血液最终流向的方向，并上行。回到小溪的比喻，我们现在要求一个农民买一台泵，将其放在水流最快的山顶，这台泵对水的流速没有影响，而且当水从管道中流出时，它会出现把泵反向安装时才会出现的管道弯曲更厉害的情形。这简直太荒谬了！

即使心脏是一个泵，那么它也不会像其他泵一样。考虑到心脏和循环系统的设计，我们无法就这样将心脏定义为一个泵。我们必须重新审视这种情况，并对我们所做的这些简单观察给出更好的解释。

从我上面概述的简单图景中可以很容易地看出，"泵"，即血液运动的驱动力，必须从毛细血管开始。但由于整个身体都没有物理"泵"，那这是怎么发生的呢？让我们暂时跳过这个问题，考虑从毛细血管开始的血流动力学。伴随着血液返回心脏，静脉的总体横截面积逐渐变窄，血流越来越快。静脉中的瓣膜使血液朝着心脏"上行"流动，而腿部肌肉的收缩有助于增加动力。当血液进入最大的静脉并与心脏汇合时，血液流速达到最大。心脏实际上就像一座大坝，阻挡着汹涌的血液。它堵住流入的血液，并将其"困"在它的四个腔室中，这四个腔室可比作有弹性、可扩展的储血罐。当腔室充满到最大时，心脏的"门"（我们称为"瓣"）打开，由于重力的作用，血液必然会向下流向身体的其他部位。在这个过程中，它会产生一种吸力，将血液从心脏中吸出或抽出，从而产生负压，使流出管在最大流量时发生弯曲。因此，千万不要将心脏描述为泵，可以将其比作液压油缸（这是工程师用来将液体短距离推到山上的一种设备）。这种巧妙的装置被放在快速流动的水中，将水的"能量"储存在一个可膨胀的水箱中。当水箱中的压力增大时，它的闸门就会打开；而一旦闸门打开，水就会从水箱中被吸出，流出管就会弯曲，从而产生一种弹弓效应。"抽水"不是由水箱壁完成的，而是由水的储存能量完成的。通常，流出管被"向后"放置以增加吸力。这个模型解释了心脏是如何年复一年地工作的，因为它不费力就能打开大门，而且不会对心肌造成压力。心脏的电子系统帮助调节闸门韵律性地打开，就像把液压油缸接上电源来调节其闸门的开合一样。

在这个美妙的系统中，有一个区域的供血需要心脏的驱动，那就是流向头部、颈部和肩部的血液。由于它们位于心脏上方，血液无法通过重力到达那里，因此需要一点驱动力。这些区域的血液流经无名动脉、左颈总动脉和左锁骨下动脉，正如前面所说的，它们流经主动脉弓。令人惊奇的是，当抽吸发生时，主动脉弯曲得更明显，这使得这些动脉血几乎是从心脏直接射出，从而促进了这种额外的推动。如果理解得当，我们只能惊叹于这种精妙的设计，它甚至涉及了人体血管布局的细节。

现在，我们回到血液是如何开始在毛细血管中流动的这个问题，并回到最初的循环图。

我们想象一定量的血液，可以看到，进入毛细血管的血液量应该与通过微静脉或细静脉流出毛细血管的血液量相同。然而，事实并非如此，因为在毛细血管内，细胞从血液中提取食物和氧气，并将二氧化碳和水注入微静脉，如下图所示。毛细血管的静脉侧相对于动脉侧的水量增加，产生了一个压力梯度，被称为渗透压，它实际上推动血液流向静脉。数以百万计的细胞各自独立而又相互依赖地产生足够的渗透压来推动血液流动，而血管的变窄又增加了流速。很明显，正是新陈代谢的过程或细胞的"进食"为血液流动提供了实际的推动力。以食物和氧气产生水进而生成的渗透压才是我们身体的泵。

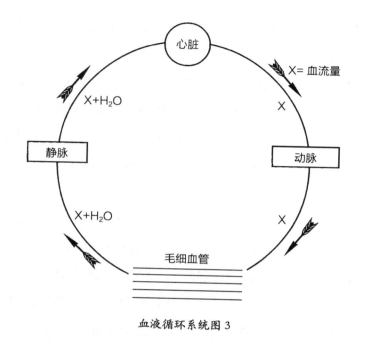

血液循环系统图 3

最后一点：心脏并不会输送任何东西——它只是聆听。这个神奇的器官感知血液中的物质成分，分泌必要的激素，维持内环境稳定，从而使细胞发挥最佳功能。并非是心脏将血液推向细胞，而是通过平衡和整合血液的化学成分来为细胞服务的。事实上，施泰纳认为，心脏也通过感知并整合我们的思想、情绪和意志来执行人类的任务。因此，心脏不是一个机械泵，而是我们所有体验的敏感整合者。

不仅如此，一个众所周知的事实是，历朝历代的诗人和古代文化都认为，地球是宇宙的中心，因为心脏位于金星（静脉系统）和火星（动脉系统，以阿瑞斯或马耳斯命名）之间，动脉和静脉的词根与男性和女性原动力词根完全一致。因此，心脏是男性面向和女性面向——即我们的阿尼玛（anima，男性面向）和阿尼马斯（animus，女性面向）——之间的媒介。事实上，心脏有一项艰巨的任务，那就是充当一种不知疲倦的治疗师，整合、整理和处理我们所有的印象，试图从我们的生活所发生的一切中创造和谐和韵律。难怪诗人和圣贤对这位不知疲倦的朋友赞不绝口，并将爱的感受清晰地定位在我们的心中。

对这种模式进行澄清，其影响是巨大的。首先，任何心脏或血液循环的问题都必须首先解决"泵"的完整性问题，即渗透压的产生。我的一些病人听到这个模型后想知道，他们是否应该喝更多的水以提高泵的效率，实际上这是错误的方法。从动脉侧到静脉侧的水压梯度或水压差才能提高泵动力。实际上，增加系统中的血液总量会使血液更难移动，因为多余的水量会使血液变得更重。确切地说，高效"泵"血的唯一方法是增加梯度。如何才能做到这一点？如果我们意识到一个重要的事实，即脂肪（尤其是饱和脂肪）的新陈代谢所释放的水量远远高于蛋白质或碳水化合物所释放的水量，那这将带给我们一个简单易行的方法。根据生物化学教科书，摄入 10 克蛋白质会释放 4 克水，摄入 10 克碳水化合物会释放 6 克水，但是摄入 10 克脂肪会释放出整整 10 克水。然而，只有当血液中有足够的氧气时，这种释放才会发生。因此，氧气和代谢（细胞主要依赖于脂肪代谢，而不是碳水化合物或蛋白质代谢）会带给我们最高效的泵和最健康的循环。

根据这个模型，人们会认为那些经常锻炼并且饮食中含有大量健康脂肪和低碳水化合物的人会拥有最健康的心脏和循环系统。这完全符合普莱斯博士对瑞士人、盖尔人、因纽特人、非洲牧民和南海岛民的描述，以及对法国人的现代观察（所谓的法国悖论）。最终，困扰了心脏病学界多时的难题开始变得明朗了！

通过这个简单的模型，我对那些有心脏和血液循环问题的人所提出的基础建议包括：多摄入脂肪，多运动。如果可能的话，80% 的热量摄入应该来自脂肪，主要是饱和脂肪。幸运的是，高脂肪性饮食会让你更想锻炼。脂肪的代谢会让渗透梯度更明显，从而产生更健康的血液循环。此外，这是一个非常美味的疗法！

当你开始增加饮食中的脂肪含量时，有几点需要记住。首先，脂肪缺乏的迹象包括寒冷的感觉。鲁道夫·施泰纳在他的《疗愈的秘密》（ *Fundamentals of Therapy* ）中指出，摄入脂肪是产生更多热量的方法。这是因为脂肪的摄入改善了循环。脂肪缺乏的其他迹象包括：对所有食物的渴望（从糖到水），血液循环不良，身体很多部位（如眼睛、皮肤和关节）有干燥感，或者只是疲劳感。这些都是脂肪缺乏的迹象，你无法通过喝更多的水来解决这些问题——这只会使循环更加缓慢。你只能通过提高泵的效率来解决这些问题，也就是摄入更多的优质脂肪。

脂肪摄入过多的一个标志是感觉恶心；如果发生这种情况，可以暂时减少脂肪的摄入量，多吃苦味和发酵食品，如泡菜、甜菜格瓦斯和蒲公英绿叶，以帮助脂肪的消化。如果在增加饮食中脂肪含量的同时，坚持有规律的散步，你的血液循环会在几周内明显改善。施泰纳说，心脏病人的行走速度不能超过自己两条腿所能承受的速度。施泰纳之所以这么说，是因为这种规律行走的需要。他鼓励人们步行！

该模型还解释了为什么在最近的低脂饮食时代，充血性心力衰竭会大范围"流行"。自从推广降低胆固醇疗法以来，这种现象也有所增加。降低脂肪摄入量或血液中的脂肪含量会降低泵的效率，使得循环变缓，最终几乎无法前进。此时，心脏变大、变弱，这就是我们所说的充血性心力衰竭。这种疾病的根本原因来自错误的建议——正统医学所宣扬的低脂肪、低胆固醇的方法。大多数充血性心力衰竭的病例可以简单地通过增加脂肪摄入和定期散步来逆转。

在世界历史上，哲学家或社会科学家通常把人体看作整个社会的模型。炼金术士用一句话概括了这种思考方式——"上行，下效"。这类思考的一个著名例子就是，利用社会达尔文主义为虐待穷人或屠杀和镇压土著人民辩护。达尔文主义范式将这些人描述为不健康的，特别是与所谓"更健康"的欧洲后裔对比。

如果我们把人体看成我们社会系统的一个模型，那么正确建立模型就很重要。适者生存不是对人类进化的准确描述，就像心脏是一个泵的模型一样。这两种模型都不准确，而且在本质上具有误导性。最近，我听到汤米·弗兰克斯（Tommy Franks）将军把美国军队描述为一个像循环系统一样运作的系统，中央司令部下达命令（心脏泵血），然后将命令传达给执行这些命令的士兵（血液输送给细胞）。我立刻能够感知到另一场屠杀即将来临。如果心脏不是泵，血液的流动是在单个细胞中开始的，那么命令应该由单个士兵下达；中央司令部的作用，就像心脏的作用一样，只是听取人民和士兵的意愿！一个信奉心脏是泵的社会，就是一个接受中央控制、计划经济、中央银行、国家农业政策、政府规定的医疗政策、服装连锁店为我们制造服装和一个个大公司为每个人制造鞋子的社会。

如果心脏是一个倾听者而不是一个泵，那么无论是国家还是美联储，模式就不应该是中央控制的形式，而是一个自由和分权的模式；一千万个当地农场各自照顾自己的土地和邻居，而不是实施一个中央农场政策；由成千上万的工匠制作鞋子和衣服，而不是几家大型制鞋公司和第三世界血汗工厂生产服装；可以存在十亿种宗教，而不是三五种中心教义；上帝倾听我们的需求并对我们的需求作出反应，就像心脏对血液循环作出反应一样，而不是反过来的情况。正如鲁道夫·施泰纳所言，心脏是泵这一观念已广泛在社会中传播，这约束了现代医学的发展，导致新的理念被压制，人类的进步无法实现。

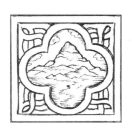

营　养

以《营养传统》一书为指南，任何疗愈心脏"疾病"的策略都是逐步增加饮食中健康脂肪的百分比。目标范围通常是总热量的60%~80%，这取决于你对食物的反应。记住，脂肪含有2倍于蛋白质或碳水化合物的热量，蛋白质和碳水化合物所含的水分最多可以达到85%，而脂肪不含水分。因此，即使脂肪在牛排体积或重量中所占比例不到25%，但一块肥瘦均匀的牛排所含热量的80%都来自脂肪；全脂牛奶所含热量的50%来自脂肪，而奶酪所含热量的70%来自脂肪。

正如我所提到的，让身体成为你的向导，以此来决定适合你的脂肪量；留意身体所表达出的对食物的强烈渴望（脂肪过少）或恶心（脂肪过多）的迹象。最重要的是，经常吃些发酵和苦味的食物，如甜菜格瓦斯、泡菜和苦味的绿色蔬菜，以帮助你消化和吸收脂肪。这些指导方针适用于任何循环系统疾病，特别是任何寒冷或疲惫的感觉（通常是由于循环不良和缺乏热量造成的）。

所摄入的脂肪应该主要是动物脂肪，以及一些橄榄油、椰子油和棕榈油。虽然公众很少听说这些脂肪，但众多研究表明，多不饱和植物油，而不是动物脂肪，是导致心脏病的首要原因。在1900年，心脏病还不为人所知，美国人的饮食富含饱和脂肪和胆固醇，包括黄油、奶油、猪油、兽脂、全脂牛奶、奶酪和肉类。今天，我们的大部分脂肪热量来自植物油，这是今天正统饮食建议的直接后果！现代商业化生产的植物油会在细胞水平上造成失衡，从而导致凝块。而部分氢化的植物油，即反式脂肪酸，似乎会破坏细胞膜的发育，使细胞变得更加坚硬和不灵活，最终导致血管硬化，并造成"泵"的效率大幅度降低。反式脂肪也减少了心脏可利用的能量。

此外，现代加工方法从我们的饮食中去除了许多重要的脂溶性维生素。维生素

E 是天然抗氧化剂，它可以防止血栓发生和血管发炎。在植物油的高温加工过程中以及在我们的谷物精制过程中，维生素 E 被移除或被破坏。维生素 A 和维生素 D 是矿物质吸收所必需的物质，它们是支持细胞的新陈代谢和调节心脏电系统等一系列过程达到最佳状态所必需的。普莱斯博士已经证明，在一年当中，本地黄油中脂溶性维生素含量下降的时候，因心脏病而死亡的人数会上升。这些营养物质主要存在于草食动物的脂肪和内脏以及海鲜中。

食品行业已经意识到了其加工方法破坏了维生素的含量，其反应是在我们的食物中添加合成维生素。然而，合成维生素不如天然维生素有效。事实上，合成维生素可能具有与其天然形式相反的效果。长期在牛奶中添加合成维生素 D_2 会导致硬组织（如骨骼）软化和软组织（如动脉）硬化。乳制品行业悄悄地放弃了维生素 D_2，转而选择更天然的维生素 D_3，但是维生素 D_2 现在被添加到越来越受欢迎的由大豆、大米和燕麦制成的仿制牛奶中。

心脏病饮食应当剔除所有含糖、精致面粉、添加剂、变质植物油尤其是部分使用了包含反式脂肪酸的氢化植物油的加工类食品。推荐的心脏病饮食包括富含来自草饲奶牛的黄油和奶油（最好是生的）、海鲜、猪油和肝脏等，以提供脂溶性维生素。肝脏尤其重要，因为它提供维生素 B_{12}（最近的研究表明 B_{12} 对心血管功能非常重要），并且是铜的最佳膳食来源（铜是一种对动脉内膜正常功能至关重要的矿物质）。此外，还建议补充富含钙质的骨汤和含镁的绿叶蔬菜，因为这两种矿物质对心血管健康也非常重要。生的动物食品（生牛奶和奶酪、生的和腌制的海鲜、生牛肉和羊肉）提供了维生素 B_6，这是另一种对心脏很重要的营养成分。最后，椰子油能够提供月桂酸，月桂酸具有很强的抗微生物特性，可以对抗病毒和其他会刺激动脉的病原体。

补充剂应该包括鳕鱼鱼肝油，每天至少提供 10000IU 的维生素 A。鳕鱼鱼肝油中含有的维生素 D 是钙和镁吸收所必需的，许多研究表明，鳕鱼鱼肝油中所含的特殊脂肪酸可减少血小板凝集或凝块形成，这种血小板凝集或凝块形成会导致冠状动脉血栓形成（冠状动脉小动脉的堵塞）。如果你不喜欢肝脏，可以每天服用 4~6 粒卡尔森公司的肝脏干粉胶囊。此外，用 1/4 茶匙的蔷薇果粉、针叶樱桃粉或余甘子粉与水混合服用，来补充维生素 C。最后，我推荐标准过程公司生产的开塔普勒斯

E2（Cataplex E2）补充维生素 E。很多人都熟悉维生素 E 在预防心脏病中的作用，有大量文献资料证明了这一点。标准过程公司生产的维生素 E 配方添加了一种预防血栓形成的特殊营养素，当被诊断为患有冠状动脉疾病时可以服用，剂量为每次 1~2 片，每日 3 次。

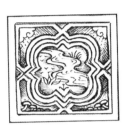

治 疗

有几种药物几乎对所有存在循环问题的患者都会有帮助，包括冠状动脉疾病、手脚冰冷、静脉曲张以及一定程度的心律失常的患者。除心律失常外，所有这些情况都是我上面描述的"泵故障"所导致的结果。高脂肪饮食和有规律的散步习惯对所有这类症状都会快速起效。

这里介绍的第一种药是心脏的礼物（Cardiodoron），这是一种由鲁道夫·施泰纳研制的三种植物的特殊混合物。在研发这种药物时，施泰纳意在调节或"协调""边缘"与"中间"。我的理解是，这几类植物的结合有助于心脏和血液循环协同工作，而不是相互对立。奇怪的是，尽管几个世纪以来，有许多偏方和植物被用于治疗心脏疾病，但是没有一种植物能被应用在"心脏的礼物"这一配方中，这个配方包括黄花九轮草（cowslip，报春花属）、苏格兰蓟（scotch thistle，小蓟属）和天仙子（henbane，天仙子属）。在许多方面，这三种植物集合了植物的三种可能策略，即植物在自然界中扮演的三种角色。黄花九轮草会在早春开花，蓟在仲夏开花，而天仙子的花期一直到秋天。此外，这些植物既代表了报春花的多汁和轻盈，又代表了天仙子的黑暗和沉重，蓟在中间。这种结合带有报春花的滋养性品质、蓟

163

的解毒作用以及天仙子的绝对毒性。通过这些，我们开始了解这种药物，它是生活在自然界的很多东西的整合者，就像心脏是血液流动的整合者一样。

2000 年，德国《药物研究》杂志（*Arzneimittelforschung*）发表了一篇有趣的研究论文，阐明了心脏的礼物组合的疗效。研究人员观察到心率变异性的重要性，并注意到心脏越健康，心跳间的变化就越大。这类似于节拍和韵律之间的区别。节拍可以是机械性的，甚至可以由机器来完成，因为它保持着一种恒定不变的韵律，这是健康的鲜活有机体所厌恶的。一个健康的循环系统，需要一个不断变化的自适应的韵律，就像大师级鼓手使用不断变化的韵律来保持乐队的团结一致。心脏协调和整合的任务永远不可能靠机械的节拍来完成。在这项研究中，研究人员发现，在健康的志愿者使用 4 周后，心脏的礼物增加了心率变异性。换句话说，心脏的礼物有助于调节心脏，使它更仔细地聆听，并适应泵的韵律，即新陈代谢，这也是心血管健康的本质。这种药以有节奏的方式服用，每天 4 次，每次 20 滴，持续至少一整年。

另一种重要的药物是标准过程公司的卡迪奥普（Cardioplus）。它含有助于循环的营养成分，包括增强心肌的辅酶 Q、调节心脏韵律的营养物质镁以及心脏的原型态制剂。从罗亚尔·李的著作中可以清楚地看出，虽然他可能还不了解心脏的真正本质，但他确实建议，治疗心脏应该通过改善整个人的营养状态而不仅仅是心脏的营养来实现。他开发了一种叫作声学心电图的心脏"检查"方法，以倾听心脏如何适应循环血流的变化情况。卡迪奥普的设计不是为了增加心脏的泵送效率，相反，它是血液循环的营养来源。剂量为每天 3 次，每次 2 片，可以缓解几乎所有的循环失衡。

第三种治疗心血管疾病的普通药物是山楂，它已经被证明可以改善心脏和血液循环的所有状况。同样，这种疗法被认为是促进血液循环的最佳食物。山楂富含类黄酮的叶子和浆果有助于增强血管壁的完整性和张力，促进血液的平稳循环，从而使我们的"泵"更容易工作。我推荐美地宝公司的山楂药剂，每天 2 次，每次 2 片，持续 1 年左右。

在使用这些药物时，我经常建议使用顺势疗法金制成的制剂。早些时候，我们介绍了中世纪时期身体与自然对应的哲学，7 种传统金属中的每一种都与太阳系的 7 颗行星中的一颗相关，并与人体器官相联。根据传统记载，行星的周期长度和其他属性赋予每个行星不同的特质。然后，他们援引"在天成象，在地成形"的哲学，将每个行星的特质与地球上发现的金属和人体器官联系起来，如下所示。

行星	金属	人体器官
太阳	金	心脏
月亮	银	生殖器官、大脑（思考）
水星	汞	肺、大肠
金星	铜	肾脏
火星	铁	胆囊
木星	锡	肝脏
土星	铅	脾脏

毫无疑问，金与太阳相对应，而太阳又与心脏这一器官相关。正如太阳通过光和引力的影响吸引六颗行星，使其成为一个整体，并为星系带来和谐，我们的心脏也通过对血液成分的影响使各个器官形成一个整体，并带来整体的和谐。可在左上臂皮下注射金 D10，每周 3 次。

当心律失常伴有心血管问题时，我建议使用美地宝公司的草药组合：含 50% 田七人参、20% 益母草、30% 银杏叶。心律失常涉及控制心脏门控机制的"电"系统，而不是泵本身。它们通常难以解决，需要适当的诊断来评估问题的严重性。虽然还不完全清楚这种草药组合是如何对抗心律失常的，但每种草药都有传统医学和现代科学的证据支撑。我的猜测是，银杏叶增加了氧气供应，从而促进食物转化为可利用的营养成分。益母草是植物神经系统的温和镇静剂。田七人参像银杏叶一样，与氧气一起工作，但在这种情况下提高了氧气的利用效率。剂量为每天 2~3 次，每次 1 茶匙，持续 6 个月。

顺便说一下，过量食用大豆制品会扰乱钾的代谢，从而导致心律失常。任何受此问题困扰的人都应该停止食用大豆。

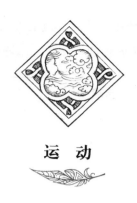

运 动

心脏是三个平面平衡的地方。在理想状态下，收缩和舒张之间存在一个和谐的相互作用。如果心脏区域被锁定在收缩状态，或者被"困住"，血管就会收缩，心肌就会失去完成整合任务所需的营养，造成压力而不是给予力量。界定三个平面的各种练习对心脏病患者有帮助，尤其是水平面姿态练习和秋叶练习。降帆练习也有助于将水平面降低到心脏的高度，对心绞痛患者尤其有帮助。此外，建议进行脊柱拉伸练习。

有心脏疾病的人倾向于抓住过去不放。放下练习是消除心脏收缩的绝佳姿态。此外，米纸行走练习有助于将头部血液带下来。进行米纸行走练习时，我们应该向前走，而不是从后面推着走，从而释放过去的东西。这是一种宁静而又没有时间限制的散步，能激发一种"开放"感，对高血压、月经失调和失眠问题也有好处。最后，角力站姿练习和企鹅角力练习有助于减轻攻击性倾向。

任何有韵律的运动——适度的跳舞、游泳、散步或跑步，都可以帮助心脏。在网球这样的运动中，强调优雅的随球动作而不是咄咄逼人的力量。

鲁道夫·施泰纳曾经说过，高速旅行会导致心脏病。如果你属于高危人群，尽量缩短在飞机、火车和汽车上的时间。但是，建议心脏病患者的移动速度永远不能超过他们两条腿所能承受的速度是不切实际的。试着通过步行或骑自行车去支持你的日常移动，郊游、自然漫步和徒步旅行的休闲活动尤其合适。在严重的情况下，慢跑或跑步是有害的。无论在哪里旅行，可以随时做个人空间姿态练习，并带着快乐前行。

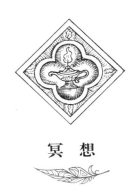

冥　想

心脏的冥想别无其他，只有实用的建议——"跟随自己的内心"。提出这种建议看似很容易，但实践起来往往很难。我发现两种对我自己和病人都有效的方法。首先，从这个模型中可以清楚地看到，位于"中心"的上帝在聆听，所以我们与"他"交谈很重要。换句话说，"你祈求，就会给你"。就像在和最好的朋友说话一样解释你的情况，然后寻求指导。重要的是，你树立的形象是寻求帮助，不提要求，没有建议，只是发自内心地请求帮助。

第二种方法是我从马歇尔·卢森堡那里学到的，他在《非暴力沟通》一书中进行了描述。卢森堡建议找到生活中你认为最好的倾听者，然后和他坐下来谈30分钟，以任何方式讲述你的故事。然后让他们问你以下问题："在这个时候，什么会让你的生活更精彩？"然后仔细听你的答案。如果答案让你笑或哭，那么它来自你的内心。试着用你知道的最好的方式来执行你得到的答案。当你完成这个练习后，试着对你生命中的至少三个人做同样的练习。继续这个循环，直到你发自内心的回答是："现在我的生活很精彩，不需要更多的改变。"当那一刻到来时，你的心和你的生活都将是完整的。

推荐阅读　马歇尔·卢森堡的《非暴力沟通》，已由华夏出版社出版。

小结

营养

* **避免**　所有加工食品，尤其是那些含有反式脂肪酸的食品

* **推荐食用**　大量合适的脂肪，相当于 80% 的热量摄入

苦味和乳酸发酵食物

来自草饲奶牛的黄油和奶油（最好是生的）、海鲜、猪油和肝脏，以提供脂溶性维生素

骨汤

绿叶蔬菜

生的动物食品

椰子油

* **补充剂**　每天供应 10000IU 维生素 A 的鳕鱼鱼肝油

卡尔森公司的肝脏干粉胶囊，每天 4~6 粒（如果你不喜欢肝的话）

用 1/4 茶匙的针叶樱桃粉或余甘子粉与水混合服用

标准过程公司的开塔普勒斯 E2，每天 3 次，每次 1~2 片

治疗

* 维蕾德公司的心脏的礼物，每天 4 次，每次 20 滴，最少持续 1 年。
* 标准过程公司的卡迪奥普，每天 3 次，每次 2 片，最少持续 1 年。
* 美地宝公司的山楂制剂，每天 2 次，每次 2 片，最少持续 1 年。
* 左上臂皮下注射金 D10 制剂，每周 3 次。
* 如果心律失常，则选用美地宝公司的草药组合，含 50% 田七人参、20% 益母草、30% 银杏叶，每天 2~3 次，每次 1 茶匙，持续 6 个月。

运动

* 平衡三个平面相交的练习，尤其是水平面姿态练习和秋叶练习。
* 心绞痛做降帆练习。
* 想增强血液循环，则做脊柱拉伸练习。
* 放下练习和米纸行走练习。
* 角力站姿练习和企鹅角力练习。
* 有韵律的运动。
* 尽可能减少乘坐飞机、火车和汽车的时间。
* 无论你在哪里旅行，可以随时做个人空间姿态练习，并带着快乐前行。

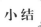

小结

＊跟"上帝"交谈并寻求指引，由此你就可以"跟随自己的内心"。

＊把你的故事告诉一个善于倾听的朋友，然后让他问一个问题："在这个时候，什么能让你的生活更精彩？"然后执行得到的答案。

冥想

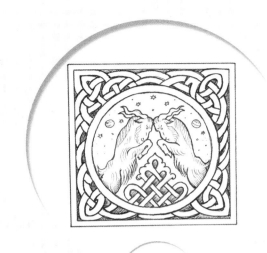

第四章

高血压

阿瑞斯，杀人的精狂，
沾染鲜血的屠夫，城堡的克星！
……
听罢，天父宙斯会心地微笑，
唤来金色的美神阿佛洛狄忒，说道：
"我的孩子，战争之事勿要插手，
这些事情留给雅典娜和阿瑞斯管理吧，
你只管专心地操持甜蜜的婚姻大事。"

——荷马（Homer），《伊利亚特》（*The Illiad*）

血管分为动脉和静脉两种类型。当动脉压力过高时就会出现高血压的情形。医学文献中列举了很多造成高血压的原因，其中包括动脉血管狭窄、矿物质失衡、肾脏疾病或水潴留。多数高血压治疗药物，包括利尿剂（诱导水分流失）、酶抑制剂和阻滞剂，都有危险的副作用。

在上一章中，我们说到一种心脏疾病的新模型，这个模型也解释了许多别的医学现象，包括高血压。我们很容易看到，如果泵自身的透压梯度非常弱，身体就必须以别的方式增强压力。身体就像一名出色的工程师，通过缩窄流出管道使动脉失掉一些灵活性（我们将其称为动脉硬化）。这种补偿机制非常神奇。然而，通过简简单单的饮食改变来提升泵的效力看上去更好一些。这样，治疗高血压的首要步骤就是采纳第三章所推荐的饮食和治疗方式。

另一个引发高血压的根本原因的线索来自"血管"这个词。动脉（artery）这个词源于"战神"（Ares）或"火星"（Mars）。从地心说视角来看，火星的符号代表着侵略性、活跃和好战。火星具备战士的形象或自然界中男性原型的力量。这个图景同我们所了解的动脉中血液循环所携带着的磅礴、有力的运动相符合。

静脉系统（venous system）则全然不同。很容易看到，单词"vein"或"venous"与代表女神的金星（Venus）拥有共同的词根。在希腊神话中，金星被称作阿佛洛狄忒——养育者、收获的赐予者以及女性原型的力量。这恰如其分地描述了静脉循环中血液的被动流动。

如果交感神经系统的应激反应[1]在动脉系统表现得过于旺盛，内在男性特征中所包含的侵略、主导和愤怒变得过于强烈，并全面压制了个性中女性滋养的一面，这时就会诱发高血压。众所周知，没有哪种力量是坏的，而当一方压倒另一方时则不然。男性和女性需要携手劳动，滋养和支持彼此。否则，如果强有力的火星力量占据上风，则会引发高血压，高血压是一种典型的男性疾病；抑或是金星的被动脉冲占据主导地位，则会导致一种典型的女性疾病——静脉曲张。如果静脉循环过于缓慢、被动，静脉血液的运动难以到达心脏时就会发生静脉曲张。血液受到过度的重

1　译者注：应激反应最初由沃尔特·布拉德福·坎农提出，该理论认为，动物面对威胁时通常会激发交感神经系统，从而引发应激反应。后来，这一反应被认为是脊椎动物以及其他生物应激反应的最初阶段。

力影响，当它下落时，会产生肿胀、拥挤、静脉疼痛的感觉，这也是这种疾病的特征。

这个模型显示出了心脏和血液循环的互连，特别是完整的"男性-女性"极性，以及总体上对立面的和解。心魂通过血液循环展现出其生命所立足的生物学领域。

这个模型也有助于解释过往多年我所获得的成功。通过饮食、顺势疗法及植物医药去医治病人，会非常依赖于铜，这种与金星相关的金属同样与人体肾脏等调解血压的器官相关。为了理解含铜草药的"姿态"，我们必须考察铜是如何在自然界出现的。

动物和植物体内都会存在携带氧分子的蛋白质——球蛋白。除了最核心的矿物质，从各个方面来看，动物和植物的球蛋白都非常相似。对于哺乳动物，球蛋白的核心矿物质是铁或血红素，因此被称为血红蛋白（字面上理解是铁-球蛋白）。对植物而言，其对应的金属是镁。叶绿素是一种镁-球蛋白，从各个方面来说同血红蛋白完全一致，只不过在其中心携带着一个镁分子，而不是铁分子。在软体动物双壳贝类身上，球蛋白的中心矿物质是铜。由于球蛋白分子中含铜，这类动物的"血液"接近蓝色。

在波提切利的画作中，维纳斯到达克里特岛时站在蛤壳上充满着隐藏的意义。显然，这位伟大的大师可以获得关于金星、蓝色、软体动物家族甚至克里特岛的深奥教义，在古代，克里特岛盛产铜。

甘菊是一种重要的含铜植物。虽然甘菊茶是黄色的，但甘菊提取制剂却有一种接近蓝色的色调，这正是铜的颜色。长期以来对它的评价都指向舒缓紧张和痉挛，温和的洋甘菊是一种典型的蕴含着女性特质的药物。

萝芙木（rauwolfia serpentina，一种夹竹桃科植物）是另一种对治疗高血压非常有价值的草药。施泰纳在其著作中提到，萝芙木具有金星的"姿态"，并对高血压有效果。如今，我们得知这种植物含有铜元素。它原本是一种阿育吠陀疗法的草药，后来作为利血平（reserpine）的来源在西医中变得普遍起来——它在20世纪60至70年代是一种常见的治疗高血压的药物。萝芙木通过缓解中枢神经的压力发挥功效，它也因此被用于治疗各种焦虑状态，甚至躁狂症。过去很多年，我一直在用萝芙木提取液，并发现它是能把高血压降到正常范围的可靠、安全、有效的药物。

下面分享三个案例，以说明高血压问题是如何同过分突出的男性特征相关联的。

G.L. 女士，62 岁，有 5 年的高血压病史，之前通过低脂肪、少盐的饮食以及高血压常用药物进行调理。她厌恶这类饮食并饱受药物副作用之苦。来我这里治疗时，她的血压高到了 220/130mmHg，已经非常危险了，但她非常坚定地拒绝服用更多降压药。她的故事在现实中常常发生，很多女士由于同样的原因死于高血压。G.L. 女士的婚姻也非常不幸，随着岁月的流逝，这种伤害和失望逐渐积累，她不断地给自己罩上厚厚的外壳。她表现出越来越多的"男性"特征，压制了她优雅、女性的一面。就像众多同她情况类似的女性一样，她的身边没有人能够感受到她的爱和关怀，就像是她滋养的温度落到了石头上，而没有进入肥沃的土壤里。虽然她的内在状况并没有太大改变，在接受适当的食疗、每天步行 30 分钟和服用含铜草药之后，她的血压逐渐降到了 160/80mmHg。

D.F. 先生 42 岁，抱怨说头晕、耳鸣、经常性头疼，感觉疲惫。他是一个非常容易紧张的人，由于他家族中的男性成员有很多在年轻时就患上了严重的高血压，并在 40 多岁时死于冠心病，为此，他对自己的身体非常担忧。他的血压是 200/120mmHg，无论从短期还是从长期来看，这个水平都不太安全。他的其他检查结果都很正常，并未发现器官损伤或其他引发高血压的因素。于是我沿用了 G.L. 女士的治疗方案，并将其血压降到了 160/90mmHg 的水平。总体上他感觉好了很多，再也不必服用常规降压药物。虽然他的高血压并未被"治愈"，但他能够过上一种相对无症状的生活。

这里需要特别指出一个事实：追溯至少两代人，他家族中的所有男性成员都发现了相同的疾病问题。在一般医学意义上，我们可以说他的高血压和心脏病的发病趋势是跟基因传递相关的。这里，我认为"遗传"是一个更好的字眼，因为目前还从未有人曾分离出一个或一组基因并宣称是这些基因造成了高血压，并且还有一些相关病症潜伏在基因里。然而，非常明显，高血压"寄居"在这个家族的男性成员身上。

D.F. 先生主要的挑战是将其生活方式变得同他的男性亲属完全不同，他把这种生活方式比作服刑。通常，当我们努力剔除一些家族印记并尝试一些新的印记或蓝图来重构我们的生命时，我们会感受到不确定性，甚至体验到心魂的紊乱。就像许多挣扎一样，当我们试图努力脱离宗族的纽带而去争取自由时，这种挣扎不仅发生在心灵上，而且会发生在身体上。

在 D.F. 先生的例子里，这种挣扎体现在他试图从其男性主导的家族生活中解放出来。物质身疾病在他的男性生理部分——动脉——火星领地出现，这难道不神奇吗？很多男性在挣扎着去发现他们内在的女性人格并使自己从火星的侵略性特征中解脱时都陷入过这种两难境地。这一伟大的生命斗争在定义我们这个时代的许多神话中都是不朽的，把它定义为一个遗传学的问题，既不尊重许多人必须去进行的探索，也贬低了心魂生命的丰富性。

另一个例子涉及一位有 20 余年高血压病史的 50 岁妇女，她还患有严重的银屑病。当我看到她时，她整个皮肤表面的 1/3 都覆盖着红斑。她服用 β 受体阻滞剂（beta-blocker，一种降压药）时，一开始的血压值是 210/120mmHg。她认为，降压药即使不是造成银屑病的直接原因，至少也加剧了皮肤病变，尽管降压药并没有发挥药效。基于"健康"诉求，她一直遵循低脂饮食习惯，同时随时补充一些蛋白营养品（这些营养品会耗尽肝脏内维生素 A 的储存，从而导致皮肤发生类似银屑病之类的问题）。尽管我很担忧她的超高血压，然而我仍然决定遵从她的本心，让她停用那些降压药，实行第三章给出的高脂肪饮食，不再服用蛋白粉。

此外，我建议她使用一个维持 4 个星期的清理配方，其中包含神圣草药公司（Blessed Herb）给出的 15 种不同植物。这些草药按顺序服用，以增强我们身体的解毒能力。在清理的第一阶段，草药作用于肠，每天会产生三次肠部运动。之后，轮到了肝脏、肺脏、肾脏，最后到血液。在这种彻底、缓和的解毒过程中，病人可以正常饮食。这种清理可以帮助重建肠胃内的有益菌落，并向身体持续供给能量和活力。

3 年过后，她的皮肤完全恢复正常，大多数时间血压在 130/90mmHg 以内。此外，她的体重减轻了 20 多斤，在其饮食中加入的脂肪部分活化并消融了她的脂肪储存，并用其软化、滋润她的皮肤。

关于血压测量，在这里再做一个说明：在医学院学习期间，老师教导我们正常的血压范围是在 140/90mmHg 以下，或用经验公式 [（100+ 患者当前的年龄）/90]，即得出该年龄的正常血压值。因而，对于一名 60 岁的病人，160/90mmHg 是正常血压值。然而，时至今日，大家所公认的正常血压值还是太低了。降压药用于将血压降至 120/70mmHg 或更低，对很多人来说，这个低水平相当危险。这个情况同胆固醇的"危险"点很类似，一个人患心脏病的风险所参照的胆固醇水平已经从 240mg/dl 降到了 200mg/dl，新的指导线暗示胆固醇应当处在 180mg/dl 以下。通过降低标准，并告知患者他处在风险当中，医生才能够把药品开给没什么病的人。血压会随着人的年龄自然并逐步增高，血压也会在瞬时应力下升高，包括测量血压时是患者内心有压力的时候！如果第一次读数显示病人有高血压，在第二次测量前他应当在一间安静的屋子里躺大约 15 分钟。只有第二次读数给出的数值高于用公式计算的值，这个病人才能够被诊断为患有高血压。

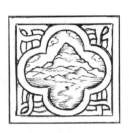

营　养

高血压的一般性治疗会要求病人饮食少盐、低脂。这种养生法一开始会产生不错的效果，但这种效果同低盐、低脂摄入其实并没有太大关系，为了低盐、低脂，患者应避免食用大多数的加工类食品，这才是关键。如果在一段时间内病人不摄入食盐，体质就会变得虚弱，因为盐对于消化系统非常重要。正确种类的脂肪摄入对于身体健康绝对重要。

我不会限制高血压患者吃盐，但我会建议他们少吃工业加工过的盐，而是试着吃一些凯尔特海盐。凯尔特海盐中含有丰富的镁，有助于帮助病人降低血压。此外，在做汤、炖菜或汤汁中加入富含矿物质的骨汤也会改善高血压状况。

病人应当遵从第三章列出的一般性规则。小牛肝是不错的铜的来源，可以每周吃一次。显而易见，扇贝是另一个不错的选择。

高血压病人要少喝水，水会增加血液总量并造成浮肿（水肿）；可以通过乳化饮品的方式保证液体摄入，这样会滋润细胞，而不会打乱身体的动态平衡。这些饮品同样也会是一种容易被吸收的矿物质来源。

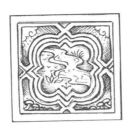

治 疗

治疗高血压最基本的药物是含铜的草药。我会推荐美地宝公司的甘菊提取制剂，每天 1~2 茶匙。还有草药房公司（Herb Pharm）生产的萝芙木提取制剂，每天 2 次，每次 4~30 滴。

另外，我也推荐美地宝公司的山楂片剂，每天 3~4 次，每次 1 片。在之前的章节中讨论过，山楂有助于软化动脉血管壁，是一种强心剂。

如果上述食疗方法和医疗干预手段仍没能成功地将血压降到正常水平，可以直接对肾脏进行治疗。肾脏（及肾上腺）秘密地通过分泌两种激素来影响血压。其中一种是血管紧张肽（angiotensin，也叫血管紧张素），决定着我们血管的脉动，也就是血压。另一种叫醛固酮（aldosterone），是一种盐皮质激素，会起到调节盐和流体平衡的作用。可以通过常规药物影响这类激素系统的工作，如利尿剂或 ACE（血管紧张素转换酶）抑制剂，常规医学经常会给病人开这些药物来应对高血压。在自然医药领域，我们也找到了一些安全药物，有利尿功效，并能够改善肾脏功能。第一种是标准过程公司生产工艺制造的瑞娜食品（Renafood），其包含了肾脏的原生形态和其他肾脏营养物。可以每天 3 次，每次服用 1~2 片。另一种推荐的药物是美地宝公司生产的马尾草提取制剂，有利尿功效，而且比常规药方开具的利尿剂安全得多。剂量是每天 1 茶匙，能够帮助患者缓解水肿，降低血压。

最后需要提一下蓖麻油包对肾脏的功效。每周用 3~4 次，每次持续 1 个小时。前面我们讨论过，蓖麻油有助于舒缓交感神经系统的过度兴奋。使用得当的话，蓖麻油包可以带来生理上的平静，进而降低血压。

针对静脉曲张，则需要大量的类黄酮来增强静脉的脉动，进而使我们的"泵"

更有效力。推荐服用美地宝公司的山楂片剂，每天 2 次，每次 2 片；还可以服用美地宝公司的七叶树复合制剂（horse chestnut complex），每天 2 次，每次 2 片，至少需要服用 1 年。

如果高血压期间伴随有银屑病等皮肤症状，我推荐患者使用神圣草药公司的清洗液。

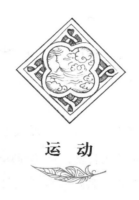

运　动

高血压的对应姿势是一种向上抽取，"水的势能"非常高。与此同时，随着水位的上升加之上部空间逐渐收窄，将个人空间收窄到心脏上方的一个点上。重力和上浮之间的关系错乱。高血压会给身体带来过多的飘浮感，而缺乏重力作用，这种病不允许重力在身体中开展其工作。世界上最好的运动者能够驾驭重力，但并不意味着他们自己很重。

所有有助于由上部拉回及使高血压保持回缩状态的运动都会很有帮助，从水平面姿态练习开始，包括向下-向上练习、接地练习、滑轮练习、上部流线姿态练习、下部流线姿态练习、降帆练习和肩部肌肉映射练习。米纸行走练习和恩赐练习有助于将头上的血液向下带。双纽线动态练习也是很棒的运动。

如果动作得当，砍木头也有助于降血压，每斧子抡下去的时候，人会下意识地将重心下移。与此类似，拉丁舞也非常好，因为在这个舞蹈中，重心的位置会不断变换，并离地面很近。与此相对，芭蕾舞则强调上浮。

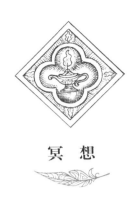

冥　想

　　我们每个人的心魂和物质身既有男性的一面，也有女性的一面。这两极分别由动脉-火星（侵略性和主导）和静脉-金星（滋养和接纳）所代表，患者心魂运作所展开的冥想需要平衡这两极。在进行每日回顾冥想时，要试着分辨哪些活动、情绪和行动是跟火星相关的，哪些是跟金星相联系的。如果患有高血压，患者可能会发现前者占据了大多数。你的任务就是重新引入平衡，将生命中的男性品质更和谐地带入女性一面中。

　　对于高血压的治疗，调和对立面所建立的心理图景最为有效。有意思的一个现象是，这种病常常发生在那些强烈并固执地确信他们现实角色的人身上。正如教过我的一位年迈的历史学教授曾指出的，我也一再建议人们，在面对一个感受到被动性的主题时，要试着通过文字或语言的方式从另一个层面进行争论。这样做会提高人们的灵活性，高血压患者身上通常缺乏这种气质。此外，这么做还能够告诉我们真相，真相绝不是孤立的，而会在各个极端之间平衡。这项练习将会帮助你理解如何在不同的极端中生活得更舒服，以及如何克服这种疾病的基本动力。

小结

营养

* **避免**　　加工类食品
　　　　　　加工盐
　　　　　　水

* **推荐食用**　第三章中描述过的高脂肪饮食
　　　　　　凯尔特海盐
　　　　　　骨汤
　　　　　　肝和扇贝
　　　　　　发酵乳饮品

治疗

* 美地宝公司的甘菊提取制剂，每天 1~2 茶匙。
* 草药房公司生产的萝芙木提取制剂，每天 2 次，根据症状每次 4~30 滴，和水服用。
* 美地宝公司的山楂片剂，每天 3~4 次，每次 1 片。
* 标准过程公司的瑞娜食品，每天 3 次，每次 1~2 片。
* 美地宝公司的马尾草提取制剂，每天 1 茶匙。
* 蓖麻油包，每周 3~4 次，每次持续 1 个小时，覆在肾上腺部位。
* 针对静脉曲张症状，推荐美地宝公司生产的山楂片剂，每天 2 次，每次 2 片；也可以服用七叶树复合制剂，每天 2 次，每次 2 片。
* 应对皮肤类症状，推荐使用神圣草药公司的清洗液。

运动

* 所有有助于将向上的姿势和高血压收缩状态拉回的练习，特别是水平面姿态练习。
* 向下-向上练习、接地练习、滑轮练习、上部流线姿态练习、下部流线姿态练习、降帆练习、肩部肌肉映射练习。
* 米纸行走练习和恩赐练习。
* 双纽线动态练习。
* 砍木头。
* 拉丁舞。

冥想

* 每日冥想，发现内在的女性部分。
* 如果对一个主题感到被动，试着用语言或文字的方式从相反的角度进行争论。

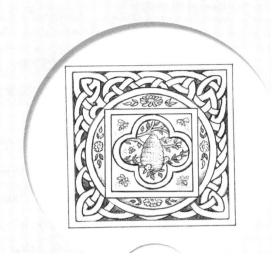

第五章

糖尿病

如此甜蜜，如此致命。

——莎士比亚（Shakespear），《奥赛罗》（*Othello*）

糖尿病在美国和其他西方国家特别常见，以至于它会出现在任何人群中，变成文明的一种标记。讽刺的是，在西方医学其他任何领域的科学突破，都没有像在糖尿病领域这样令人痛心地失败。

糖尿病的特征是血液中具有异常高含量的糖或葡萄糖，这些糖溢出到尿液中，使尿液变甜。希腊人首次描述了这种疾病，称之为糖尿病或"蜂蜜渗出"（honey passing through）。如今，美国至少有 2000 万糖尿病患者，其中 600 万人每天必须注射胰岛素。科学家们将胰岛素的发现誉为 20 世纪 20 年代医学上最伟大的成就之一，事实也的确如此。胰岛素是葡萄糖从血液转移到细胞所需的胰腺激素。当这个系统失效，即当胰腺不能产生足够的胰岛素或胰岛素不能使葡萄糖进入细胞时，那么血液中的血糖水平就会异常增高，这就是我们所说的糖尿病。

最初，医生认为糖尿病只是一种胰岛素缺乏症，胰腺无法产生足够的胰岛素来满足身体的需求，一旦掌握了正确的知识和技术，糖尿病就能得到成功的控制。随着时间的推移，研究人员开发出了更好的胰岛素传输系统，以及生产更纯净有效的类型胰岛素的方法——从猪胰岛素到通过基因工程制造的人工胰岛素。医学界已经知道口服胰岛素是无效的，皮下注射更好，通过泵输送是最好的。然而，尽管自 1920 年以来做了种种改进，糖尿病仍然是西方世界人们死亡和致残的主要原因之一。糖尿病并发症包括：心脏病和血液循环问题，肾脏疾病，视网膜退化导致的失明，神经病变导致的麻木、刺痛、四肢疼痛和烧灼感，足部溃疡导致的坏疽和高感染风险。

医生们意识到，糖尿病是一种比简单的胰岛素缺乏更复杂的疾病。他们还发现有两种类型的糖尿病。I 型糖尿病，也称为胰岛素依赖型糖尿病或儿童型糖尿病，通常在 30 岁之前发病，涉及胰腺功能障碍。I 型糖尿病被认为是自身免疫性疾病，一些触发因素会导致身体的免疫系统攻击自身胰腺中产生胰岛素的细胞（称为胰岛）。随着时间的推移，胰腺失去产生胰岛素的能力，血糖升高，如果缺乏胰岛素供应，人体可能会发生严重的不良后果，包括死亡。到目前为止，对于 I 型糖尿病的自身免疫触发因素尚未达成共识。一些证据表明，生命早期被喂养巴氏杀菌牛奶、大豆制品和谷物，或使用疫苗，都可能是触发因素。I 型糖尿病通常很难控制，而如果不能成功控制，可导致上述许多并发症很早就发作。

II 型糖尿病比 I 型糖尿病更常见，其病因不同。实际上，正是这种类型的糖尿病迫切需要一个与目前医学界给出的观点不同的新视角。

为了了解糖尿病在西方世界的流行，以及为什么对这种疾病的常规治疗几乎没有削弱其对受害者的长期影响的原因，我们必须了解一些基本的生物化学知识。控制血糖是健康生活的最基本要求之一。有两种情况会使我们的血糖水平变得异常：它们可能变得太低，我们将其定义为血糖低于 80mg/dl，并称之为低血糖症；或者它们可能变得太高，被定义为血糖超过 110mg/dl，这被称为高血糖症。虽然低血糖和高血糖都不利于人的健康，但它们似乎在人体中引起了非常不同的反应。例如，如果你的血糖降到 40mg/dl 以下，人就会变得思路混乱、糊涂，如果情况持续下去，人就会陷入昏迷状态甚至死亡。这种情况是真正的医疗紧急情况。当血糖在 40~60mg/dl 时，人就会发抖、紧张、焦虑、出汗、糊涂和易怒。当血糖在 60~80mg/dl 时，类似的症状也会出现，但不那么严重。

身体会对低血糖的紧急情况作出多种反应。甚至当血糖开始降至 80mg/dl 以下时，身体会产生多种激素，主要是肾上腺素和胰高血糖素。肾上腺素的主要作用是使细胞获得更多的糖。正是肾上腺素的产生导致了许多人在低血糖过程中经历了熟悉的颤抖和紧张的感觉。胰高血糖素通过增加脂肪分解和刺激脂肪转化为糖来帮助提升血糖水平。

在低血糖的早期阶段，人体可能会产生多达十种或更多的激素，或发生生化反应。一种是生长激素的释放，研究发现这种激素在压力下会增高血糖。正如我们看到的，身体已准备好抵御这种潜在的紧急情况。它具有多种重叠机制来防止血糖急剧下降，其中许多反应会产生明显的症状，促使我们采取行动。严重的低血糖显然是我们的适应性生理学已经学会避免的情况。

高血糖的情况则大不相同。在我执业期间，我多次向新的糖尿病患者询问他们的感受，他们都回答："有点累，但还不错。"然而，常规的验血筛查告诉我，一些毫无戒心的患者血糖水平高达 400mg/dl，几乎是正常水平的 4 倍。这些人患上所有主要糖尿病并发症的风险很大，包括冠状动脉疾病和神经系统疾病，但他们没有任何感觉，他们的身体几乎没有给他们任何警告。这是为什么？

有人推测，身体很难处理高血糖症，因为导致高血糖症的条件，即暴饮暴食，是人类历史上一个相对较新的现象。另一方面，由于缺乏食物而引起的低血糖症经常发生，身体已经通过各种机制适应了这种情况。与在我们的血糖过低时激活十种以上激素相比，人体只有两种机制可以应对过高的血糖。一是运动，任何肌肉活动都会将糖从血液中驱入肌肉细胞，在那里糖被用作燃料。第二是胰岛素的产生。胰岛素的产生是人体对于"血糖含量过高，身体糖摄入过多"的应对方式。胰岛素帮助将血液中的糖分转移到细胞中，并将其作为脂肪储存起来。（有趣的是，人体在胰岛素的指导下产生的脂肪类型是饱和脂肪。）

理解这种基本生理学会得出一些有趣的结论。一个结论是，控制产生的胰岛素水平是控制肥胖的关键。没有胰岛素，就没有体重增加。失去胰岛素制造能力的人（Ⅰ型糖尿病患者），除非他们补充胰岛素，否则无论他们吃多少食物都不会增加体重。事实上，如果没有胰岛素，他们就会饿死。

我们可以得出的第二个结论是，Ⅱ型糖尿病的病因实际上非常简单。当提升血糖的食物消耗长期超过肌肉运动所需的糖量很多年时，就会发生Ⅱ型糖尿病。这迫使身体逐渐产生越来越多的胰岛素来降低血糖水平。最终，身体无法制造足够的胰岛素来降低血糖水平，血糖长期保持在高水平，患者就被诊断为患有糖尿病。

在这期间发生了一件奇怪的事情，称为胰岛素耐受性。这意味着当血糖长期升高、胰岛素水平上升时，细胞会在自身周围形成一个屏障或墙壁，以减缓过量糖的流入。胰岛素耐受性是一种保护性或适应性反应，是人体为了保护细胞免受过多葡萄糖的侵害而做的最好的事情。但随着时间的推移，血液中的糖含量增加，胰腺只好产生更多的胰岛素来处理这种升高的糖含量。细胞通过胰岛素耐受性来抵抗这种糖的流入，在某种意义上说是通过关闭接收之门，阻止细胞对糖的摄入。这导致了一种奇怪的情况，即血糖水平高但细胞糖水平低。身体认为这是低血糖，因此患者缺乏活力，感到饥饿，因此他吃得更多，从而开始恶性循环。

由于许多其他原因，胰岛素水平长期升高是有害的。高胰岛素水平不仅导致肥胖（胰岛素告诉你的身体要储存脂肪），而且还发出应该保留液体的信号，导致水肿和高血压。慢性高胰岛素水平刺激动脉内斑块的形成，并且还抑制组织再生和许多其他生理反应所需的生长激素的分泌。

20世纪80年代，研究人员开始试图寻找答案：肥胖、冠状动脉疾病、高血压和其他一起出现的常见医学问题是否真的是单独的疾病，还是一种共同生理缺陷的表现？现在的证据指向其是一种缺陷，即高胰岛素血症，或血液中胰岛素水平过高。高胰岛素血症是一种生理事件，这种生理事件几乎与我们所有退行性疾病相关。它是在第三章中所描述事件的生化推论或标记。

那么，我们需要回答的问题是，是什么导致了高胰岛素血症？在基础生物化学中，我们学习了三种基本食物：脂肪、蛋白质和碳水化合物。在正常情况下，碳水化合物会转化为糖进入血液。脂肪被分解成脂肪酸，成为激素、前列腺素和细胞膜的组成部分。蛋白质被分解成氨基酸，然后氨基酸被重建成我们体内的各种蛋白质。碳水化合物仅投身于一件事，那就是制造能量。这让我们明确了一种"平衡"的饮食，其中，运动和锻炼使用的能量等于我们消耗的碳水化合物提供的能量。

对于一个体形保持稳定的人来说，蛋白质和脂肪需求是相对固定的，并且可以通过食欲来控制（实际上，过量摄取脂肪和蛋白质是很难的，因为当过度摄取这些成分时，我们的身体会感到恶心）。但是，碳水化合物摄入量应该与我们的活动水平密切相关。 如果我们每天跑马拉松，均衡的饮食可能包括每天约 300 克碳水化合物，这相当于 20 个马铃薯或 6 个布朗尼所提供的热量。如果我们整天坐在沙发上，显然对能量食品的要求会更少。在这种情况下，均衡饮食每天仅包含约 65~70 克碳水化合物。如果摄入的碳水化合物超过这个量，我们的身体就会被迫生产更多的胰岛素，整个恶性循环就会开始。

糖尿病的问题可以概括为，西式饮食让我们像马拉松运动员一样吃，而实际上，我们大多数人仅仅是坐在沙发上。当我们调节碳水化合物摄入量以匹配我们的运动水平时，II 型糖尿病就不会发生。事实上，我发现，只要牢记这些基本原则，大多数 II 型糖尿病病例都能得到很好的治疗。I 型糖尿病同样可以通过高脂肪、低碳水化合物饮食得到治疗。事实上，在发明胰岛素之前，治疗 I 型糖尿病的唯一方法是高脂肪饮食，碳水化合物食物被完全排除在外，因为身体不需要胰岛素来吸收蛋白质和脂肪。

除非吃得过多，否则脂肪不会导致糖尿病，只有一个例外。部分氢化植物油中的反式脂肪酸可引起胰岛素耐受。当这些人造脂肪进入细胞膜时，它们会干扰胰岛素受体。从理论上讲，这意味着人们可以在不吃大量碳水化合物的情况下产生胰岛素耐受性。但在实践中，部分氢化植物油总是被用在碳水化合物含量非常高的食物中——炸薯条、曲奇饼、薄脆饼干、甜甜圈和面包或土豆上的人造黄油，这些都会使血液中充满糖。现代加工食品中的反式脂肪酸给人类带来了双重打击，人类物种对此没有发展出任何防御措施。

大约两年前，G 女士带着她的悲伤经历来找我，今天的内科诊所对这类故事非常熟悉。她有着很严重的糖尿病家族史，最令她记忆深刻和可怕的回忆就是看着她的母亲在 52 岁时死于糖尿病并发症。当我第一次见到她时，她被诊断为患有糖尿病、高血压、肥胖症、关节炎、胃食管反流病（GERD）、不宁腿综合征和腿部"水肿"（液体潴留）。她服用的药物包括：口服降糖药（糖尿病）、呋塞米（Lasix，利尿剂）、β 受体阻滞剂（用于治疗高血压，也会导致血糖升高）、奎宁（Quinine，用于治疗腿水肿）、扶他林（Voltaren，用于治疗关节炎，也"导致"肾功能衰竭和胃部刺激）、一种治疗她的胃部刺激的抗反流药物，以及钾——用于治疗由利尿剂引起的钾缺乏症。她还服用左甲状腺素钠（一种甲状腺补充剂），治疗长期存在的甲状腺功能减退症。她吃"常规"的美国饮食，不用说，她感觉很糟糕！她的医生告诉她，她所有的疾病都"控制得很好"，但在她的内心深处，她知道自己正朝着与母亲相同的方向前进。

从心脏病和高血压两章中提供的信息可以很容易地得出结论，首先她的"泵"由于饮食不良而被打破，因此出现了高血压、关节僵硬（关节炎）、水肿、甲状腺机能减退（过度寒冷）和不宁腿综合征。此外，她的碳水化合物和反式脂肪占主体的饮食结构直接导致她血液中的糖升高，从而导致糖尿病。

然而，我想强调这个故事的另一个方面。也就是说，在人们的生活中，似乎有一些"规律"会指引他们面对自己最害怕的事情，我称之为"自由法则"。之所以称之为自由，是因为当我们生活在恐惧中，这种恐惧会以一种微妙而充满活力的方式将我们吸引到我们所害怕的事物上。通常，被监禁或遭受过可怕折磨的人会产生一种让人羡慕的自由感，也许这是土著人举行成年礼的基础，他们有意让年轻人面对恐惧。这位女士生命中的这场危机，让她感到如此悲惨，她被糟糕的身体状况压得喘不过气来，并因此担心自己的未来，这将她的医学治疗转变为一个她面对生活的场所。幸运的是，她接受了挑战。

两年后，根据这些章节中概述的简单方法，她的唯一药物包括非常小剂量的甲状腺制剂（每天 30 毫克）和匙羹藤（Gymnema，每天 2 次，每次 1 片）。她的体重显著下降，血压正常，双腿感觉良好，反流消失，整体感觉良好。她的血糖仍然很高，当它升高时，她往往会感染酵母菌。我们让这一切顺其自然，因为酵母似乎会"生物降解"糖，并且在每次酵母"感染"过程后，她的血糖都会下降到正常水平。

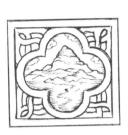

营　养

韦斯顿·A.普莱斯和其他许多人对土著人群的研究揭示了当地传统饮食和生活方式的智慧。因为所谓的原始部落不仅遵循"完美的"抗糖尿病的生活方式，他们的饮食中还包含了一些特定食物，最近这些食物才被发现在预防和治疗糖尿病方面发挥着重要作用。一般而言，土著人的碳水化合物摄入量较低，并伴有大量的体育活动。事实上，今天特别容易患糖尿病的民族，如美洲原住民和因纽特人，他们以前几乎不消耗碳水化合物。在温暖的气候条件下，块茎和水果更丰富，这些食物通常被发酵保存。土著人不但食用这些食物，同时摄入足够的蛋白质和脂肪。只有在改为西方的饮食习惯后，他们所谓的糖尿病"遗传"倾向才会显现出来。

原始部落的饮食中还有其他三种营养因素对糖尿病患者有帮助。首先，饮食中含有丰富的微量矿物质。现代科学告诉我们，微量矿物质缺乏，特别是锌、钒和铬的缺乏，会抑制胰岛素的产生和吸收。没有钒，血液中的糖无法被输入细胞，铬是碳水化合物代谢和胰岛素受体正常运作所必需的元素，锌是产生胰岛素的辅助因子。原始部落的传统食物生长在富含矿物质的土壤中，他们传统饮食中的骨头汤和盐富含矿物质，而且他们喝富含矿物质的水或用这种水制成的饮料。在现代饮食中，锌的最佳来源是红肉和贝类，特别是牡蛎。特级初榨未经过滤的橄榄油中含有钒，而铬则出现在营养酵母、糖浆和肝脏等器官肉中。

其次，土著人吃一部分未经烹饪的（生的或发酵的）动物性食物，如鱼、牛奶或肉类。这种饮食策略可以保存维生素 B_6，因为维生素 B_6 很容易被高温破坏。维生素 B_6 对碳水化合物代谢至关重要，它通常是复合维生素 B 中的限速维生素，是饮食中最难获得的维生素之一。土著人从直觉上理解了完全生吃一部分动物性食物的必要性。

再次，土著人食用富含脂溶性维生素的食物，包括草饲动物的乳脂、器官肉、贝类、鱼肝油以及熊和猪等特定动物的脂肪。高水平的维生素 A 对于糖尿病患者来说绝对必不可少，因为糖尿病患者无法将植物性食物中的胡萝卜素转化为真正的维生素 A。维生素 A 和维生素 D 也可以预防糖尿病的并发症，如视网膜和肾脏问题。维生素 D 是生产胰岛素所必需的。

将所有这些规则放在一起，我们发现，本书和《营养传统》中推荐的一般饮食符合预防和治疗糖尿病的所有要求。饮食应包含来自有机和生物动力种植的食品、凯尔特海盐、骨汤、贝类、红肉、器官肉、未经过滤的橄榄油和提供足够微量矿物质的营养酵母。高水平的维生素 A 和维生素 D 是必不可少的，提供维生素 B_6 的未经烹饪的动物性食物也是如此。

最重要的是，糖尿病患者必须严格限制每日摄入的碳水化合物。虽然碳水化合物的最佳用量在一定程度上取决于活动水平，但大多数糖尿病患者需要从每天 60 克的碳水化合物疗法开始，直到血糖正常化。我推荐《施瓦兹本原则》（Schwarzbein Principle）作为碳水化合物摄入的指导。该书包含易于使用的图表，可以让你评估碳水化合物值。治疗的初始阶段可能需要长达一年的时间，平均血糖水平应通过一种测量糖化血红蛋白（HgbAlc）的血液测试来确定，糖化血红蛋白是一种可以显示约 6 周的时间段内平均血糖水平的化合物。限制碳水化合物也有助于减肥。

对于 II 型糖尿病患者，这种饮食应该有助于血糖水平和体重正常化，之后每日碳水化合物摄入量可以放宽至每天约 72 克。这一水平应在糖尿病患者一生中保持不变。同样的方法也适用于 I 型糖尿病患者，尽管这可能不会让他停止使用胰岛素。然而，严格的碳水化合物限制应该会减少胰岛素需求，有助于保持血糖稳定，最重要的是，防止了与糖尿病相关的许多副作用。

　　请注意，在这种方法中，对食物的总摄入量没有限制，我们也没有注意所谓的各种碳水化合物食物的血糖指数。任何与碳水化合物食物一起摄入的脂肪都会降低血糖指数。担心血糖指数对治疗没有任何帮助，只会增加计算食物价值所花费的时间，而不是享受它的好处。人们应该大量食用优质脂肪和蛋白质，只需要限制碳水化合物食物即可。

　　糖尿病患者的补充剂应包括每日提供 20000IU 维生素 A 的鱼肝油，以及提供 B 族维生素和矿物质的营养酵母。糖尿病患者的另一个重要补充是月见草油、琉璃苣油或黑醋栗油，所有这些油脂都提供一种被称为 γ-亚麻酸的脂肪酸，因为糖尿病患者不能制造足够量的亚麻酸以保持健康。

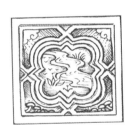

治　疗

　　植物以多种方式向我们讲述它们的特性。槲寄生等植物通过其生命周期的属性向我们展示它们的效果。其他植物，如紫锥菊，则通过花朵的属性揭示它们的内在本质。对于糖尿病患者来说，有一种最突出的植物是治疗的主要药物。匙羹藤（gymnema sylvestre）这种植物在阿育吠陀医学中被用来治疗糖尿病已有数千年历史。在现代，它已经进入正统疗法，并在许多研究论文中显示了自己的价值。阿育吠陀医生称匙羹藤为"糖克星"。如果你咀嚼这种植物的叶子，那么你的味蕾感知甜味的能力就会被消除。如果 10 分钟后你吃了一块糖，甚至一些蜂蜜，它们的味道会像粉笔一样。人们几乎可以听到匙羹藤发出咯咯的笑声，好像在说"我真的是糖克星"。

匙羹藤还有助于降低血糖水平。这是通过降低胰岛素耐受性（与传统的口服降糖药物非常相似）并增加胰腺中胰岛素的分泌来实现的。此外，匙羹藤是目前我们所知的唯一一种能帮助 I 型糖尿病患者受损的胰岛细胞再生的药物。使用匙羹藤也许不能完全逆转 I 型糖尿病，但我发现它总是可以改善血糖控制。因此，匙羹藤本身解决了糖尿病的多因素病因学。因为如果需要，它可以帮助你的身体制造更多的胰岛素，并且可以使胰岛素更有效。

我给我所有的糖尿病患者开了中国草药匙羹藤片，在改善血糖控制和降低血糖水平上，它从来没有失败过。使用的剂量为每次 1 片，每天 2~3 次。匙羹藤没有引发常规口服降糖药物常见的危险的低血糖反应风险。

我用于治疗糖尿病的其他药物包括：标准过程公司生产的迪普乐克制剂（Diaplex），剂量为每次 2~3 粒，每日 3 次；标准过程公司生产的有机矿物质（Organic Minerals），每次 1 片，每日 3 次；胰酶原型态制剂，每次 1~2 片，每日 3 次。这些有机食品制剂含有丰富的微量矿物质以及来自动物提取制剂的维生素 B_6。

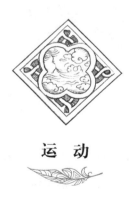

运 动

糖尿病的主要姿态是身体转向自我对抗。I 型糖尿病涉及一种自身免疫反应，其运动向内转移，以至于实际上破坏了胰腺的胰岛。在 II 型糖尿病中，即使患者身体并不沉重，姿态也是沉重的。两种类型的糖尿病患者都需要了解，我们的肢体活动与内部过程之间存在直接的联系。我们确实用表现在四肢方面的节奏、比例和尺度来"器官化"内部过程。糖尿病需要从躯干这一新陈代谢区向外扩散出去。

糖尿病患者，尤其是那些患有Ⅰ型糖尿病的人，可能在处理日常生活方面有困难。他们经常对小事感到恐慌，或者无法做出恰当或合适的社会反应。因此，他们需要学会在个人空间的边界上应对这些情况。个人空间姿态练习、角力站姿练习和企鹅角力练习对糖尿病患者都很有帮助。

对于所有的疾病来说，在器官周围创造空间是有帮助的，这样器官的自然韵律就可以再次发挥其应有的作用。尤其是对于糖尿病患者来说，器官（特别是胰腺）的空间已经变得拥挤，器官呈现出惊恐、狭窄、收缩的姿态。

任何涉及四肢的、强调"向上和向外"的运动对糖尿病患者都是有帮助的，例如腹部按摩练习、膝部映射练习、V字拉伸练习、浪尖练习、日晷练习和偶极练习都是适合的运动。

户外有节奏的、快乐的锻炼对糖尿病患者来说是至关重要的，比如散步、园艺、游泳和运动。糖尿病患者应保持每天30分钟的运动和活动，每周有一两天将大部分时间花在户外，参与一些温和、愉快的体力活动。

糖尿病患者需要的不仅仅是锻炼，而是一种升提力，即将身体及其周围的空间转化为令人振奋的升提力姿态。因此，跳舞，甚至跳绳，比在跑步机上笨拙地锻炼更为合适。

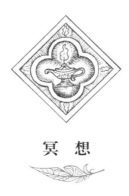

冥 想

糖尿病患者只有严格遵守饮食、治疗和锻炼指南，才能产生效果。我的病人往往很难坚持执行这些建议，因为食物对他们来说有太多的其他含义——食物可能是情感安慰的主要来源，甚至是消除无聊的主要方法。因此，对于糖尿病患者来说，最迫切需要的心魂力量是决心，增强一个人自我的冥想练习是必要的。对一些人来说，这可能意味着面对生活中情感创伤的根源，对其他人来说，仅进入冥想计划就可能有效。回顾冥想可以作为发展客观意识的主要手段，而客观意识是强大自我的基础。这项练习将加强思考并增强意志，从而给饮食和运动方法一个发挥作用的机会。

 推荐阅读

The Schwarzbein Principle，Dianna Schwarzbein
Life Without Bread，Wolfgang Lutz and Christian Allan

小结

营养

* 避免　过量的碳水化合物和加工的碳水化合物（糖和精白面粉）
含有氢化脂肪的食物（反式脂肪酸）

* 推荐食用　将碳水化合物摄入量限制在每天 60 克，直到糖化血红蛋白正常化，然后根据每天的活动量，控制在每天 70 克左右
提供富含维生素 B_6 的未经烹饪的肉、鱼和乳制品
富含维生素 A 和维生素 D 的脂肪和器官肉
提供钒的未经过滤的橄榄油
提供锌的红肉和牡蛎
有机或生物动力种植的食品、骨肉汤、凯尔特海盐和其他微量矿物质来源

* 补充剂　鱼肝油为成人提供 20000IU、为孩子提供 10000IU 的维生素 A
针叶樱桃粉或余甘子粉，每次 1/4 茶匙，每天 2 次，水送服
月见草、琉璃苣或黑醋栗油，每天 1000 毫克。

治疗

* 美地宝公司的匙羹藤，每次 1 片，每天 2~3 次。
* 标准过程公司生产的迪普乐克制剂，每次 2~3 粒胶囊，每天 3 次。
* 标准过程公司生产的有机矿物质，每次 1 片，每天 3 次。
* 胰酶原型态制剂，每次 1~2 片，每天 3 次。

运动

* 个人空间姿态练习、角力站姿练习和企鹅角力练习在器官周围创造空间。
* 腹部按摩练习、膝部映射练习、V 字拉伸练习、浪尖练习、日晷练习以及偶极练习，以强调"向上和向外"。
* 每天最少 30 分钟有节奏的、快乐的室外运动。
* 跳舞或者跳绳，激发升提力。

冥想

* 回顾冥想以增强意志。

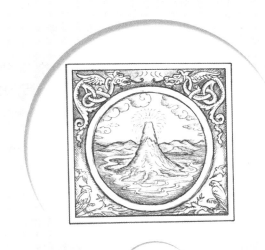

第六章

肾上腺皮质机能不全疾病：哮喘、过敏、湿疹

猎鹰正在螺旋式地飞翔，
已听不到驯鹰者的呼唤，
万物离析中心却难维系，
世界处于无政府之状态，
同时暗淡血潮渐渐扩散，
四处纯洁礼仪统统消失，
所有佼佼者都缺乏信念，
然而最坏者却狂到极点。

——威廉·巴特勒·叶芝（W.B. Yeats），
《第二次圣临》（*The Second Coming*）

可的松的广泛应用已成为现代医学中最奇怪的现象之一。所有生过病的人都知道，无论你生什么样的疾病，医生的药方中几乎都会包含可的松及其衍生物：强的松治疗毒藤皮炎；吸入式可的松治疗哮喘；可的松软膏用于治疗湿疹、牛皮癣和许多其他皮疹；强的松治疗溃疡性结肠炎和其他炎症性肠病；可的松用于治疗关节炎、滑囊炎和肌腱炎；注射用类固醇治疗严重的过敏反应；强的松甚至是许多癌症疗法的组成部分。

由于可的松及其衍生物都是由我们的肾上腺，特别是肾上腺皮质产生的激素产物，我们有理由问，在所有这些不同的疾病中，潜在的原因是否涉及肾上腺的问题。毕竟，如果我们给患者提供甲状腺激素，我们只期待对甲状腺疾病患者有治疗效果。甲状腺激素提取制剂对于便秘或皮肤干燥的人没有帮助，除非这些问题的原因是甲状腺疾病。根据相同的逻辑，只有当这些问题的原因是肾上腺皮质功能紊乱时，用可的松药物才能帮助这些患有相关炎症（皮肤炎症如湿疹、肺部炎症如哮喘、肠炎如结肠炎）的人。

为了充分了解各种炎症性疾病的起源，我们必须更深入地研究肾上腺的功能。这样，我们将再次看到实现身体各系统之间平衡的重要性。

肾上腺是一个小器官，像帽子一样位于我们的肾脏顶部。肾上腺大约一个大核桃大小，被脂肪包裹，腺体有两个不同的部分——产生肾上腺素及其衍生物的肾上腺髓质（中间），产生可的松及其相关的皮质激素的肾上腺皮质。肾上腺皮质可以产生可调节糖代谢和炎症相关的糖皮质激素、调节盐平衡的盐皮质激素、包括睾酮和雌激素在内的性激素的前体以及许多其他类型的调节激素。直到大约 20 世纪 30 年代，这种腺体的功能尚不清楚，或者至少没有得到主流医学界的承认。偶尔会有外科医生切除掉患者的两个肾上腺，而这总是会导致患者迅速死亡。后来，在发现可的松后，肾上腺的重要调节功能才获得了认可。

类似于我们体内的其他腺体，肾上腺皮质通过与我们的中枢神经系统相连接的反馈控制机制发挥作用。为了应对血液中肾上腺激素浓度的降低，或作为控制激素分泌的各种生物节奏的一部分，脑垂体分泌一种称为促肾上腺皮质激素（ACTH）的激素。换句话说，当血液中的可的松等肾上腺皮质物质浓度下降时，位于我们大脑中的脑垂体感知到这种下降，并分泌促肾上腺皮质激素到血液中。这反过来刺激肾上腺皮质提高血液中的可的松水平。当可的松水平正常时，促肾上腺皮质激素停止分泌，可的松停止生产。在正常情况下，这种调节以有节奏的方式发生，促肾上腺皮质激素水平每天早上 7 点达到峰值。

激素分泌构成了身-心现象的本质，心智（大脑）和身体（腺体）共同作用，创造出我们的生理韵律功能。虽然很难确定这个非凡的系统在何处以及为何发生故障，但在大多数情况下，当所讨论的腺体无法对大脑的信息作出有效的反应时，就会发生腺体功能障碍。在肾上腺皮质功能有缺失的情况下，即使来自脑垂体的促肾上腺皮质激素水平足够，如果肾上腺反应不足的话，腺体也不能产生足够量的肾上腺皮质激素。如果缺乏的激素是糖皮质激素，身体将会出现血糖水平的紊乱，极有可能导致低血糖症，出现的症状包括：渴望吃糖、头晕、虚弱、紧张和疲劳等症状，以及慢性炎症的表现，如过敏、哮喘或皮疹。如果缺乏的激素是盐皮质激素，则会出现盐的不平衡，导致水肿（水潴留）。如果缺乏的激素是性激素的前体，那么就会出现异常的性症状，如多毛症（毛发过度生长）、月经不调、骨质疏松症或性欲下降。这些问题与其说是由于一种简单的激素缺乏，不如说是失衡和缺乏的混合。

肾上腺功能达到最佳状况需涉及的另一个方面是产生肾上腺素的肾上腺髓质和产生肾上腺皮质激素或类固醇激素的肾上腺皮质之间的平衡。肾上腺素是影响交感神经系统的核心化学物质。当我们发现自己处于压力或危险之中时，它会使身体加速作出应激反应。相反，肾上腺皮质的分泌物有助于调节新陈代谢、体液和化学平衡，从而刺激营养性的副交感神经系统。因此，肾上腺在调节交感神经系统和副交感神经系统的平衡中起着关键作用，这对凯西的思考（参见埃德加·凯西的相关章节）非常重要。从施泰纳的哲学观点来看，分泌肾上腺素的肾上腺髓质代表了"神经感官极"所具备的活跃、更具攻击性的本质，而分泌"冷静"的皮质激素产物的肾上腺皮质代表了代谢极的疗愈本质。

正如我们所看到的，交感神经系统涉及对更活跃的身体功能进行调节。每当我们的身体预备好进行剧烈的体力活动时，肾上腺会释放肾上腺素，瞳孔扩张，肌肉获得更多的葡萄糖，心率提高，而完成这些任务的是交感神经系统。与此对应，当身体需要营养或开展重建活动（例如储存脂肪或放松肌肉）时，副交感神经系统就会发挥作用。换句话说，交感神经系统对短期压力作出反应，而副交感神经系统则支持长期适应性。肾上腺功能不全是由于原料不足，导致肾上腺皮质激素不能充分产生，慢性应激也导致了肾上腺素的持续分泌。

众所周知，现代人生活在压力不断、充满挑战的事件中，其程度可能是在人类历史上前所未有的。这些事件需要"要么逃跑、要么战斗"的反应，但在大多数情况下，战斗或逃跑是无法实现的。想象以下几个场景：1. 与制造商或保险公司电话争论了一天后，在嘈杂的交通高峰时段开车回家；2. 电视荧屏中不断展现出积极的甚至是激进的情节；3. 遭受父母虐待但不得不与其一起生活的弱势儿童的经历。在这些情境中，身体想要战斗或逃离，但这种反应在现实社会中是不恰当的。

正如施泰纳和凯西所指出的，一系列激烈的情绪挑战或冲击将使我们的系统失去平衡。具体而言，肾上腺髓质变得过度活跃，而我们平衡肾上腺素的分泌与肾上腺皮质的滋养和疗愈活动的能力则因此而变弱。

如今，世界上约有一半人患上的病症需要增强其肾上腺皮质功能。患者对使用这些药物的初期反应通常都很神奇：痛苦消失了，出血性腹泻止住了，棘手的皮肤问题不见了。不幸的是，对于大多数人来说，这是典型的魔鬼交易，因为在短时间内，不仅最初的症状会再次出现，而且需要更高的剂量才能恢复，可的松的副作用也开始显现。

可的松、强的松和类似药物的副作用很传奇，包括的病症有糖尿病、骨质疏松症、面部水肿、情绪波动、胃溃疡以及肾上腺被抑制，这非常重要。换句话说，你自己的肾上腺会停止分泌这些有益荷尔蒙。为什么呢？因为强的松基本上"告诉"身体，这些荷尔蒙它们不再被需要了。因此，随着药物的有效性逐渐消失，副作用变得更加严重，患者无法停止服用药物，这场交易彻底演变为一场噩梦。

真正缓解哮喘、过敏和肾上腺功能不全等症状的方法只能是通过适当的营养来重建肾上腺，并通过疗愈星辰身的各种活动重建肾上腺、脑垂体系统之间的平衡。

肾上腺皮质功能不全引发的疾病还可能涉及除肾上腺以外的其他腺体。"垂体-内分泌"轴是指由脑垂体分泌物控制的内分泌器官群，不仅包括肾上腺（通过分泌促肾上腺皮质激素对其进行控制），还包括甲状腺（通过分泌促甲状腺激素、甲状腺刺激激素进行控制）、卵巢（通过分泌黄体生成素或促黄体激素进行控制）

和睾丸（也通过分泌黄体生成素进行控制）。这条轴位于"脑-体"或"心-体"连接的核心，能够对整个腺体群而不是孤立的器官产生良好的治疗效果。针对甲状腺功能不全（第八章）和涉及生殖系统疾病（第九章和第十章）的治疗概述应该与此处对肾上腺的概述同时进行。

据 20 世纪 50 年代对甲状腺疾病进行过深入研究的布罗达·巴恩斯（Broda Barnes）博士所述，甲状腺功能减退或甲状腺功能低下的情况比通常人们所看到的更为常见。巴恩斯博士认为，血液检查无法准确地推定出甲状腺功能，因为甲状腺功能低下的人通常血液检查结果是正常的，人在清晨睡醒后立即测得的体温是确定甲状腺功能的最佳指标。将温度计放在腋下大约 10 分钟，连续几天读数为 36.7℃及以下则表明甲状腺功能低下，尤其是当这些人伴有甲状腺功能减退症的其他症状时，包括精神不振、体重增加、头发稀疏、龋齿、注意力不集中以及长期过敏等状况。

另一个似乎参与引发过敏性疾病的器官是脾脏。事实上，在 20 世纪 30 年代和 40 年代的欧洲，最普遍的过敏性疾病治疗药方是干燥的脾脏提取制剂。这种疗法背后的神话令人着迷。所有过敏性疾病的共同点是被过敏所影响的组织会变得肿胀、流眼泪、边界扩张。另一方面是这些失衡状况有一定的时间规律。例如，花粉症随着季节的变化而发生，哮喘在夜间恶化。那么，脾脏与这些现象有什么关系呢？

鲁道夫·施泰纳复兴了中世纪的观念，即脾脏与土星有关，土星被描绘成克罗诺斯（Kronos）的神或力量，俗称时间之父。土星的位置在我们可以经由肉眼体验的行星系最外层极限，因此，它作为一种外壳或边界，作用于我们的感知或意识。克罗诺斯还承担着太阳系计时器的任务。在这两个方面，我们可以看到与我们所知道的脾脏功能的明确联系，因为脾脏也在过度旺盛的生命力量中执行计时器和限制器这两种功能。脾脏的主要功能是在指定的时间清除血液中的细胞成分——譬如携带氧气的红细胞和具备免疫能力的白细胞。脾脏通常会在红细胞在体内循环 120 天后（通常是当天）将其消化并回收。同时，它还为我们血液中的所有细胞成分计时，根据中国医学体系，脾脏调节着我们消化的节奏。确实，这位活在我们体内的睿智老人不仅为我们计时和留存资源，还将我们的血液和新陈代谢控制在一定范围内，而当花粉症这类疾病发作时，脾脏的这些能力变得虚弱，我们才会伴随着时间节奏出现肿胀和流泪，我们的新陈代谢或体液元素似乎也没了界限。

传统文化将克罗诺斯及其器官（脾脏）与金属铅联系在一起，金属铅也可以明显地抑制新陈代谢，破坏过多的红细胞，并作为不可穿透的屏障发挥作用。铅中毒的症状是腹痛、红细胞破裂、贫血，并造成神经系统不可逆的损伤。由铅制成的容器或器皿可以很好地保护放置其中的物体免受外部影响（例如 X 射线），因为在形成不可逾越的边界这方面，铅是已知的最好的物质成分。当新陈代谢太活跃，导致韵律失衡，使人流眼泪、肿胀、失去边界，比如发生过敏的时候，我们就可以利用脾脏及金属铅的这些原理来制造平衡。

大约 5 年前，有一位 35 岁左右的学校教师 D.W. 先生来到我的办公室，想知道是否有办法摆脱类固醇吸入器、支气管扩张剂和偶尔服用的强的松，因为他对动物、灰尘和其他环境因素严重过敏。无论是在学校或是在家里，当他处于压力之下时，经常会出现严重的过敏性哮喘，并伴有类似流感的症状。D.W. 先生通过吃低脂肪食物来"保持身材"，而且喝很多水，这是负重训练者的通常做法。正如在第三章关于心脏病的论述中，我们身体中的健康水应当来自我们从脂肪中获得的水。这是让我们的泵运转的"水"，它刺激着健康的正向循环，使我们充满活力，保持温暖。当我们缺乏脂肪时，我们会脱水，因此而口渴，并"迫使"我们喝大量的水，然后我们会被水淹没并肿胀。这可以表现为肺部和其他黏膜的炎症（水分过多），并出现花粉症和哮喘。在开始适当的高脂肪饮食并为肾上腺提供大量营养后，他逐渐开始戒掉所有治疗哮喘的药物。在过去的几年里，他只服用了德来那敏（Drenamin，标准过程公司产品）来增强肾上腺功能。在花粉含量很高的那段日子里，他会服用一种叫作小米草（Euphrasia）的草药来治疗鼻塞。他已经 5 年多没有服用强的松了。现在，在他新的饮食清单中，饮水少了许多，尽管花在负重训练上的时间减少了，但他比以往更健康。

以下建议构成了所有过敏性疾病治疗的基础，包括但不限于花粉症、湿疹、哮喘、结肠炎和许多其他疾病。

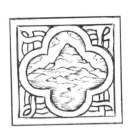

营　养

就像身体中所有其他系统一样，垂体-肾上腺轴需要营养才能达到最佳性能。当一个腺体生产最终产品所需的原材料面临短缺，或者原材料本身被"扭曲"时，就会导致失衡。与肾上腺功能最相关的营养素是胆固醇、维生素 B_6、复合维生素 C、钠，当然还包括脂溶性营养素 A 和营养素 D。

重要的是要记住，所有肾上腺皮质产出都来源于胆固醇。我可以毫不夸张地数出这些年来我所治疗过的数百名严格遵循低脂或纯素食饮食的病人，他们的情绪非常激动，因为他们的总胆固醇降到了 150mg/dl 以下，这些病人经常会出现肾上腺功能不全的典型症状——过敏、花粉症、湿疹、月经不调、低血糖、嗜糖和疲劳。我只能怀疑这些病例是否主要由于肾上腺缺乏足够的原材料来制造其调节性产品所致。当患者按照我所推荐的饮食做出改变后，这些症状都得到了明显缓解，我的怀疑常常得到证实。

应该注意的是，人体用来产生各种类固醇激素的酶系统被部分氢化植物油中的反式脂肪酸所抑制——这种脂肪存在于人造黄油、起酥油和几乎所有商业化制作的零食、薯条和沙拉调料中。因此，尽可能避免食用这些食物是恢复肾上腺功能的关键。

肾上腺功能的另一种重要营养素是维生素 B_6，它参与碳水化合物代谢和糖皮质激素调节。动物性食品是维生素 B_6 最丰富的来源，这种水溶性营养素对热非常敏感，要通过摄入未加热的动物性食品获得。因此，合乎逻辑的结论是，导致 21 世纪过敏性疾病和炎症性疾病增加的一个因素是我们在饮食中放弃了生牛奶和其他未加热的动物性产品。

维生素 C 对肾上腺功能也至关重要，这里我特别指出的是天然复合维生素 C，而不仅仅是普通的抗坏血酸。其中的一些物质成分，如槲皮素，以其抗过敏作用而闻名；而其他辅因子，如生物类黄酮、锰和铜，在现代饮食中也很缺乏。复合维生素 C 主要来自许多未加热的食物，如生的或轻度蒸过的新鲜有机水果和蔬菜、发芽的种子和发酵类食物，泡菜是极其丰富的维生素 C 来源。有趣的是，美洲土著人的饮食中包含了少量的食物（如松针和生水牛肾上腺），可以保护他们免受类似肾上腺皮质功能不全这类疾病的侵害。直到 20 世纪中期，美国人复合维生素 C 的基本来源仍是生牛奶。

生牛奶富含对肾上腺功能极其重要的营养素，如胆固醇、维生素 B_6 和维生素 C。生牛奶以及为了消化生牛奶中所含营养素必需的脂溶性激活物的缺失，可能是过敏反应和慢性炎症性疾病在过去几十年中持续增加的唯一根本原因。现代生活给肾上腺带来了巨大的压力，其中最大的压力可能是饮食压力。来自被关在牲口棚中的不健康奶牛所生产出来的牛奶，经过激素处理、巴氏杀菌脱脂，代替了健康的牧场散养奶牛生产的新鲜的生的全脂牛奶。

韦斯顿·A. 普莱斯博士所发现的脂溶性营养素，在垂体和肾上腺的功能中也起着关键作用。胆固醇转化为各种肾上腺皮质激素的每一步都需要维生素 A。为了增强整个内分泌系统所需的矿物质吸收，维生素 A 和维生素 D 起到了关键作用。

健康肾上腺功能所需的另一种营养素是钠，这是无盐饮食导致疲劳的原因之一。肾上腺功能衰竭的人在饮食中需要大量的盐，我指的是未经工业提炼的凯尔特海盐。在食物中加入未精炼的凯尔特海盐很重要，此外还需要回避所有商店购买的包装类食物。事实上，可以尽可能多地使用这种高品质的盐。西葫芦是天然钠的极好来源，可以每天用其制汤和沙拉食用，或者作为蔬菜轻微烹调后食用。

除了应食用大量营养丰富的食物外，过敏性疾病的饮食治疗还应看到一个事实，那就是控制血糖的糖皮质激素也能调节炎症。因此，抗过敏的饮食可以与低血糖症（低血糖）和糖尿病的饮食相类似。也就是说，应严格避免使用精制碳水化合物、意大利面、白面粉、糖和其他甜味剂，甚至全谷类和马铃薯也应限制在饮食的 25% 或更少，直到症状基本缓解。

另一种给肾上腺带来巨大压力的物质成分是咖啡因。咖啡因会刺激肾上腺素的产生，这就是为什么一杯咖啡会让我们更加清醒。咖啡因的持续依赖（包括咖啡、茶、可可和软饮料形式）会导致一种失衡，当一个人处于持续的压力下时发生的失衡与咖啡因带来的失衡是相同的，即肾上腺髓质不断分泌肾上腺素。同时，肾上腺皮质会因为需要努力生产治愈性产品（皮质激素）来平衡这些分泌物而变得疲惫不堪。在克服炎症性疾病的过程中，放弃咖啡和茶是一个困难但极其重要的步骤。通过营养丰富的食物获得无限稳定的能量和清醒，比忍受饮用咖啡带来的恶性循环（即神经能量爆发，随之而来是一段时间的衰弱和疲惫）要好得多。

疗愈性饮食的一个关键组成部分是高质量的黄油和发酵奶油，没有必要为了节省而放弃这些有益的脂肪。来自当地牧场散养奶牛的全脂生乳制品可能是有益的，不仅因为这些产品富含营养，还因为这些奶牛食用当地草类、花粉和杂草，事实上，这些奶牛将这些植物抗体带入到其所生产的牛奶中，从而使消费者对这些过敏原产生部分"免疫"。有一种治疗花粉症和哮喘的古老药物就是让患者喝奶牛的初乳，而这些奶牛以当地草和杂草为食物（顺便说一下，由于奶牛通常喜欢吃毒藤，这种初乳疗法也可以帮助那些患有毒藤皮炎的人）。

如果无法获得当地生产的生乳制品，那么患者应当养成一周吃几次生肉或生鱼的习惯，可按照《营养传统》中的食谱来准备。

饮食中唯一的糖应当来源于本地采集的、天然未加工的蜂蜜。能够耐受新鲜蜂花粉而没有加剧过敏症状的病人可以在花粉中添加大约 1 汤匙蜂蜜。本地产的蜂蜜中存在的花粉可以促进肠道周围的淋巴组织（称为派伊尔结）产生抗体，这是一个针对花粉过敏的食物免疫治疗过程。

最后要提到的是，即使是最优质的食物，暴饮暴食本身也可能成为压力的来源。有超重倾向的人应该避免所有零食，而只在正常进餐时间食用营养丰富的食物。如果有低血糖问题，可以在两餐之间吃一些高蛋白、高脂肪的零食，如适当烹饪的松脆坚果、生的全脂奶酪或全脂酸奶。最后，低血糖症会得到改善，零食就可以完全拿掉了。

每天补充天然复合维生素 C 和含 20000IU 维生素 A 的鳕鱼鱼肝油对患者会有帮助。此外，建议以胶囊形式服用少量的亚麻籽油（或将其添加到沙拉酱中）以及月见草油，它们都可为人体在细胞层面提供产生抗炎前列腺素所需的前体。

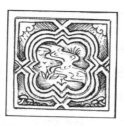

治 疗

　　在肾上腺功能不全的治疗方法中，最重要的是使用增强肾上腺皮质的腺体提取制剂。事实上，使用腺体提取制剂来缓解症状和纠正失衡是最古老和最成功的医药形式之一。关于使用甲状腺提取制剂成功治疗甲状腺功能减退的多种症状，或使用胰岛素来治疗糖尿病的方法，很少有医生或患者对此有争议。同样，在没有其他有效疗法的情况下，用肾上腺皮质提取制剂和脾脏提取制剂治疗过敏性疾病可以帮助患者恢复平衡。

　　肾上腺皮质提取制剂疗法可追溯到 19 世纪晚期，并在 20 世纪 40 年代和 50 年代由约翰·廷特拉博士（John Tintera）和弗朗西斯·波特格博士（Francis Pottenger）进一步完善。廷特拉博士最初使用肾上腺皮质提取制剂来治疗低血糖和酒精中毒患者。他认识到，对糖和酒精的渴望是肾上腺皮质功能减退的迹象。他采用的饮食推荐与我所描述的非常相似，同时静脉注射 10 毫升全肾上腺皮质提取制剂外加 100 毫克维生素 B_6，每周 1~5 次，持续 6~10 周，从而成功治愈了数百名患者。他已经证明了他的疗法事实上改善了肾上腺的功能，而不是像强的松那样抑制肾上腺功能，因此，在治疗完成后症状也减轻了。今天，我仍然遵循这一基本疗法，但我没有使用原始肾上腺提取制剂，而是使用标准过程公司生产的德呐特芬（Drenatrophin，一种肾上腺原型态制剂），每天 3 次，每次 1~2 片。对于更疑难的病例，特别是那些试图戒掉强的松和其他类固醇药物的患者，我推荐美国生物公司（American Biologics）的肾上腺皮质提取制剂。对一些人来说，这是唯一有效的方法。一般每天滴 2~3 滴就足够了，但是我们通常需要将用量加倍。为了避免复发，停用强的松后，我通常推荐患者坚持用 6 周。在治疗期间，应当一直持续饮食疗法以及标准过程公司的补充剂。

如前所述，原型态制剂在受损器官再生和重建的过程中起到了某种蓝图的作用。从某种意义上说，这种疗法模仿了大草原印第安人的做法，他们在压力大的情况下生吃水牛肾上腺来维持健康。

我还推荐使用标准过程公司生产的辛普莱斯 F（Symplex F）（适用于女性）或辛普莱斯 M（Symplex M）（适用于男性）。这些药物由垂体、甲状腺、肾上腺和女性卵巢（或男性睾丸）的原型态制剂组成。将它们作为一个组合使用，可以使我们的内分泌"轴"保持平衡，而不只是专注于最明显失衡的腺体。

在某些情况下，当消化系统症状占主导地位，而性激素症状不存在时（如患有消化不良但没有月经不适的女性），我会推荐用帕拉普莱斯（Paraplex）代替辛普莱斯 F（或辛普莱斯 M）。该药物将药品中的卵巢成分替换为胰酶，从而支持胰腺功能，尤其是酶的产生。

当出现甲状腺功能衰退症状时，我推荐泰特芬（Thytrophin，一种甲状腺素原型态制剂），一种专门为甲状腺疾病配制的复合原型态制剂。我一直认为这种组合疗法比简单地挑出一个器官进行治疗更令人满意。这似乎更符合人体的实际运转方式，而不是我们对疾病的概念化。

所有原型态制剂的常规剂量都是每次 1~2 片，每天 3 次，通常持续 6 个月或直到恢复正常功能。

除了这些原型态制剂之外，我向除高血压患者之外的所有病人推荐甘草根提取制剂。我们的身体能够利用甘草根提取制剂中所含的物质成分合成肾上腺皮质激素。毫无疑问，这解释了甘草在许多过敏性疾病和与压力有关的疾病中被广泛使用的原因。我最喜欢的制剂是美地宝公司生产的维萨纳复合制剂（Withania Complex，一种复合睡茄制剂），因为它将甘草根提取制剂和其他能增强肾上腺皮质功能的适应性草药结合在了一起。推荐使用剂量为每次 1 片，每天 3~4 次。

适应性草药，即有助于人体应对压力的草药，是几乎所有传统疗愈系统中广泛使用的草药。高丽参、西伯利亚人参、睡茄（也称印度人参，ashwaganda）和甘草是一些广为人知的适应性草药。对这类以及许多其他适应性草药的研究表明，这些草药可以改善肾上腺皮质功能。这类草药为传统草药实践提供了支柱——它们甚至被用作抗衰老药物。根据我的经验，所有患有过敏性疾病或与压力相关疾病的患者都应该使用这些有价值的草药制剂进行治疗。

至于脾脏的治疗，首选铅 D_{30} 制剂（Plumbum D_{30}）并结合脾 D_8 制剂（Lien D_8）的温和顺势疗法制剂，舌下给药，每次 10 粒，每天 2 次，或每周 2 次脾上注射，给药时间大约 1 年。一个更直接的选择是每天口服 3 次脾脏干粉或脾脏原型态提取制剂。

另一种有助于强化边界的疗法是使用钙。钙是自然界中经常被用作定义边界的元素，包含在诸如贝壳和树皮中。如果唾液的 pH 值为 6.6 或更低，这种疗法将特别有用（见附录 2）。我更喜欢使用标准过程公司生产的乳酸钙，42.5 毫克的片剂，每天 9~12 片，同时吃一些鳕鱼鱼肝油以促进吸收。

普莱斯博士推荐的鳕鱼鱼肝油和富含维生素黄油的治疗（附录 2）也是对肾上腺功能不全的诸多问题的有效疗法。

对于哮喘，顺势疗法中的烟叶（Homeopathic tobacco）可能会有所帮助。这种药物被称为尼科塔纳 D_6（Nicotiana D_6），每次 10 滴，每天 3 次，餐前服用。

脊骨指压疗法，某些时候可以极大地缓解哮喘发作。

最后，经过上述这些治疗方法后，对于那些在花粉过多的日子仍然过敏的人，我还是建议他们使用美地宝公司的复合小米草制剂，剂量为每天 4~8 片。

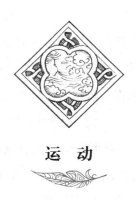

运　动

肾上腺机能不全是因为肾上腺长期加速运转，为应激冲动生产肾上腺素。针对肾上腺机能不全的锻炼方法旨在实现能量的接地，特别是通过对脚跟施加压力与和谐的呼吸来实现。

身体的每个部分都有与头部、四肢和躯干相对应的区域。在足部，脚趾代表头部和中枢神经系统，怕痒的足弓代表躯干，脚后跟代表四肢和臀部。患有肾上腺功能不全症状（过敏、哮喘等）的患者，无论从字面意义上还是从象征意义上来说，都需要坐下来，接地，将脚踩在地面上。

实现这一点和增强肾上腺功能的一个极好方法是在蹦床上行走（小型弹床），每走一步都会给脚后跟施加压力。上坡步行和爬山是另一种实现必要的接地的方法，因为它给脚后跟施加的压力比脚趾大（我们在沙滩上行走时会更多地使用脚趾）。此外，当爬山时，我们必须比在海平面上呼吸更多的空气。这迫使我们深呼吸，使整个新陈代谢平静下来，肾上腺素的大量涌入刺激了疯狂的活动。

我们所描述的许多练习可以帮助解决肾上腺功能不足的问题，包括接地练习、上部流线姿态练习、下部流线姿态练习、秋叶练习、浪尖练习、水平面姿态练习、轮廓练习、双纽线动态练习、挂衣钩练习、脊柱拉伸练习、斗篷练习、米纸行走练习、恩赐练习和日晷练习。对于哮喘，非常有用的练习包括滑轮练习、降帆练习、脚部流线练习和 V 字拉伸练习。

那些患有哮喘的人需要特别注意呼吸。我们已经说过，星辰身与空气元素有很强的联系。我们知道，呼吸会受到情感的强烈影响。我们常说有些事情"让我无法呼吸"就是这个意思。呼吸的变化是性唤起的主要标志之一。此外，当面临怯场时，我们被告知做几次深呼吸缓解。将呼吸视为一种运动，我们看到它是一个与内部空间和外部空间相互作用的动态过程，我们并没有与周围的环境分开。我们将外部空气吸入到物质身内部，对其进行转换并将其归还到外部大气中。

呼吸也不是一种仅仅局限于肺部的运动，它发生在我们身体每个细胞和心魂的深处。在胚胎发育早期阶段，有一个细胞家族被指定承担呼吸的作用。一些姐妹细胞向内变成肺，而一些兄弟细胞将整个身体包裹起来变成皮肤。肺是由外向内翻转的皮肤，我们的皮肤是由内向外翻转的肺。然后我们用整个身体去呼吸——用身体的所有部分。在呼吸过程中，我们的皮肤表面可以扩大空间，促进情绪的平静。这个更大的空间可以减缓急促的呼吸模式，让哮喘患者能够更彻底地呼气，并让肾上腺得到应有的休息。

　　当进行呼吸练习时，哮喘患者应该特别注意呼气的时刻。想象自己在海滩上眺望大海，当海水进来的那一刻呼气，并用泡沫包裹你的双脚。呼气的时间应该很长，能够轻微地听到，就像到来的波浪在沙滩上徘徊在你身旁一样。当海洋将波浪召回时暂停片刻，跟随海洋的动态，让离去的波浪的吸力扩大你的胸腔，使吸气成为可能。吸气时应该保持安静，然后再次停顿，就像海洋为下一波海浪做准备一样。当波浪进来迸溅时，再次呼气，呼气是可以听得到的，就像现在的波浪可以听得到一样。试着想象呼吸过程通过你的皮肤和肺部发生，平静而有节奏地进行这项练习可以训练哮喘患者重新掌握呼吸。

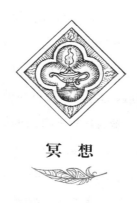

冥　想

　　正如我们所看到的，所有的过敏性疾病都涉及组织的膨胀或肿胀。花粉症是一种典型的过敏性疾病，眼睛肿胀流泪，流鼻涕，脸看起来是肿的，甚至感觉自己的大脑好像也在膨胀或变得更沉重一样，感觉一切都像被浸满了水，湿透了。鲁道夫·施泰纳在他的医学著作中将这些"水浸"的身体症状描述为他所称的歇斯底里在心魂层面上的表现。如今，我们更喜欢用焦虑或恐惧这类词，它们描述的是同一件事。

　　我们每个人的生命都蕴含着一种"激情浓度（passionate intensity）"，但它指向了最糟糕的方面——担心、恐惧、不假思索的反应，而缺乏实现终身事业的充满热情的信念。这种在健康状况下引发清晰思考和肾上腺激素的驱动力的信念——"中心意识"由此缺失，这是一种散布在物质身上的无政府状态，表现为过敏、哮喘和炎症。

许多患有过敏性疾病的人实际上都会感到焦虑和恐惧，而且他们倾向于在许多层面上反应过度。在身体层面，例如，在春天散步时，我们可以看到美丽的紫丁香树，呼吸其甜美的芳香，这应该是一种平静而舒缓的体验，却可能会引起打喷嚏、流眼泪和呼吸急促等近乎剧烈的反应。对于其他人来说，摄入某些能为大多数人提供营养和愉悦感的食物会带来危及生命的后果。

对这类过敏的一般性治疗（包括规避一系列的食物、复杂的轮换饮食和昂贵的血液检查）在现实生活中增加了我们的焦虑或恐惧。想想一位患者被告知要规避很多食物，有些食物他可能无法耐受，但有些食物他喜欢吃，而且可以吃，也不会有任何不良反应。在我看来，这种方法非但没有实现长期利益，反而增加了患者的无助感和绝望感。相反，我们应试着重建他的生理机能，同时在心魂层面上努力帮助他克服焦虑、恐惧和无能为力的感觉。毕竟，我们的目标是回到这样一种状态：我们可以享受食物、树木、鲜花、宠物和环境各个层面，而不是培养一种对生活简单快乐的歇斯底里或偏执。

正如前面所指出的，恐惧和焦虑的一个根本原因是目光短浅或缺乏远见。土著人患过敏性疾病远远没有那么频繁，我认为这与他们持有的信念有关。一些美洲印第安部落的信条不是为今年或本月的底线而努力，而是会考虑每一个决定对未来七代人的影响。虽然如此巨大的观念飞跃对现代美国人来说可能很困难，但是如果我们努力看得更长远一些，就能在过敏性疾病的治疗中展开真正的心魂疗法，这种疗法才是真正疗愈的基础。

从长远的角度看待生活，而不是担心短期的影响，就好比我所介绍的营养和治疗策略，而不是服用可的松。病人需要问自己：是选择一种让我的症状马上好转但一年后会让我变得更虚弱的治疗好呢，还是应该寻找一种更慢但更持久的方法？

我们可以练习做任何事情都要着眼于长远。例如，在购买食物、衣服或汽车时，我们可以问自己，哪些选择可能满足我们的短期需求，哪些选择更可能长期令人愉悦、满意和有效？我们可以根据它对朋友、家人、社区以及我们自己的影响来考虑每一次购买行为、每一项活动、每一项决定。

当练习回顾冥想时，关注一天中面对很大压力的事件和我们看待这些事件的方式（这可以也应该是哲学的）之间的差异。这种差异至关重要，因为正是对生活中事件的感知，而不是关注事件本身，才会影响到我们的生理。每天或经常进行这种心理练习可以帮助我们的肾上腺生理机能达到平衡。

拓宽视野和克服焦虑在一定程度上是一个实践问题。你越锻炼这种能力，它就变得越容易。事实上，你很快就会发现，长远思考的实践本身就是一种激励性的挑战和创造性的练习，它让我们把生活中发生的一切都看作一种冒险，而不是一场磨难；是一种值得品味的经历，而不是需要忍受的艰辛。

最后，肾上腺是我们身体压力的处理器，它在那里帮助我们适应压力。当我们在心理或身体上变得疲惫不堪时，我们的肾上腺通常无法跟上，之后，疾病会随之而来。

我把压力定义为：每个人的内在都有一个指引，告知我们什么是对的，而我们在生活中却违背了这个指引。我想强调的是，我们需要遵循自己内在的指引——并非来自我们的父母、教会、文化、政府，也不是任何人或任何其他事物。许多患有肾上腺疾病的人过着"应该过"的生活。对我来说，那就是压力。在我们对疾病治疗的全面理解中，健康的这一侧面必须被重视，而且至关重要。

 推荐阅读 *Waking the Tiger*，Peter A.Levine
Duck Soup for the Soul，Swami Beyondananda

小结

营养

＊避免　　所有加工类食品

高碳水化合物食品

含有反式脂肪酸的食物

咖啡因（咖啡、茶、可可、巧克力、软饮料）

＊推荐食用　当地高品质生乳制品

发酵黄油和奶油

生肉和鱼

新鲜和发酵的蔬菜水果

西葫芦

当地原蜂蜜

凯尔特海盐

＊补充剂　标准过程公司生产的开塔普勒斯 C，每次 2~3 片，每天 3 次

每天补充含 10000IU 维生素 A 的鳕鱼鱼肝油

亚麻籽油，每天约 1 茶匙

月见草油，每天 2~4 粒

治疗

＊标准过程公司生产的肾上腺原型态制剂德呐特芬，每天 3 次，每次 1~2 片。

＊标准过程公司生产的辛普莱斯 F（适用于女性）或辛普莱斯 M（适用于男性），每次 1~2 片，每天 3 次。当消化系统症状占主导地位时，换成标准过程公司生产的帕拉普莱斯，每次 1~2 片，每天 3 次。

＊当出现甲状腺功能低下症状时，服用标准过程公司生产的泰特芬，每次 1~2 片，每天 3 次。

＊对于某些困难的病例，为了戒掉强的松类药物，可以服用阿帕赛科药房（Apothecure）的肾上腺皮质提取制剂，每天滴 2~3 滴，每天 6 滴。

＊美地宝公司生产的维萨纳复合制剂，每次 1 片，每天 3~4 次。

＊铅 D_{30} 制剂连同脾 D_8 制剂，舌下给药，每次 10 粒，每天 2 次。

＊脾脏干粉，每次 1 片，每天 3 次，坚持 6 个月。

＊标准过程公司生产的乳酸钙，42.5 毫克的片剂，每天 9~12 片。

小结

* 尼科塔纳 D_6，每天 3 次，每次 10 滴，餐前服用（治疗哮喘）。
* 脊骨指压疗法（治疗哮喘）。
* 在花粉过多的日子里，使用美地宝公司生产的小米草复合制剂，剂量为每天 4~8 片。

运动

* 在蹦床上原地行走，给脚后跟施加压力，以实现接地。
* 爬山以锻炼耐力。
* 接地练习、上部流线姿态练习、下部流线姿态练习、秋叶练习、浪尖练习和水平面姿态练习。
* 轮廓练习和双纽线动态练习。
* 挂衣钩练习、脊柱拉伸练习和斗篷练习。
* 米纸行走练习、恩赐练习和日晷练习。
* 对于哮喘，则可进行滑轮练习、降帆练习、脚部流线练习和 V 字拉伸练习，尤其注意呼吸练习。

冥想

* 练习远见。
* 遵循自己内在的指引生活。

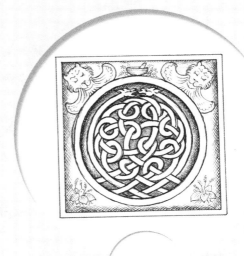

第七章

消化系统疾病

地是空虚混沌，渊面黑暗……

——《创世纪》（Genesis）1∶1

"什么是真实？"一天，娜娜来收拾房间之前，玩具们挨着躺在育儿室的围炉旁边。小兔子问："真实的东西，是不是身体里应该有一种嗡嗡的声响？还应该有一根凸出的摇柄？"

"真实不是指你是怎么被制造的，"皮马说，"它是发生在你身上的一件事。当一个孩子爱了你很长时间——不单是跟你玩耍，而是真正爱你时，你就变成真实了。"

"那么我会受到伤害吗？"小兔子问。

"有时候会，"皮马很诚实地说，"一旦变成真实的，你就不会在意自己受到了伤害。"

"那我会突然变成真实的吗？"小兔子问道，"还是慢慢地？"

"你当然不会突然变成真实的，"皮马说，"这需要很长一段时间……在一般情况下，在你逐渐变得真实的日子里，你那可爱的毛发多数将脱落，你的眼珠会掉出来，你身体连接处的缝线会慢慢松散——你会变得非常难看。但这些都没有关系，因为一旦你变得真实，在那些珍爱你、懂你的人心中，你就不可能是丑陋的。"

"我猜想，你就是真实的。"小兔子说。但它真希望自己没说这句话，因为它觉得皮马可能会觉得这个话题敏感，但皮马只是笑了笑。

"是孩子的叔叔让我变成了真实的，"皮马说，"那是很多年前的事了。你一旦变成了真实的，就不可能再变回不真实了。永远都会是那样。"

——玛杰里·威廉姆斯（Margery Williams），《绒布兔子》（*The Velveteen Rabbit*）

消化系统疾病可分为慢性和急性两种。急性消化系统疾病包括痢疾、病毒性肝炎和阑尾炎。

慢性消化系统问题包括反复胃灼热或胃痛、无法消化各种类型的食物、持续便秘、肠易激综合征、溃疡性结肠炎、食欲不振、消化性溃疡和消化道癌症。原则上，急性消化系统疾病会很快得到缓解，或者药物和手术的效果相对较好。但是慢性消化系统疾病仍然困扰着医学界，如果缺乏对消化过程的基本了解，通常无法成功治愈。

大多数人都经历过急性消化问题，比如旅行时喝了一些不洁净的水，用不了 24 小时就会发现自己躺在床上发高烧、发抖、发冷，并伴随着剧烈的水样腹泻。当我在非洲南部做维和部队的志愿者时，这种情况曾发生在我身上。我至今仍清晰地记得自己绝望地徒步两英里回到家中，当时头快要爆裂了。我意识到自己正在品尝那种老式的善意疾病的滋味，其发病速度之快令人惊讶。幸运的是，我被护送着穿过一条崎岖不平的土路，来到一家当地诊所（实际上是在 100 英里外），那里的医务人员诊断我患了阿米巴痢疾。之后，我摄入了一些流质食物并休息了一下，很快身体就恢复了健康。

不幸的是，在临床实践中，我了解到消化系统疾病并不那么容易治愈。病人抱怨说他们经常便秘，大便不规律，或 2~4 天根本不排便，与腹泻交替出现，这是便秘导致肠壁变弱的迹象，其症状包括腹胀、腹痛、身体感觉迟钝或容易疲劳、流感样疾病的频繁发作以及所遭遇的最尴尬状况——漏便。医生的诊断结果为肠易激综合征，但其潜伏的疾病却是消化不良。

为了了解如何治疗慢性消化系统疾病，甚至也包括一些急性症状，例如阑尾炎和肝炎，我们必须先了解曾在非洲生活过的科学家的一些工作，其中包括丹尼斯·伯克特（Dennis Burket）、阿尔伯特·施韦泽（Albert Schweitzer）和韦斯顿·A. 普莱斯。这些科学家指出，吃当地饮食的非洲人很少患消化系统疾病或肠胃疾病。只要非洲人继续遵循其部落饮食方式，阑尾炎、结肠炎、肝炎、便秘、肠道问题和结肠癌几乎都不会出现。

胃灼热是另一种常见的慢性疾病。R.W. 先生是一位 45 岁左右的病人，胃灼热病史超过 20 年。吃完东西后，R.W. 先生会感到胸口发烫。不论吃什么，食物都会"像一个铅球一样蹲在那儿"。他尝试过许多常用的药物配方，包括抗酸剂、碳酸钙片和西咪替丁，并按不同时间间隔接受 X 光和胃镜检查。R.W. 先生也试过使用替代药物，例如滑榆（slippery elm），以及面向压力过大、反复出现胃痛的人而使用的顺势疗法。

我诊断后，为 R.W. 先生开出的处方如下：用凯尔特海盐替代普通食盐，每餐喝约 31 克甜菜格瓦斯或乳酸发酵姜汁饮料（请参阅附录 1）。10 天后，他反馈说造成铅球压迫感的症状消失了。

要了解为什么这种简单的干预会产生如此积极的效果，我们需要对消化过程有基本的了解。根据鲁道夫·施泰纳的观点，消化是将外部世界（即食物）歼灭或毁灭至虚无或混沌的过程。当我们将食物放入口腔，咀嚼并将其与富含酶的唾液混合时，消化过程就开始了。之后，被部分消化过的食物进入我们的胃，在那里，强酸开始分解蛋白质。接下来，这些物质通过十二指肠，在那里与来自肝脏的胆汁和来自胰腺的消化酶混合，这些酶专门针对所摄取食物的类别而设计。整个消化系统拥有数千种酶和精确的酸碱度调节系统，系统有一个目标，那就是将食物完全分解至虚无或混沌状态。

我们通过生物学了解到，经由人类消化系统，蛋白质会被分解成氨基酸，脂肪会被分解成不同长度的脂肪酸，碳水化合物会被分解成葡萄糖和其他糖类，但这并不是全部，因为这些食物的源头痕迹也必须被"破坏"掉。比如，我们吃的胡萝卜不仅仅被分解为蛋白质、脂肪、碳水化合物、维生素和矿物质成分，胡萝卜的"生命身"也被分解或破坏。只有把胡萝卜所有外界的痕迹清除掉，我们才能用它来有效地构建自己的身体。

良好的消化系统能够将吃进去的高度组织化食物变为混沌。但是混沌并不意味着无序或混乱。相反，它是一个充满可能性、可以进行创造的虚空。这是《创世纪》第一章中给我们带来的混沌概念。希腊人将混沌称为一种正在形成的状态，而不是无秩序的状态。科学将混沌定义为一种胶体状态，从中可以创建出结构。整个物质世界是从混沌中创造出来的，而我们的物质身是从我们消化的产物中创造出来的——我们消化的产物是混沌的、无组织的，却是丰饶的。

所有现代消化系统紊乱和食物过敏症状的潜在问题在于，由于破坏过程的虚弱无力所带来的不彻底。食物没有被完全破坏，无法达到混沌状态，造成我们吸收了使我们感到不适的未消化成分，并对这些成分产生了强烈反应，我们称之为过敏。

为什么破坏的过程会虚弱无力？第一个原因是，我们今天放进嘴里的大部分东西并不是真正的食物，并不代表食物应该表现出的样子。例如，用激素处理过的谷物喂养奶牛，奶牛产出的奶经过巴氏杀菌、均质化、脱脂或低脂处理，这些"牛奶"并不是真正的牛奶。我们的消化系统不认为它是一种食物，造成它不能被正常分解，因此我们对它过敏。在毫无生机、经过化学处理的土壤中生长的胡萝卜本身就缺乏生命。人造黄油和其他渗透到食物供应链的工厂制造出的脂肪是死的脂肪。把人造黄油放在桌上一段时间,它会聚集灰尘,但不会吸引微生物或昆虫,因为细菌和昆虫知道它不是食物,也不是真的。同样,对食物进行辐照灭菌既然不能维持微观层面的生命,我们又怎么能指望它维持我们自己的生命呢?加工过的汤、酱汁、人造肉、冷冻食品、人工调味剂和味精赋予食物类似肉的味道。舌头感知到肉样的味道,并提醒消化道分泌消化酶,以消化这些"肉"或由"肉和骨头制成的肉汤"。但实际上,这些富有营养的食物并未抵达过人类的消化系统,而我们的消化系统还未做好准备去分解人造食品中的化学物质。

现代超市中几乎所有的商品充其量只是部分"真实的",在这里,食物的品质消失了。

为了使其真正地滋养我们、刺激消化、给我们提供能量并构建我们的身体,食物自身必须是真实的。这里的问题是,什么才是真实的?对于真实的食物,其生长过程需要我们去关心、爱和洞察。就像绒布兔子一样,真实的食物其本质必须受到尊重。奶牛被允许健康地活成一头快乐的奶牛,胡萝卜必须生长在健康的土壤中。然后我们携带着知识和智慧准备食物,带着爱和尊敬来食用。只有当食物是真实的,它才会刺激我们的消化系统产生消化液,并帮助构建健康的身体。

真实的食物具有香气,具有适当的风味,使我们的房屋充满美妙的气味,这是家庭对话和良好友谊的核心。真实的食物会被消化系统所识别,产生消化力,并使自己完全被破坏。摄入真实的食物是良好消化的关键。

消化能力弱的第二个原因是我们的腺体和器官不能提供足够量的消化酶。这可能是因为我们的消化器官——胰腺、肝脏和唾液腺——虚弱不堪,负荷过重,或者可能是因为我们缺乏某些微量矿物质。酶是起催化剂作用的复杂蛋白质,每种酶都含有一个特定微量矿物质分子。

给 R.W. 先生的治疗方案如此有效的原因是凯尔特海盐提供了微量矿物质,发酵饮料提供了酶来帮助他的身体消化食物。悲哀的是,大多数西方人不食用粗盐,而且几乎不食用乳酸发酵食品。

未被消化的食物会刺激身体分泌更多的盐酸,从而导致胃酸过多或胃灼热等症状。未被消化的食物或消化迟缓通常会导致食物"像铅球一样蹲在胃里",或导致胃反流（GERD），通常称为胃灼热。胰酶和肝酶不足会引起胆汁淤积，导致胆囊出现问题。一些从业者认为，消化酶缺乏甚至成为关节炎硬化的原因，因为当消化酶充足时，它们会出现在血液中，并有助于分解关节中的碎屑沉积物。

消化能力弱的第三个原因与消化道的生态有关。现代生态运动始于20世纪60年代，当时著名的斯波克博士（Dr. Spock）的姐姐、鲁道夫·施泰纳的学生马乔里·斯波克（Marjorie Spock）带头对在长岛喷洒敌敌畏提起诉讼。这一草根行动之后，雷切尔·卡森（Rachel Carson）出版了《寂静的春天》，并对我们如何对待环境进行了重新评估。但是环境运动的一个方面尚未引起人们的广泛关注，那就是外部环境与我们的内部环境之间的联系，特别是我们肠道中的环境。我们的小肠和大肠所容纳的实际上是一个生态系统，充满了各种相互依存的有机体。虽然这些微生物彼此独立，但它们彼此之间、与宿主之间以及与周围更大的世界之间都存在相互作用。

我们的肠道微生物会帮助我们消化食物，并经由我们的食物滋养，它们会合成维生素，尤其是B族维生素，这对我们的健康至关重要。我们粪便的主要构成并非食物纤维，而是死亡的微生物，没有这些死的微生物，我们将会遭受便秘的痛苦。它们分泌抗生素类物质成分来保护我们免受感染。它们与我们的肠壁相互作用，保持肠壁健康，并作为半透膜发挥作用。

英国医生丹尼斯·伯克特在其职业生涯的大部分时间里都在研究非洲土著人。他证实了韦斯顿·A.普莱斯和阿尔伯特·施韦泽先前的研究结论，即非洲人享有卓越的消化系统健康，完全没有便秘、肠易激综合征、胆囊疾病、阑尾炎、溃疡性结肠炎、克罗恩病和肠癌。伯克特的结论已经成为现代肠道健康领域的福音，即这些人获得的良好健康来自他们饮食中的高纤维摄入量。这直接引发了燕麦麸的流行和高纤维早餐麦片等健康主张的出现。

然而，对伯克特工作的进一步研究表明，他忽略了一些相互矛盾的证据，这些证据可能会给他一个更全面的图景，并能够引导他得出不同的结论。虽然许多健康的非洲人确实食用高纤维饮食，但有些人，如马赛人，食用低纤维饮食，却仍然拥有极好的肠道健康。伯克特、施韦泽和普莱斯研究的所有群体的共同点是，他们食用大量的乳酸发酵食品，这种食品为人体供给了数量稳定的健康细菌来丰富肠道生态。某些族群会食用发酵的小米，或者发酵的玉米（ogi）；一些群体会饮用高粱啤酒——一种乳酸发酵饮料；还有一些部落饮用艾玛斯（emasi）[1] 或乳酸发酵的牛奶。而随着文化的变革和发酵技术的丧失，原本食用大量发酵食品的人们放弃了他们的饮食传统，并像西方人一样开始患肠道疾病。

当敌敌畏（DDT）或其他杀虫剂开始污染池塘等自然生态系统时，池塘中的许多有益微生物就会灭绝。这些有益微生物的功能是给池塘供氧，当它们被藻类取代时，池塘会进一步耗尽氧气供应，这就像池塘得了一种感染，类似于我经常在病人身上看到的酵母菌感染一样。接下来，植物群落凋亡，之后是大一点儿的鱼，最后是哺乳动物。最终，宿主本身死亡。这不仅仅是假设！小的时候，我经常去我祖父母在伊利湖的夏日小屋看望他们。我在童年时光里目睹了持续不断发生在伊利湖的悲剧，经过多年的工业污染，伊利湖已经无法维系生命。

因此可以看出，当我们用抗生素和其他药物以及加工类食品污染肠道生态系统时会发生什么。为了恢复健康，我们首先必须停止继续污染生态系统，之后用乳酸发酵食品提供的有益菌群来重建生态系统。

造成肠道生态系统污染的另一个原因是人们常常会摄入大量的谷物，无论是精制谷物还是全谷物。两种形式的谷物都会促进酵母菌大量繁殖以便分解它们。对于酵母菌过度生长或发生肠道问题的所有病例，我都建议患者大幅减少谷物摄入。身体恢复之后可以再食用谷物，但只能以发酵的形式。我曾给 28 岁的 T.C. 夫人提过这个建议。她有三年的克罗恩病病史，出现的症状包括慢性腹泻、吸收不良、体重减轻、便血和疲劳，偶尔还会伴随其他症状，如关节痛、月经不调和抑郁症。公共卫生机构通常给出的治疗方法是长期口服抗生素类药物和类固醇来抑制炎症。T.C. 夫人曾因严重的病情复发而服用强的松，但难以忍受其副作用。了解了患者相关情况之后，我向其提出了一个方案，按照该方案，她需要放弃日常饮食中包含的大部分碳水化合物的摄入，额外补充乳酸发酵食品和骨汤。在一段时间之后，她的病情得到了缓解，体重开始增加，月经恢复正常了，关节疼痛也大幅减轻，这主要是因为食物中的营养能够更彻底地被其身体吸收。

胃部刺激（胃炎）、反流性疾病，也包括胃溃疡或十二指肠溃疡，治疗方法非常直截了当，即强调上述原则。也就是说，在大约连续两周的时间里，饮食中的总

　　1　译者注：一种发酵类乳制品，南部非洲常见食品。

碳水化合物含量必须维持在非常低的水平，即每天少于 20 克。在此期间，禁食谷物或水果。这种饮食干预疗法对病情的缓解是深刻而可靠的。在一般情况下，疼痛会在 3~4 天内得到缓解，并在两周内消失。之后，可以在饮食中逐渐添加发酵类谷物。

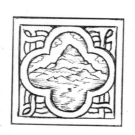

营 养

消化系统疾病代表着大自然发出的请求，呼吁我们回归真正的天然健康食品，即生长在健康土壤中的植物，以及食用牧场里富含生命力草料的动物。当我们食用人造仿制食品时，从本质上讲，我们是在污染肠道内经过精细调整的生态系统。发酵食品，如泡菜和发酵牛奶，对所有消化系统疾病的治疗都至关重要。谷物——无论是精制的还是全谷物——都应该尽可能少吃，直到情况缓解。谷物类食物需要经过适当的处理（浸泡、发芽或酸发酵）才能食用，这样会更容易消化。建议患者每顿饭可以搭配一些甜菜格瓦斯、乳酸发酵姜汁饮料和其他富含酶的饮料。骨肉汤非常有助于消化，凯尔特海盐提供酶结构所必需的微量矿物质。

对于便秘和痔疮，可以将 1 汤匙新鲜研磨的亚麻籽与 1~2 杯温水混合，每天早上饮用。这种饮料能够为我们提供宝贵的 Ω-3 脂肪酸，还能软化粪便，对我们的健康非常有帮助。另一种饮料对便秘也非常有帮助。将 2 汤匙融化的椰子油和少量水混合，每天服用两次，这是因为短链脂肪酸和中链脂肪酸能够促进肠道和结肠中的有益菌群。

最后我还发现，普莱斯博士的高维生素黄油疗法对所有的消化系统疾病患者都非常有用，特别是对于那些因乳糜泻或化疗和放疗而严重受损的消化道（请参阅附录 2）。

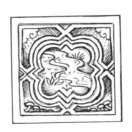

治 疗

标准过程公司生产的赛潘（Zypan）是一种胰酶制剂，可以帮助患者解决遇到的任何消化问题。推荐剂量是每天 3 次，每次 1~2 片。

对于轻微的反流症状或上消化道不适，在一般情况下，维蕾德公司的白陶土复合制剂（Bolus Alba Complex）能够缓解症状。这种化合物是粉末状草药和已被加工成木炭结构的草药混合物。其中包含的一些草药，如龙胆草，是刺激产生消化液的苦味物质。其他如洋甘菊和茴香对胃肠黏膜有舒缓作用。这种烘焙草药粉末像所有的口服焦化食物一样，能够吸收刺激胃和肠内壁的毒素。推荐剂量是每天 2~4 次，每次 1/4 茶匙，温水送服。

对于更慢性的疾病，我将顺势疗法锑 D_6（Stibium D_6）与标准过程公司生产的黄秋葵-胃蛋白酶（Okra-Pepsin）和复合叶绿素制剂（Chlorophyll Complex）结合使用，取得了巨大的成功。锑是一种顺势药物，鲁道夫·施泰纳认为，它为蛋白质的生成描绘出来正确的图景。当有慢性炎症时，胃肠道的内部结构被破坏。锑有助于重建健康的胃肠道内膜。推荐剂量为每天 3 次，每次豌豆大小的一份（外用）。

黄秋葵-胃蛋白酶将胃蛋白酶（一种有助于蛋白质消化的酶）和黄秋葵（一种分泌黏糊糊的黏液的蔬菜）结合在一起，为胃肠内膜增加了一层保护。复合叶绿素制剂有助于消除因服用胃蛋白酶而增加的蛋白质消化所释放的毒素。两者的推荐剂量都是每天 3 次，每次 2 片。

对于溃疡性结肠炎或克罗恩病的患者，我建议患者服用标准过程公司的赛麦斯（Zymex），这是一种有益细菌的混合物，能使我们的体内"池塘生态"恢复平衡。赛麦斯含有与酸奶和泡菜等乳酸发酵食品所包含的相同细菌，这些细菌含有一种已知的物质，有助于恢复胃肠道内膜的健康。推荐剂量为每天 3 次，每次 1~2 片。

甘草滴剂对诸如溃疡之类的胃部问题效果很好，甘草滴剂具有黏膜愈合特性。我推荐美地宝公司生产的一种药剂利科锐斯（Licorice，一种甘草提取物制成的滴剂），剂量为每天 3~4 次，每次 10~20 滴。此外，我还建议使用标准过程公司的盖斯特爱斯（Gastrex）片剂来帮助疗愈发炎的身体组织。剂量为 2 片，随餐服用。

对于便秘，我建议患者服用标准过程公司的盖斯特菲伯（Gastrofiber）胶囊，每天 1~2 次，每次 3 粒。

这些药物共同发挥作用，有助于构建健康的消化系统。某些药物会帮助身体分解食物，另一些药物有助于消解并排泄身体不需要的消化副产品，还有一些有助于重建肠道内膜的结构。同时，我们重新引入健康的微生物来填补空白。这样，我们就为真正的疗愈指明了方向，而不仅仅是抑制症状或切除患病的器官。

蓖麻油包外敷腹部，每周可以尝试一到两次，对所有消化问题都会有帮助。

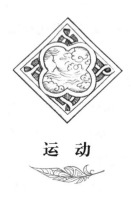

运 动

当处于愤怒、恐惧或焦虑等负面情绪中时，我们大多数人都经历过消化困难。如果身体处于这些情绪激起的应激模式中，消化器官的血液供应会受到很大影响。最初的症状是消化不良、腹泻和食欲不振。如果我们一直掩盖这些情绪，它们可能会表现为慢性疾病，如溃疡或结肠炎。

当头部因愤怒或恐惧而处于混乱状态时，应该作为头部特征的静止和固定的品质被挪用到腹部。腹部的适当姿势是向下和向外，而不是向内和固定。当头部的静止放错位置时，会产生收缩现象——在胃部表现为溃疡，在小肠表现为克罗恩病，在结肠表现为便秘。

　　双纽线动态练习有助于用向下、释放和向外的姿态来替代腹部的收缩。身体空间想象练习也是有用的。浪尖练习、脊柱拉伸练习、膝部映射练习、放下练习和米纸行走练习都非常有用，此外还包括呼吸练习和练习释放的轮廓练习。

　　对于溃疡，胃部波浪练习很有效果。这一运动类似于对儿童、模特和军人发出的"挺胸收腹"命令，事实上是治疗溃疡的秘方，因为它会引起胃部收缩。腹部适当的肌肉张力会给胃一个温和的按摩，这种揉捏有助于消化。胃部波浪练习也是一个同时加强和释放腹部区域的姿态。

　　顺时针进行腹部按摩练习可以缓解便秘。

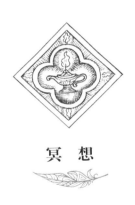

冥　想

　　正如许多人所了解的，许多医生也会常常观察到，消化系统问题与情绪密切相关。我们现在知道，在大脑中发现的、参与大脑情绪反应的血清素受体也在肠壁中被发现。我们在肠道中明确地感受到一些东西，这个概念很容易被体验到，事实上，这也是我们通用语言的一部分。像我们面对的所有情绪不稳定的情况一样，在这种情况下，会要求患者学着感受自己的情绪，但不要让情绪主宰了自己的思考活动。在最强烈的情绪风暴中，头部应当保持冷静。

　　胃肠道问题要求我们学习冥想的基本原则，这些都与学习客观性有关。每天晚上用回顾冥想来养成客观性的习惯，对于任何患有胃肠道疾病的人来说，这可能是最具深远意义的疗法。

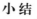

小结

营养

* **避免**　　所有加工食品

精制谷物

加工不当的全谷物

商业化生产的乳制品

* **推荐食用**　生长在健康土壤中的天然健康食物，或在健康牧场上吃草的动物

发酵食品，如泡菜和发酵牛奶

甜菜格瓦斯、乳酸发酵姜汁饮料和其他发酵饮料配餐

骨汤

凯尔特海盐

低碳水化合物饮食快速缓解急性胃肠道疾病

对于便秘和痔疮，用一汤匙新鲜磨碎的亚麻籽与 1~2 杯水混合，每天早上服用

治疗

* 标准过程公司生产的赛潘，每天 3 次，每次 1~2 片。
* 对于轻微的反流症状或上消化道不适症状，来自维蕾德公司的白陶土复合制剂，每天 2~4 次，每次 1/4 茶匙，温水送服。
* 对于慢性疾病，可用锑 D_6，每天 3 次，每次豌豆大小一份（外用）。
* 标准过程公司的黄秋葵−胃蛋白酶，每天 3 次，每次 2 片。
* 标准过程公司的叶绿素复合制剂，每天 3 次，每次 2 片。
* 对于溃疡性结肠炎或克罗恩病，推荐标准过程公司生产的赛麦斯，每天 3 次，每次 1~2 片。
* 对于胃溃疡等胃病，推荐美地宝公司的甘草滴剂利科锐斯，每天 3~4 次，每次 10~20 滴；标准过程公司的盖斯特爱斯片剂，每次 2 片，随餐服用。
* 对于便秘，服用标准过程公司的盖斯特菲伯胶囊，每天 1~2 次，每次 3 粒。
* 蓖麻油包外敷腹部，每周 1~2 次。

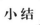

小结

运动

* 双纽线动态练习有助于用向下、释放和向外的姿态来代替腹部的收缩。

* 身体空间想象练习。

* 浪尖练习、脊柱拉伸练习、膝部映射练习、放下练习和米纸行走练习有助于释放。

* 呼吸练习和轮廓练习。

* 胃部波浪练习治疗胃溃疡。

* 腹部按摩练习治疗便秘。

冥想

* 练习头脑冷静。

* 用回顾冥想培养客观性。

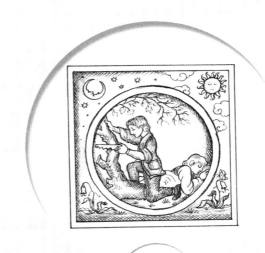

第八章

慢性疲劳

只有勇敢付诸行动而不是瞻前顾后，
才能掌握这个世界……
手是思想的利剑。

　　——雅各布·布朗诺夫斯基（Jacob Bronowski）

这样，重重的顾虑使我们全变成了懦夫，
决心的炽热的光彩，
被审慎的思维盖上了一层灰色，
伟大的事业在这一种考虑之下，
也会逆流而退，
失去了行动的意义。

　　——莎士比亚，《哈姆雷特》（Hamlet）

跟许多医生的经历一样，我在 20 世纪 80 年代首次遇到慢性疲劳这种令人困惑的疾病。这种病的典型状况大致可以描述如此：某位病人（是一位女士）二三十岁时身体非常健康，来找我看病时极度烦恼。她的主要症状是严重疲惫，同时身体还伴随其他各种问题，包括肌肉虚弱、咽痛，以及经常性的感染。此外，病人情绪沮丧。而各种常规检测结果显示一切正常。

伴随着时代的进步，医生们研究出了各种理论来揭示这种神秘状况背后的原因。有的人提出慢性疲劳是有害酵母菌过度繁殖造成的结果；其他人则宣称问题的产生是由于感染了一种叫作爱泼斯坦－巴尔病毒（Epstein-Barr）的慢性病毒，这种病毒同时会引起传染性单核细胞增多症；而另一些人则认为慢性疲劳的原因是身体缺乏镁元素，和谐被打破或某些器官病变所造成的。

我在我的病人群体中细细搜寻这类失衡信息，却始终无法发现某种一致的模式。换句话说，用领域内流行的说法很难解释我所看到的严重症状。

我经由两条途径梳理出了治疗慢性疲劳的线索，其一来源于鲁道夫·施泰纳的理论，其二是因纽特人的民俗传统。在一次讲座中，鲁道夫·施泰纳被问到为什么很多人难于将想法付诸行动，特别是那些有很高理想的人？现代人身上的惰性为什么会这么强？施泰纳的答复让很多听众感到惊讶。他指出，是营养问题造成人们缺乏将理想付诸行动所需的意志力。不幸的是，当时他并未特别阐明营养出了什么问题，但在其他场合，他讲述了营养和疲劳之间的联系。

因纽特人教给我们哪些知识呢？因纽特人常说，"给狗儿喂鲜鱼，它们能跑 6个小时，如果喂给它们发酵过的鱼，它们能跑一整天"。显然，他们在营养和疲劳或耐力之间建立了联系。对于因纽特人，摆脱疲劳或拥有充沛精力的诀窍来自发酵过的食物。

当我正在思考慢性疲劳问题时，一个新的病人联系到了我。P.F. 先生在过往 7年中受到严重疲惫的困扰。他当时 40 多岁，在一所本地高等院校的环境科学系担任系主任一职。他的婚姻很幸福，按照一般人的视角，他的生活非常美满并充实。P.F. 先生身材瘦削，但还不至于骨瘦如柴。他身上的严重疲劳症状表现为反反复复的咽痛，肌肉无力，并在过去 7 年间情况变得越来越糟糕。

当第一次来我这里看诊时，他的日常活动规律如下：上午工作 2 个小时，紧接着要休息很长时间，下午再工作 2 个小时。这种日程安排每周只能维持 3 天。一周中的其他时间，他几乎只能待在床上休息。多年以来，他被迫放弃了各种他喜欢的业余活动，如爬山、骑自行车和划独木舟。他看过很多医生，做过常规测试，也试过特殊疗法。同许多同类病症患者一样，他的爱泼斯坦-巴尔病毒浓度测定值较高，大便中念珠菌酵母含量中等偏上，其他常规血检测指标均显示正常。多年来，他尝试过众多治疗方法，包括免疫激活方案、抗病毒药、抗抑郁药、抗酵母饮食和各种维生素疗法。他感觉到这些治疗短期内会有些效果，但随着时间的推移，症状会变得越来越严重。他希望在我这儿找到新的解决方案。

P.F. 先生尝试过各种常规疗法和替代疗法，但都不满意，这些治疗只会带给他失望和挫败感。当我面对这个病人，了解到他所经历的一切，了解到甚至常规检测也无法诊断出任何异常后，我不由得深吸一口气，感觉自己得尝试着按照鲁道夫·施泰纳和因纽特人给我的建议去应对了。两个源头给出的信息告诉我们，身体是一种自闭环的系统，内部蕴含着一定的能量。这些能量一部分被用于维持生命所需的各种功能，例如消化、肌肉运动、思考、创伤修复、免疫功能和激素合成。基于这个视角，慢性疲劳来自太多的能量被用于消化，而未用于身体其他功能。随着肌肉和器官营养及修缮能力开始恶化，它们完成任务的能力也变得越来越弱。一段时间之后，其他症状开始显现：肌肉代谢的副产品——乳酸开始在组织中聚集，肌肉能力变弱；随着免疫系统弱化，开始咽痛；大脑缺乏营养会引起抑郁症。

这里有个核心治疗原则：我们的肌肉和器官所缺失的营养和能量取决于我们将多少能量用于消化；也就是说，我们如果将太多的能量用于消化食物，其他身体功能所需的能量就会匮乏，最终就会导致慢性疲劳。

为了帮助病人从慢性疲劳的状态中恢复，我所采取的策略是在病人的饮食结构中重点引入发酵类食物。发酵是一种"预消化"过程，发酵类食物能够使身体以最少的能量消耗来消化食物，进而将更多的能量供给身体的其他机能需求。发酵类食物通过酶和有益细菌帮助身体分解食物并为身体提供养分。此外，发酵过程能够使众多营养成分被身体更直接地吸收，从而使得身体维持在正常的能量水平上。

我所采取的策略需要相当程度的耐心，但成效非凡。P.F 先生 3 个月之后感觉好了很多，6 个月之后能够每周工作 3 个完整的工作日，并更积极地在屋子周围活动，咽痛或其他感染症状消失无踪。1年之后，他开始恢复业余兴趣活动，如爬山或划独木舟。P.F 先生的肌肉力量和耐力恢复了。2 年之后，他感到他的生活完全回复到了既有的最佳水平。

在治疗期间，我们从未采用任何公认的慢性疲劳综合征治疗方案，而是一直都在坚持我们的方法。

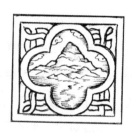

营 养

慢性疲劳推荐的饮食清单包含 40% 的动物性食品、40% 的植物性食物和 20% 的全谷物。虽然谷物能够供给能量和重要的营养物质，然而，它们难于被消化，甚至浸泡和发酵处理也是如此。在极端疲劳的情形下，最佳方式是暂时性地减少谷物摄入，甚至可以没有，这时候，病人会牺牲一些食物的多样性。

对于动物性食物，首先要注意的是杜绝任何巴氏消毒过的奶制品，因为消化此类食品会消耗身体大量能量。此外，烹饪过的肉或鱼每周只建议吃 3 次。其余的动物类食品必须完全是原制品，例如原牛奶、原黄油、原奶油及所有传统营养学所推荐的生肉、生鱼配方或发酵过的动物制品，如开菲尔、酸奶或奶酪。如果允许，也可以随意在饮食中加入一些发酵过的肉类，例如欧洲出产的很多腌肉制品。

骨汤是另一类重要的肉类食品，其中含有的胶质使得食物更易于消化。骨汤制成的肉汁用来炖肉可以使肉类更易于消化，在开餐环节喝点骨汤熬制的汤会使整个正餐更易于消化。

谈到植物性食物，推荐的配方可以是 1/3 烹饪过的蔬菜（蒸、煲、煎或汤）、

1/3 生蔬菜（沙拉和新芽）、1/3 发酵过的蔬菜（酸菜、泡菜、胡萝卜姜汁之类）。每餐都应该吃点发酵过的食物，也可以添加一些应季水果，可以生食，也可以熟食。

坚果，另外一类植物性食物，应该按照《营养传统》中的配方制成酥脆坚果，以便它们更易于消化。适当处理过的坚果作为加餐是非常不错的选择，也很容易消化。

可以食用经过浸泡、出芽或酸化处理过的谷物。烹饪类似于灰米之类的全谷物时，可以先浸泡一下，然后放进骨汤中蒸煮。压制的燕麦需要浸泡整晚，煮熟之后混着酸奶或开菲尔食用。面包类食物只推荐真正的酸味面包或发芽谷物面包。

很显然，应该禁食所有精制谷物食品，这些都属于精制甜味剂，会消耗身体大量的能量进行消化，这个过程会夺走身体很多养分。在烹制麦片和酸面包时可以添加少量的原蜂蜜。

此外，要禁食精炼油或商品植物油。可以按需食用一些原黄油。治疗慢性疲劳的另一种重要脂肪来源是椰子油。椰子油中的脂肪酸不需要消耗胆汁来促进吸收，身体能够直接利用它们恢复能量。此外，椰子油还能够预防酵母菌和其他细菌感染，及其他肠道病原体对身体的伤害。对慢性疲劳患者，我的建议是每天至少喝1.5 罐椰奶。烹饪的时候也可以加点椰子油，或在酸奶中加一些，也可以简单地直接混合到水里饮用。推荐的剂量是早晚餐期间食用大约 2 茶匙。

慢性疲劳患者不适合吃任何商品盐。未精炼过的凯尔特海盐富含镁，可以吃一些。

最后我会建议慢性疲劳病人在餐中或平时可以大量饮用乳化饮品。附录 1 和《营养传统》中包含了一些食谱。其中最重要的是甜菜格瓦斯，每天应当喝 2 次，上午喝 115 毫升，晚上喝 115 毫升。

鳕鱼鱼肝油对于治疗慢性疲劳尤其重要，其中所含的脂溶性维生素是矿物质的吸收必需品，特别是其中包含的脂肪酸 EPA 和 DHA 有益于缓解抑郁。最重要的是，维生素 D 对钙的代谢和清除细胞内乳酸的过程至关重要。剂量是每天补充 20000IU 维生素 A。

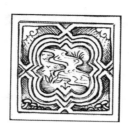

治 疗

　　作为医生，我非常希望慢性疲劳患者能够将食疗作为唯一的治疗方式，然而在实践中，有很多药物已被证明是有效的。这些药的主要类别包括助消化补品，特别是补肝的药品，以及帮助身体适应压力（包括慢性病压力）的生理调节／肾上腺药品。这些药品在第六章已有讨论。

　　对慢性疲劳患者，首选一味来自中国的草药——五味子。这是因为慢性疲劳患者在现实中所承受的疲劳和肌肉疼痛来自细胞中乳酸的集聚，缺乏适当的清除机制，而这种机制是肌肉代谢的正常过程。在中国中草药传统中，五味子有生理调节和利肝助消化的功效。近代研究告诉我们，这种植物的有效成分有助于帮助肌肉代谢，清除细胞内的乳酸。随着身体清理乳酸能力的提升，肌肉会更有耐力，疼痛减少。而患者则可以适当增加锻炼的频率，身体状况会改善更多，并最终打破恶性循环。患者可以自己提取五味子中的有效成分，也可以购买美地宝公司生产的利夫科（Livco），其中除了五味子，还含有奶蓟草和迷迭香提取制剂，奶蓟草是另一种护肝草药，迷迭香的功效是解除身体组织中的毒素。利夫科的服用方法是每天 4 次，每次服用 1 片。

　　如果慢性疲劳患者需要激素治疗，我一般会选择美地宝公司的复合睡茄制剂和标准过程公司的德呐特芬，这种药物由牛的肾上腺制成，第六章已有论述。

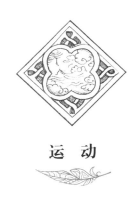

运　动

　　身体的下半部分在冰冷状态和瞬间剧烈运动交替时会引发慢性疲劳。慢性疲劳患者的身体看似消耗了很大的能量，并积极地消化吃下去的食物。这些能量很快会被消耗掉，不像正常人那样点起小火慢慢燃烧，释放出稳定、向外散发的热量。适合慢性疲劳患者的运动方式应当能够促进下半部身体稳定，使其均匀地发热，如腹部按摩练习和腹部舒张运动。这类运动还有助于中和掉多余的未产生行动的思考，这是慢性疲劳的典型标志。

　　鲁道夫·施泰纳还告诉我们，新陈代谢系统（也就是消化和排泄的器官及过程）与心魂的力量密切关联着，他将这种力量叫作意志力。施泰纳指出，意志力是个体跳出自我、遇见并改变世界的能力。如果没有意志力，就不会有行动，不会有成就，也无法转化物质世界。意志力关乎行为，与思考和感受同属于一个大范畴，将其视作肾上腺皮质功能不全相对立的病症，有助于我们理解慢性疲劳（虽然症状非常相似）。对于慢性疲劳患者，他产生正常激素水平的能力受到损害，使得集中注意力的能力缺失，神经系统迟钝。因而，建议患者可以赤脚在沙滩上走走，沙滩会温柔地按摩足部脚趾区域，这个区域对应神经系统。沿着海边行走的额外好处是能够自由地呼吸富含碘的空气。慢性疲劳患者的甲状腺常常也会出现问题，海边富碘的空气是一种美妙的补品。

　　游泳对于慢性疲劳患者也是非常棒的运动，因为水能够加强生命身。在所有运动中都可以带入游泳的动作和感受。

　　慢性疲劳患者常常受到甲状腺功能减退的困扰，这会反映到脖子和声音上。甲状腺功能减退的人说话的声音常常是嘶哑和刺耳的，当他们说话时，颈部的肌腱会绷紧并外凸。如果我们正常地说话，整个胸腔都会共振。下部流线姿态练习、上部流线姿态练习、脊柱拉伸练习和Ｖ字拉伸练习对缓解甲状腺压力和解除喉部受到的压迫有帮助。

斗篷练习对于甲状腺功能亢进的患者有治疗效果。这种运动能够缓解颈部的压力，并将其下沉到肩部和躯干中。很多人，特别是甲状腺功能亢进的患者，经常形容自己有一个"瓶颈"，他们的颈部和躯干连接不上。这项运动将颈部一直往下到第九胸椎重新定位为一整个功能单元。颈部并不是一个孤立的身体部分，而是胸腔整体的一部分。很多古代的雕塑家会雕塑半身像，并将头、颈、躯干展示为一个整体。如果仅雕塑头部和颈部，看上去会非常虚幻、不自然。

适合慢性疲劳征的其他身体练习还包括滑轮练习、秋叶练习、肩部肌肉映射练习、脚部流线练习、膝部映射练习、放下练习，这些运动的韵律性能够缓解身体的重力压力并帮助身体去行动。

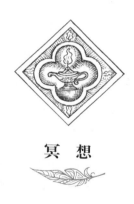

冥　想

施泰纳教导我们，吃东西的时候我们在锻炼我们的意志力，因为在这个同外部世界相遇的场景中，我们召集能量面对并克服这类已然进入我们身体的外界物质。如果我们无法成为食物的主人，食物会使我们疲惫并引发过敏。作为构建我们健康身体器官的第一步，我们必须消灭这些食物。

施泰纳经常提到，吃生食或发酵类食品是一种不错的暂时性治疗方式，因为面对生食时，一个人的新陈代谢能力或意志力会被激活。在粉碎食物的过程中，按照施泰纳的说法，肌肉系统会跟新陈代谢系统紧密合作，并通过我们的行为同外部世界互动。也可以说，在内在的系统中，我们遇见并通过内在的意志力攻克了我们的食物。在外部环境里，我们通过四肢遇见世界并同这个世界互动。"通过一个人的行为你应当能够了解他。"只有依照行为、行动，才能够真正度量一个人。没有人期望一事无成。

这里描述的治疗不仅仅是对慢性疲劳综合征的治疗，还是对我们整个文明的治疗。我们的文明极端偏激，以一种非常不健康的方式，将"思考"这一极推崇到极致。我们的整个教育系统现在竟然认为小学阶段孩子的课间休息时间是不必要的奢侈，这样，教育体系已被紧紧嵌入纯思考型教育体系或神经感知极里面去了。大多数人所做的工作很少涉及用我们自己的双手创造一些东西，而更多的是在模仿一些画作、追寻我们头脑中的数字或概念，或我们头脑之外的一些图景——计算机。我们终日坐在电脑屏幕或电视屏幕前，我们的感受时不时地升起，而我们的意志力看上去已经睡着了。

慢性疲劳综合征不仅仅是一种疾病，也映射出我们当前时代文明的状况。人类通过行动同物质世界进行互动，而不仅仅通过概念的描绘去创造的能力正濒临丢失。与此同时，我们执着地追求无生命的食物，而这些食物对我们的消化器官没有任何唤醒能力，只会加重我们的负担，并使我们的器官慢慢地营养不良。慢性疲劳综合征是我们人类个体面对整体文明时所做的挣扎。我们去哪里才能找到纠正世界所需的意志力呢？

怀揣着崇高的理想和美好的情怀是远远不够的。要成为全人，我们的理想必须能够激励我们采取改变世界的行动。因此，在回顾冥想时，我们应当认真思考这一点，理想能否激励个体展开创造性的行动，或者说理想的表达方式被内在的惰性挡住了。要认真地思索，为了将意志力展现出来，还需要做出哪些改变。首先是采用身体易于消化的饮食。只有这样，意志力的力量才能够克服其他障碍并引向最终成就。

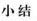 **小结**

营养

* **避免** 　所有加工过的食物
　　　　　未经正确处理过的全谷物食物
　　　　　商业盐

* **推荐食用** 　发酵类食物
　　　　　　　生的动物性食品
　　　　　　　蔬菜
　　　　　　　乳酸发酵类饮品，特别是甜菜格瓦斯

* **补充剂** 　鳕鱼鱼肝油，每天可以通过其补充 20000 IU 的维生素 A

治疗

* 美地宝公司的五味子提取制剂，每天 1~2 茶匙。
* 美地宝公司出品的利夫科，每天 3~4 次，每次 1 片。
* 美地宝公司出品的复合睡茄制剂，每天 3~4 次，每次 1 片。
* 标准过程公司出品的德呐特芬，每天 3 次，每次 1~2 片，正餐之间服用。

运动

* 腹部按摩练习或胃部冲浪练习。
* 在沙滩上行走。
* 游泳。
* 对于甲状腺功能减退症状，运用下部流线姿态练习、上部流线姿态练习、脊柱拉伸练习和 V 字拉伸练习。
* 对于甲状腺功能亢进症状，运用斗篷练习。
* 滑轮练习、秋叶练习、肩部肌肉映射练习、脚部流线练习、膝部映射练习、放下练习，用于将一个人的自我举高。

冥想

* 认真思考你的思想是否已经能够激励你开展创造性的行动。

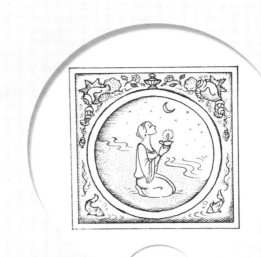

第九章

女性疾病

……看，月亮的真面目！
在伦敦这里，在佛罗伦萨那边，
我们仍能看到她那变化了三次的脸庞。
弯曲在充满色彩的天空中，
在暮色中飘过菲耶索莱。
她来了，我们那一根头发宽度的新月。
她满腔怒火，照亮了萨米尼亚托，
在柏树之间变得更圆了，更圆了，
完美到夜莺鼓掌……

　　——罗伯特·勃朗宁（Robert Browning），《还有一句》
（*One Word More*）

"月亮小姐，月亮小姐，你要漫游到哪里去？"
"漫游到海里去。"
"月亮小姐，月亮小姐，你要爱上什么人？"
"所有爱我的人。"

　　——理查德·蒙克顿·米尔斯·霍顿（Richard Monckton
Milnes Houghton），《一首童谣》（*A Child's Song*）

正如我们所指出的，古代哲学家认识到，在天体间、在地球上发现的各种金属和人类器官的功能之间都有一种联系。现代医学专业的学生把这些相关性视为中世纪的迷信，认为它们与健康和疾病之间没有真正的关系。

然而，如果不理解月经和月亮周期之间的联系，我们就不可能深入了解女性疾病。而很多中世纪的相关性研究对于现代人来说似乎有些牵强附会，比如我们在第三章中讨论的铅、脾脏和土星之间的联系。月亮的节奏和月经周期之间的关系是确凿无疑的。古代人相信，火星在天空中的位置会影响人类的攻击性、意志力、动脉血流和男性的心理，木星的位置会影响我们的肝脏生化或智力。科学尚未证实这些古代信仰，但我们暂且欣然接受这个事实，月亮周期能够造成的影响远远超过对潮汐的影响。对这些影响进行总结是一项艰巨的任务，但有一点是明确的，这点在某种程度上仍然被神秘色彩所笼罩，但月亮有规律的周期会影响地球上液体的状态或流动，包括人体液态领域。

潮汐的涨落是一种韵律，其特点是具有可预测性、美感和一种深刻的疗愈品质。在世界各地，当人们在海滩上漫步时，会找到一种宁静和新生的活力。然而，潮汐也可能具有破坏性，会伴随着无情的力量上升。潮汐这种疗愈性和破坏性本质的源头是月亮，月亮塑造了地球的海洋，而海洋反过来是所有生命诞生的源头。无论从客观的科学观——生物学和进化论的观点——还是从神话传说的角度来看，这都是真实的。阿佛洛狄忒，这位女性的原型，诞生自克里特岛的海洋中。许多文化都有类似的关于人类生命起源的传说，或许可以更准确地说，人类的女性心魂是从地球的海洋中诞生的。

看到一轮辉煌的满月，美感和敬畏感会油然而生。没有任何其他视觉现象能像月亮那样激发我们探索有关人类存在的巨大谜题。然而，矛盾的是，萦绕于诗人和爱人脑际的美丽月亮本身并不发光。我们在月光灿烂的夜晚看到的其实是一种幻象。月球本身是一个冰冷、黑暗、了无生机、布满尘土的岩石星球，围绕地球运转，被地球的重力永恒地控制着。

在中世纪的对应体系中，月亮对应的金属是银（拉丁语是 Argentum）。这一点儿也不奇怪，银在地球上是仅次于金的宝贵金属，很像月亮是太阳的高贵伴侣一样。如果我们使银冷凝，将其从液态迅速变为固态，它就会爆裂，噼啪作响，直到形成一个坑坑洼洼的表面，这与月球表面的状况有着神秘的相似之处。像月亮一样，银的特点是清澈、明亮、纯净，最重要的是，作为光的反射器，它近乎完美。金属银是做镜子、相纸和某些乐器（比如笛子和铃铛）的完美金属，很难想象一只铅做的笛子或一面铜镜能有这样的完美度。银是金色太阳纯净光芒最完美的容器或者补充，然而它的完美是一种幻觉。因此，直到今天我们还在谈论"银色月光"，这并非偶然。

月亮与女性的关系在我们称之为月经的女性的每月周期中表现得最为明显。女性正常的经期是 28 天，与月亮的周期完全相同。许多女性说她们要么在新月，要么在满月排卵，然后在相反的阶段来月经，尽管这种规律性在今天似乎不像过去那么常见了。此外，胎儿在子宫内的成长也受月亮的支配，在最佳环境下，恰好需要 9 个 28 天的月亮周期才能完成。动物的妊娠期也是月亮周期的倍数或普通分数。

月经周期常被划分为两个相对不同的盛衰阶段，每个阶段都以其主导激素为特征。第一个阶段从出血结束到排卵，被称为增生期，这个阶段，子宫内膜在雌激素的影响下逐渐生长增厚。这个阶段为子宫接受卵子或受精卵的着床做好了准备。在这个阶段，同时还发生着许多其他事情，使子宫准备好了成为一个新人类的容器，但共同的主题是雌激素激励新的生长，激发更多的血管和更多的营养供应来建造子宫。然后排卵开始，在几天的时间里就可以进行着床。之后进入第二阶段，在这个阶段，雌激素水平下降，而另一种女性激素——黄体酮增加。黄体酮分泌量如果不够，会造成子宫内膜供血减少，如果没有受精，子宫内膜会在 10~14 天后被排出。子宫内膜的排出，即月经期，会持续 3~5 天。

当一名女性完全健康，并与周围环境协调一致时，其月经周期的第一个阶段将与新月和满月之间的月相重合，这个时候月亮在"长大"，这似乎是合乎逻辑的；而第二个阶段正好在满月和新月之间，也就是月亮"消失"的时候。此外，子宫非常精确地由月相支配，可以被比作一个银容器。正如月亮反射的是太阳之光，银笛的内容是作曲家的音调和"思想"，子宫的内容就是孩子。银器皿之所以神圣，不是因为它本身，而是因为它所承载的物品。

近几十年以来，女性在民权领域取得了长足的进步。然而，透过经济和政治层面上的这种进步，我们不应该忽略女性权力的真正来源——只有在女性的月经周期里，人类才与外部自然和更广阔的宇宙如此紧密而明显地联系在一起，而男性体内缺失这种联系。从某种意义上说，男性脱离了自然，结果造成他们感觉更加迷失。男性眼中的女性力量实际上是她们与外在世界之间这种让人敬畏的联系。由于月亮掌管子宫——人体最深处、最隐秘部位的生物化学特性，所以，女性与宇宙的联系深入她们身体的深处。

有了对健康的月经周期及其与月相联系的理解，我们可以在事情出错时找到如何继续下去的指导。

正如我在整本书中强调的，健康不是一种停滞状态，而是一种平衡状态。女性生殖领域健康的基础一定是 28 天，在满月前后排卵，新月时来月经。如果患有妇科疾病，比如月经周期过长或过短、子宫内膜异位症、痛经、巴氏涂片检查异常或乳腺癌，那么康复的第一步应该是尽量做到月经周期与月亮同步。

一、月经周期过长——雌激素过多

月经周期最常见的紊乱包括第一个阶段的异常。当女性血液和组织中雌激素过多时，要么是因为分泌了过多的雌激素，要么是因为接触了食物和环境中的雌激素，第一个阶段将会延长，使整个月经周期超过 28 天。过长的月经周期在今天是一件稀松平常的事，因为我们确实被淹没在模仿雌激素的环境性化学物质海洋中——杀虫剂、塑料、进入肉类和牛奶的雌激素，还有植物性食品中的植物雌激素，尤其是大豆制品，这些在众多的食品加工行业中都在使用。由于现代工业生产方式的影响，那些为我们提供胆固醇的食物——生产雌激素的原料——也含有一种"假性"雌激素，这种物质会过度刺激我们的雌激素受体。其结果是女性的身体长期暴露在外来的雌激素化合物中，导致对自体分泌的雌激素敏感度降低。

过长的月经周期以及雌激素过多可能与肥胖症有关，通常是上半身超重——因为雌激素储存在脂肪细胞中。因此，体重超标的女性就暴露在血液中的过量激素物质中。

在心魂层面上，月经周期紊乱逻辑上源于工业化时代带来的生活方式的改变。现代女性不再有月下种植、采集香草和收获谷物的经历，也不再在月光下做爱，甚至不再用双眼去看月亮。我们不知道月亮在其周期的哪个位置，所以月亮的节律和身体内在的月经规律之间的联系丢失了。

治疗这种不平衡的方法是基于对根源性原因的理解，要求尽量减少接触环境中的雌激素，这些雌激素源于各处，从杀虫剂到环境中的塑料，再到饮食中的豆类食品和被污染的动物性产品。对月经周期过长的超重女性来说，第一步是减肥（见第十一章）。

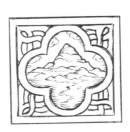

营　养

动物性食品所供应的胆固醇是雌激素的原材料，而优质的动物脂肪能为我们提供滋养整个内分泌系统的因子。雌激素过多的女性通常对精制的碳水化合物上瘾。虽然也可以食用适当的碳水化合物食品，但她们需要把更多的注意力放在动物性食品上，因为这些食品对恢复身体的节律性很重要。如果患者超重的话，这一步骤会帮她减肥，如果患者太瘦了，这会帮她增肥。然而，所有动物性食品应当来源于有机方法饲养、牧场散养的动物或野生的远洋捕捞的鱼类。奶制品（包括黄油、奶酪和酸奶）应该严格来自牧场散养的牛。均衡的饮食还应当包括蔬菜、水果和适当处理的有机谷物和坚果，但不宜食用豆类（豆子和扁豆），尤其是豆制品。

建议患者按照规律的日程安排准备食物。学着大量使用香草，尤其是迷迭香、百里香和罗勒。

应当严格剔除饮食中的部分氢化植物油中的反式脂肪酸，因为它们会干扰胆固醇向雌激素和黄体酮转化，也会干扰许多其他影响生殖系统的生化过程。咖啡因也会破坏内分泌系统，影响月经周期，应该减少摄入。

同其他病症的建议一样，鳕鱼鱼肝油是必不可少的。女性实际上比男性更需要维生素 A，因为维生素 A 是女性分泌激素所必需的，可以每天补充 20000IU 的维生素 A。

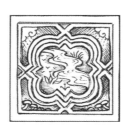

治 疗

顺势疗法增强银是治疗月经紊乱的首选药物。我推荐维蕾德公司的银 D_6 制剂（Argentum D_6），它为生殖器官提供了一幅健康功能的"图景"。将银作为药物使用就像加入了一小剂量的月亮，可以帮助病人重新与月亮的 28 天周期相连接。推荐剂量是一粒豌豆大小，每天 3 次[1]。

我还会开标准过程公司生产的辛普莱斯 F，用于解决几乎所有与女性生殖系统有关的问题。辛普莱斯 F 是特别为女性设计的原型态制剂，含有牛的垂体、甲状腺、肾上腺和卵巢组织。这种复合药剂有助于缓解涉及女性生殖系统整体内分泌轴的压力。推荐每天 3 次，每次 1~2 粒。

马郁兰复合制剂（Marjoram Complex）是五种草药的混合物，用于恢复失调的月经周期，使其达到和谐或韵律。该药最先是由鲁道夫·施泰纳推荐的，现在由维蕾德公司生产。剂量是放 15 滴于水中，一天 4 次，月经期间不服用。随着月经周期逐渐进入一个比较正常的节奏，马郁兰复合制剂应至少服用一年。

除此之外，我经常开蓖麻油包来帮助患者改善子宫的健康。每周在盆腔部位放置 2~3 次。蓖麻油包通过给受到影响的器官提供温暖来增加循环并刺激排毒。

---

1 译者注：征求了专业医师的意见，这里应该是外敷。

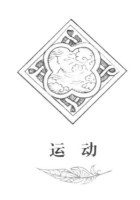

运　动

西方社会用一种非常笨拙的方式来应对诸如青春期、月经乃至与性有关的整个世界，甚至在讨论消化和排泄过程时所表露的尴尬都会给这些重要的生理功能带来压力。我们不应该把这些功能看作不可避免的罪恶，而应该把它们看作生命过程本身的体现。常见的描述"下面很痛"表现出一种疏远和隔离，腹部、盆底肌和性器官都被降级到难以启齿的"下面"。尽管我们近年来取得了相当大的进步，但禁忌仍然存在，因为生殖器官和消化排泄器官常常被认为是肮脏的，或不那么有价值。另一个往往被忽略的因素是，遭受过亲密关系或家庭暴力的女性会感到慢性盆腔疼痛和不适，在创伤发生后很长一段时间，这种疼痛会作为一种有害的姿态持续存在。

我们需要颂扬身体的每个部分，它们就像其他部分一样都是美丽的、重要的、高尚的。不这么做的话就会导致身体的、心理的、发育的和情绪的障碍，从而导致"疾病"和我们在这里讨论的失调。当身体的每个部分都充分地入驻，被充分地照顾和享受，你就会体验到自己是一个完整的整体，这会让你体验到更强大的能量、更多的可能性和更深层的疗愈。

雌激素过多的情形通常表现为头脑缺乏清醒。潮汐练习可以帮助大脑和神经系统安静下来，有助于使身体恢复到"四平八稳"的状态。类似地，双纽线动态练习可以帮助头脑清晰，为腹部提供温暖。胃部波浪练习和腹部按摩练习可以给腹部带来适当的韵律。向下-向上练习、接地练习、身体空间想象练习、水平面姿态练习、脊柱拉伸练习、膝部映射练习、恩赐练习和偶极练习在有节奏地联结神经系统和新陈代谢系统方面也很有用。

剧烈运动很重要，尤其是对超重的女性来说。参加体育运动、舞蹈或训练活动会特别有帮助，这些活动会促进头部与下半身平衡中心的重新连接，击剑和舞蹈属于这一类。

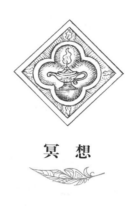

冥 想

女性解放带来了巨大的好处，但是女性要小心她们与月亮之间内在联系的"解放"，月亮是她们的接受性、敏感性、神秘和力量的来源。正如我们所知的，在过去40年里，女性不得不表现得越来越像男人，不得不参与男性世界的竞争。但如果她们要保持健康，并保留她们的权力和影响力的话，她们就需要在某些地方划清界限。她们可以并且应该"竞争"，但不能失去她们的女性特质，即她们与月亮的联系。

我强烈建议女性采取一些简单的步骤关注一下月相，并将其与她们的月经周期联系起来。除此之外，女性应该每天至少花一分钟来定位并观察月亮。进行回顾冥想时，确保在自己的月经周期上集中一段时间的注意力，注意到自己处于哪个盈亏阶段，并且思考它是如何与月相联系在一起的。

如果可能的话，满月的时候去户外，最好是去海边来一次悠长的散步。随着岁月流逝，心魂会加深其与月亮节奏的联系，帮助恢复身体并达到适当的健康水平。

二、月经周期过短——雌激素不足

在增生期，月经周期也会因雌激素不足而紊乱，从而导致周期过短。在极端情况下，子宫内膜的堆积不足会导致排卵完全失败。这种情况也许和月经过少或痛经有关，厌食症、甲状腺功能减退或其他扰乱荷尔蒙活动的慢性疾病也都同其有关。在过短的周期里，雌激素和黄体酮之间的相对平衡变为黄体酮分泌过量，而雌激素过量则是周期过长的特征。

过短的月经周期涉及过度的分解，而不是合成。换句话说，交感神经的分解代谢冲动压倒了副交感神经构建或修复的合成代谢冲动。子宫内发生的过程涉及合成（液态或植物样）和分解（情绪或动物样）的竞争态势。当分解的力量占主导的时候，疼痛的发生就不足为奇了，在这种情况下，症状以痛经的形式出现。

我们可以说，月经周期过短是女性缺乏对健康节律的意识（月经周期过长的情况正好相反，人们往往过于关注身体这个区域）。我经常在经期疼痛或经期过短的女性身上发现性创伤的历史。这一经历似乎把心魂锁在了性器官区域，而在那里埋下了日后身体失衡的种子。或者，青春期度过一段紧张时期之后会出现月经量少、无月经、经期太短等情形，这也会导致厌食症或暴食症的发作。

打个比方，这些女性面临的总体挑战是变得"在世俗意义上的成熟"。出于各种原因，她们正在努力寻找一种与自己身体的满意关系，并且发展自己的性。如果这些方面出问题的话，通常的反应是将其归结于脂肪摄入。黄体酮占主导的女性也许会采取低脂肪饮食，然而这是另一种对"在世俗意义上的成熟"的拒绝，会导致体重减轻或疲劳。原本已经不多的月经可能会完全停止。

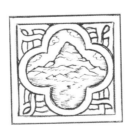

营　养

治疗月经周期过短的目标是增加雌激素分泌。雌激素是通过卵巢和肾上腺转化胆固醇而来的。高脂肪的饮食和它们所含的脂溶性营养素将滋养内分泌系统，并为**雌激素**的分泌提供原料。月经周期过短的情况实际上比月经周期过长的情况更需要重视动物性食品。

许多月经周期过短的女性患有厌食症，这是因为饮食中脂肪含量很低，因此身体的脂肪含量变得很低，以至于月经完全停止。患有这种疾病的女性需要大量食用黄油、奶油和一切正确饲养的动物的健康脂肪。鸡蛋是生育的象征，尤其有益。还应该多食用鱼子。

同样，应该严格避免部分氢化植物油里的反式脂肪酸，因为其会干扰人体分泌**雌激素**的酶系统。此外，要戒除所有豆制品，因为它们会严重干扰内分泌。

咖啡、茶、巧克力和精制糖等会给肾上腺带来压力的物质应该从饮食中完全去除。如果要喝热饮的话，可以喝热汤或姜茶。

在第一年前后，建议饮食中包含 40%~50% 的高脂肪动物性食物，辅以各种蔬菜、水果、谷物和坚果。当月经恢复正常时，动物性食物的摄入量可以适当减少。

同其他疾病的治疗建议一样，鳕鱼鱼肝油可以提供脂溶性维生素并支持甲状腺和内分泌功能。推荐剂量是每天至少 20000IU 维生素 A。

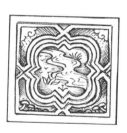

治 疗

对于过短的月经周期，最好的银制剂是 1% 的银叶苔藓（Bryophyllum Argento Culto），滴 10 滴在水里，每天服用 4 次，持续 6 个月。这种维蕾德公司生产的制剂是由生长在堆肥中的苔藓植物制成的，其中加入了顺势疗法药物银。苔藓植物是一种重要的多肉植物，被称为"千根之母"，因为每片叶子的末端都长有许多小根，每一个小根都可以长成一株新的植物。因此，在生长和再生能力弱到无法维持正常周期的情况下使用这种植物是有价值的。在某种意义上，堆肥中的银将植物的活力与月亮的节奏和女性的生殖周期联系起来了。

此外，我会建议使用标准过程公司生产的辛普莱斯 F，一次 1 片，一天 3 次，连服 6 个月。

在多年的行医生涯中，我一次又一次地听到有这种情况的女性告诉我，"我不想在这里"。这通常是她们所经历创伤的结果，或者它仅仅反映了她们的体质。不难理解，要抵消这种心魂情绪，治疗就必须包含温暖，这种温暖温和地鼓励女性与自己的身体接触，并参与有意义的活动。我们鼓励她们在小腹上使用温暖的蓖麻油包，夜间用对应于金星的金属——铜软膏涂抹在子宫区域。我推荐维蕾德公司的含量为 0.4% 的铜。在这些情况下，热水浴和温热的按摩也有助于恢复平衡。

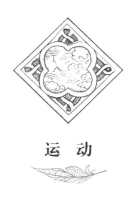

运　动

对于雌激素不足或黄体酮过多的问题，水平面需要向下移动。水平面姿态练习可以帮助实现这一目的。在青春期，心脏力量的一部分应该被隔离在子宫里，这种现象可以在恩赐练习中找到正确的姿态。个人空间姿态练习和秋叶练习也有助于这种情况。胃部波浪练习能给腹部区域带来韵律和运动。拉丁舞在转移上半身的性能量方面很有效。

月经周期过短而运动能力又较强的女性建议选择不那么剧烈的运动锻炼。在剧烈运动训练期间，月经往往会停止。建议选择包含艺术内容的轻柔一些的运动。

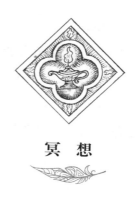

冥　想

　　月经周期过短的女性除了每天花时间定位和观察月亮以外，还应该考虑"在世俗意义上的成熟"的品质。在回顾冥想中，将注意力集中在日常活动上，这些活动会吸引我们更接近自然的运作。

　　最后提一下，治疗雌激素不足的最佳药物是爱和接纳，通常先通过梳理个人的家庭关系来起步，之后在亲密关系的背景下完成。通常，直到女人坠入爱河并亲身体验到爱所带来的美和力量时，她才会接受真正地"存在于此"。尽管充满了陷阱，但对许多年轻女性来说，对爱和性的接纳往往是变得"在世俗意义上的成熟"的决定性一步。

三、痛经

　　虽然这种情况通常与月经周期过短有关，但事实上，在月经周期过长甚至是月经周期正常的情况下，痛经也时有发生，而且症状同样严重。痛经通常是由前列腺素失衡所致，前列腺素是控制子宫收缩的局部组织激素。现代饮食中脂肪摄入量的变化常常导致前列腺素分泌过多，刺激子宫收缩，而前列腺素分泌不足则会使子宫松弛。

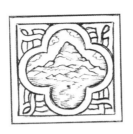

营 养

除了针对月经周期过长或过短的合理饮食以外，我推荐每天 1 茶匙亚麻油和 4 粒月见草油胶囊，鳕鱼鱼肝油也可以缓解前列腺素失衡。黄油和椰子油中的饱和脂肪也有助于前列腺素的分泌。锌是这一过程中的重要元素，可以从红肉、牡蛎和其他贝类中获得。推荐凯尔特海盐，它含有重要的氯化钠和微量矿物质。还建议大量食用蔬菜，生的和熟的都可以。避免食用所有加工过的食物，尤其是植物油，包括液体的和氢化的。

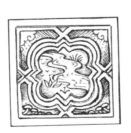

治 疗

与治疗月经周期过长一样，每周在子宫部位使用两到三次蓖麻油包，再加上每晚使用维蕾德公司的铜软膏，一般情况下会显著缓解痛经。

另一种药物也被证明对治疗痛经有效——美地宝公司生产的克让普莱斯（Cramplex）草药混合制剂。该制剂的主要成分是延胡索（corydalis anbigua tuber），在中国草药学中，延胡索具备缓解平滑肌组织痉挛的能力。痛经时，每 2~4 小时服用 1~2 片。

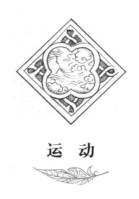

运 动

　　针对痛经最有效的练习是偶极练习。痛经的女性在首次做这个练习时，如果上面的手在挥动，下面的手往往停在肚脐处，这通常会导致失去平衡，甚至是向一边摔倒。手不能在生殖区域移动反映了西方文化不尊重经期的事实。当女孩们第一次来月经的时候，我们不为此庆祝，也没有成人礼。相反，我们通常把向成人期转变看作一个尴尬的、羞耻的和私人的事件。如果这种抑制的态度转变为接受月经是自然创造过程的一部分，痛经就会减少，有时甚至会消失。偶极练习在这一过程中会起到巨大的帮助作用。

　　放下练习、秋叶练习和恩赐练习对释放来说也很有用。恩赐练习是一个非常优雅的姿态，它把经血交付给重力和地球。

　　我也推荐患者接受呼吸练习。允许腹部——而不只是肺部——增加容积，从而为下部器官补充氧气和有节奏的运动。

　　在与这些练习相关联的一个想象练习里，你可以创造一种空间动力，让金熔化并穿过脊柱。这个练习已经帮助许多女士克服了痛经。

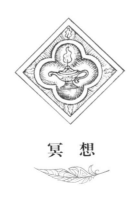

冥 想

当月经周期过长或过短时都有相配合的冥想练习，注意月相，并在需要的时候培养"在世俗意义上的成熟"。如果经历过性创伤，在进行回顾冥想时，温柔地思考它对自己思想和行为的影响。

四、子宫内膜异位症

这种情况通常伴随着过长的月经周期，并伴有严重的痛经、排便疼痛、性交疼痛，甚至排卵时也会疼痛。在子宫内膜异位症中，子宫内膜实际上开始在其他地方——比如肠和膀胱——发芽生长。这些子宫内膜岛在月经周期中引起疼痛和出血，就像它们是正常的子宫组织一样。对于这种痛苦的情况，通常的治疗方法是手术切除或用避孕药阻止雌激素的过量分泌。

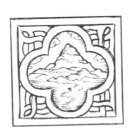

营 养

富含维生素 A 的食物，包括肝脏、鱼、贝类、鸡蛋和来自牧场散养的牛生产出的黄油，对这种情况尤其有效。每日需补充至少含 20000IU 维生素 A 的鳕鱼鱼肝油。在南非，也有过通过每日服用高达 90000IU 维生素 A 成功治愈的情形。

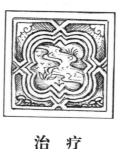

治 疗

子宫内膜异位症的基本病理表现是雌激素过多。要纠正这种失衡，请按照"月经周期过长"一节的说明补充天然黄体酮霜。推荐一种每克药剂含 100 毫克天然黄体酮的霜剂，每天在皮肤表面涂抹 1/8~3/4 茶匙，每天 2 次。一旦问题得到控制，可以逐渐减少黄体酮。

此外，还推荐草本植物牡荆树（vitex-agnus castus）提取制剂，它可以帮助增加黄体酮的产生。从排卵期至月经开始，每天早上使用美地宝公司生产的这种药片，每次 2 片，连续服用 3~6 个月。

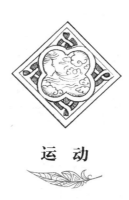

运 动

子宫内膜异位症的情况中有一种从盆底撤退的姿态。就像痛经一样，胃部波浪练习、偶极练习、放下练习和恩赐练习提供了一种将这种姿态转变为接受、平衡和有韵律的方式。肩部肌肉映射练习也很有帮助。拉丁舞也有助于帮助患者将温暖传递到腹部。

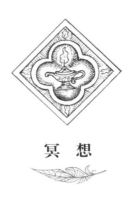

冥　想

遵照治疗雌激素过多时所用到的冥想方法，注意月相和月经周期的阶段。进行回顾冥想时，注意一天里思想和行为中的哪些活动表现出了雌激素过多的特征。

五、阴道炎

阴道炎是一种常见的病症，其特征是阴道疼痛、瘙痒、炎症发作，通常伴有较多的阴道分泌物。有很多种类的微生物会引起阴道感染。具体类型可以通过常规检查确定，并根据病症使用特定的药物进行治疗。然而，我们必须记住，微生物是"拾荒者"，正如我们在第一章讨论感染性疾病时所说的，它们靠我们的废弃物为生。因此，最对路的治疗方法包括确定"废弃物"的来源。除了加工类食品产生的废弃物，阴道内的另一种"废弃物"来源可能是男性精液和精子。换句话说，没有爱的性行为会在阴道内沉积废弃物，从而导致感染。对许多女性来说，必须掌握处理这种重要的相互作用的技巧。

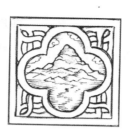

营 养

阴道炎最常见的原因是慢性酵母菌感染，在不用药的情况下，饮食的不当会使患者作出反应。第一道防线是维持肠道和阴道内有足够量的健康菌落。患者需要戒食精制碳水化合物和糖，还有未做过处理的全谷物食物，如格兰诺拉麦片和挤压出来的早餐麦片。总的碳水化合物摄入量（包括谷物和水果）要少于饮食的1/3。此外，建议患者大量食用黄油和椰子油，因为它们提供短链饱和脂肪酸，有很强的抗真菌作用。在每天的饮食中分别加入24汤匙（椰子油可以与温水或香草茶混合，也可以直接加入到冰沙中）。最后，患者还应该食用大量的乳酸发酵食品，如酸奶、开菲尔、德国酸菜和甜菜格瓦斯，这些乳酸杆菌可以阻止酵母菌进入肠道。

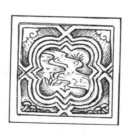

治 疗

每天在阴道内少量涂抹较容易买到的高品质酸奶会让人觉得非常舒缓，它帮助在阴道内建立适当的菌群。另一种有用的疗法是茶树油，具备抗真菌的特性，可以和橄榄油混合，涂在阴道里，或者以栓剂的形式使用。草药保哥果（Pau d'arco）、猫爪草（cats claw）和紫锥菊可以抑制酵母菌的数量，美地宝公司生产的猫爪草复方制剂（Cats Claw Complex）包含以上成分，每天服用 4 次，每次 1 片，持续 2~3 个月。

合成的不透气纤维会加速酵母菌生长，应选择棉质内衣以及由棉花、羊毛和丝绸等天然纤维制成的衣服。穿着宽松的棉质睡衣，睡觉时可以脱掉内衣。

对于非常严重的发作病例，3 天一个疗程的抗真菌非处方药硝酸咪康唑（Monistat）可能是必要的。如果采取了这些措施后感染仍然存在，患者应该去检查下是否患有糖尿病，因为阴道炎通常是糖失衡的早期征兆。

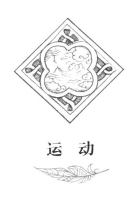

运　动

我们的下半身会有一种像余烬般发热的感觉。阴道感染更多的是由于冷而不是热。阴道炎的炎症就像痱子，是在试图创造正在失去的热量或火。

胃部波浪练习和偶极练习可以帮助把灼热的热量带回下半身。在做胃部波浪练习时，想象一种发热，就像余烬从中央下方和外部来温暖这个区域。同样地，在做偶极练习时，想象下半身被余烬温暖。肩部肌肉映射练习也有助于增加血液向下流动，温暖双手、臀部和双脚。

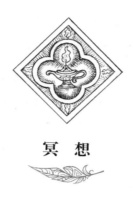

冥　想

进行回顾冥想时，确认任何从阴道区域吸收热量和光线的情绪或行为。记住，真菌在黑暗中繁殖。此外，如果正处于一段没有爱的两性关系中，那么请关注生活中导致这种情况发生的因素。

六、巴氏涂片检测异常

每年进行巴氏涂片检查的目的是在宫颈癌仍处于早期阶段时进行检测，以便用简单的外科手术进行治疗。事实上，大多数人认为，这是一种非常成功的治疗方法，因为过去几十年死于宫颈癌的总人数有所下降。当癌变组织被发现得越来越早，并且被限制在局部时，我完全支持用通常的手术方法来解决这个问题。这涉及一种叫作锥切活检的小手术。

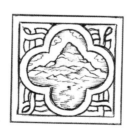

营　养

遵循月经周期过长或过短的一般饮食指南是恰当的。避免食用包含反式脂肪酸的加工类食品非常重要。最重要的是，避免接触豆类食品和传统的水果和蔬菜中的雌激素。尽可能多地食用有机食品或生物动力食品。

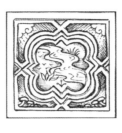

治　疗

巴氏涂片检测到的细胞异常亮起了警报，标志着癌症发展状况基本确立，应该认真考虑第二篇第二章中关于癌症的饮食和生活方式的改变。对于巴氏涂片异常的女性患者，通常我都会对其进行为期一年的槲寄生治疗，配合使用第二章中提到的马里槲寄生。

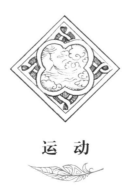

运　动

当女性生殖区域出现了相关症状时，偶极练习、放下练习和胃部波浪练习会有帮助。由于巴氏涂片检查异常是癌症出现的第一个标志，因此，应当在这些练习中加入第二章关于癌症的各种运动，包括个人空间姿态练习、角力站姿练习、企鹅角力练习和日晷练习，这些练习创建了缓冲区，通过这些练习，我们器官外部的一切都将得到满足。

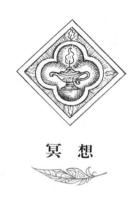

冥　想

我发现，巴氏涂片检测异常的女性通常在两性关系上都会遇到问题，或者在性方面存在未解决的潜在问题。所有的解决办法都必须始于看到性器官有两个主要功能。第一个功能是繁衍后代，第二个功能是愉悦、乐趣和对激情的探索，虽然后者在医学界还未得到公认，但正面看待它对我们的健康同等重要。这个功能和生殖功能一样都是性器官生理的一部分——事实上，女性生殖器官有一个部位唯一能够发挥的功能就是提供快感，那就是阴蒂。

健康的目标是让每个人可以自由地体验其性行为所带来的愉悦和快乐。不幸的是，对于那些有过不愉快的两性关系、性创伤历史以及由于童年时期压抑的宗教训练而对性产生困惑的人来说，这可能会很困难。

巴氏涂片异常与两性困难之间的关联让我相信，快乐和愉悦实际上是性器官营养的主要来源。巴氏涂片异常可以成为女性做出改变的一个巨大动力，不仅要改变饮食和生活方式，也要改变对性关系的态度。因此，对于巴氏涂片检查异常的女性来说，最重要的问题是："性是我愉悦和快乐的一个源泉吗？"如果答案不是很明确的"是"，那么这就应当成为心魂开始工作的地方。每日进行回顾冥想时，试着决定做出哪些改变能给你的性关系带来欢乐和愉悦。

七、更年期问题

　　随着年龄的增长，女性会逐渐地、自然地与月亮失去联系。当生育能力衰退时，月经会变得不规律，因为女性会从月亮控制性韵律的力量中解放出来。对于一些女性来说，转变可以很平稳、规律，除了偶尔会感觉潮热以外，很少有其他症状。这是传统文化中女性的常见情况。

　　如今，对许多女性来说，更年期是一个剧变的时期。任何治疗的第一步都是要认识到这个重要的自然法则：每当一个联系失去了，另一个联系或影响一定会取而代之。问题是，新的联系是什么呢？当女性进入更年期时，是什么取代了月亮的影响？

　　为了回答这个问题，让我们来看看两种最常见的更年期症状：阴道干涩和潮热。这些症状为女性在更年期必须建立的新联系提供了线索。

　　雌激素分泌的减少据说是阴道分泌物减少的原因。对许多女性来说，这种变化十分不明显，但对另一些女性来说，黏液的排出量会下降到使性交变得痛苦和困难的程度。衰老，就其本身而言，会导致皮肤干燥和失去弹性。随着年龄增长，细胞含水量下降。据说肝脏控制着我们身体的液态或生命领域。肝脏与木星有关，代表的不是生育的能力，而是智慧。在更年期之前，女性的体液就像潮汐一样，由月亮控制。绝经后，她们会受到一个新的外来因素的影响，那就是木星——代表着智慧、社会和政治国家之神。更年期女性的身体变化意味着她们将注意力从家庭转移到政治、商业和教育领域，这是积极而自然的。这种变化也表明了，当出现过度干燥的问题时——无论是阴道干涩还是皮肤干燥——对肝脏进行治疗或许是有益的。

　　潮热通常是绝经前女性经历的第一种症状，有时这会发生在月经周期发生变化的前几年。大部分女性感受到的是一股暖流，通常从下半身开始向上移动。在许多情况下，潮热伴随着出汗和皮肤潮红。

　　如果把四元人类作为我们的模型，显然，潮热代表着自我身或温暖体的激活。这种现象涉及心脏器官和个体的精神。从这个角度来看，潮热与其说是一种需要治疗的疾病症状，不如说是一种对身体智慧的陈述，以及这个女性在她的人生传记中已经到达一个转折点的标志。即使是在现代社会，大多数女性在更年期之前主要是为他人而活，首先是作为孩子和女儿，然后是作为母亲和妻子。只有到了更年期，大多数女性才能掌控自己的生活，把全部注意力转向外面的世界。因此，还有什么比更年期潮热更自然的呢？潮热是身体温暖的信号，是人类个性在身体层面的表现，对女性来说是掌控自己命运的呼唤。

当女性以激素替代疗法（HRT）药物的形式服用雌激素，乃至食用大量的大豆制品时，她们可以在70多岁的时候仍然保持与月亮的紧密联系。我并不是绝对地说服用雌激素总是错误的，我只是想说，当自然希望建立新的联系的时候，延长生命的某个阶段对女性来说可能不是最佳选择。最终，除了过度地参与到照料丈夫与孩子的过程中，在空巢中闷闷不乐之外，女性在后续人生阶段基本上会变得无事可做。

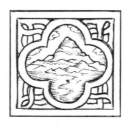

营　养

尽管生物化学课本上有清晰的说明，大多数从业者还是不了解这样一个事实，即饱和脂肪，如黄油、椰子油、牛肉脂肪和羊肉脂肪等，对肝脏具有高度的保护作用。这些饱和脂肪还有助于将人体必需的脂肪酸转化为前列腺素。患者服用少量的亚麻油和月见草油也是有益的，但其饮食中同时要包含足量的饱和脂肪。

我们知道饮酒会对肝脏带来压力，但果糖对身体也同样有害。饮食中要减少各种类型的果汁、含果糖的食物和饮料，蜂蜜和水果也不宜过量食用。

苦味的和酸味的食物，如绿叶蔬菜、柠檬和德国酸菜等，对肝脏非常有益。推荐早晚各一茶匙瑞典苦味药，混合着一点温水服用，对患者会有帮助。

说到补充剂，在一般情况下，鳕鱼鱼肝油会即刻缓解阴道的干涩和潮热。从每天 10000IU 维生素 A 开始，必要时可以增加到 20000IU。

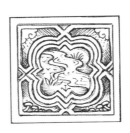

治　疗

治疗脏躁症可以使用顺势疗法中的锡 D_8 制剂（Stannum D_8）。古人把这种金属与肝脏联系在一起。推荐剂量为一个豌豆大小，每天 3 次。在肝脏对应部位的腹部敷蓖麻油包也有帮助。尽管饮食改变了，如果持续地过于干燥，可以使用刺激分泌雌激素的草药，如黑升麻（Black Cohosh）。我经常给患者开瑞米芬（Remifemin），一种含有黑升麻的非处方药，剂量是每天 3 次，每次 1 片。在极端情况下，可以开妇女国际药房（Women's International Pharmacy）生产的雌三醇（Estrio 1），非口服，而是置于阴道内，每周 2 次。

潮热引起的不适可以用维蕾德生产的顺势疗法中的金（Aurum）制剂来治疗，因为金属金与我们身体的温暖关系最为密切。推荐剂量是每次 10 滴金 D_{10} 混于水中稀释，每天服用 3 次。

如果症状持续，最后我会推荐妇女国际药房生产的泰易斯塔（Tri-Est），它包含三种天然雌激素，推荐剂量为每天 1~2 次，每次 1.25 毫克。如果病症对身体一直有很大伤害，并且其他药物没有效果，那么我建议患者继续服用泰易斯塔。

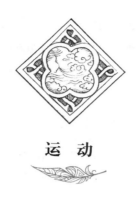

运 动

生殖器官存在的目的包括生殖、愉悦和创造 / 交流。绝经后，它们不再具有生殖功能，但仍应作为愉悦、消遣和创造的器官。通常在更年期，女性会因为完全停止使用这些器官而将自己置于不利地位。那些将更年期视为生命崭新阶段和"有史以来最伟大的事情"的女性将在余生中保持年轻——不仅年轻，而且智慧，因为子宫在绝经后会成为直觉性智慧所在。

性器官应该随着每次呼吸活跃起来。当你做呼吸练习时，盆底肌应该随着每次呼吸而搏动。呼气时，盆底肌的凯格尔运动[1]应当收缩和释放，就像它们是第二层横膈膜。

更年期是再次享受骑马运动或上舞蹈课的好时候！

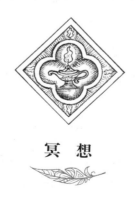

冥 想

menopause（更年期）这个词包含了 pause（暂停）这个词。更年期往往是女性

1　译者注：凯格尔运动又称为骨盆运动，于1948年被美国的阿诺·凯格尔医师所公布，借由重复缩放部分的骨盆肌肉以进行。凯格尔运动常被用来缓解尿失禁、妇女的产后尿失禁问题。

一生中头一次有时间停下来进行冥想。对生活带给你的经历进行沉思应该是更年期的一项典型活动，沉思赋予你智慧。当你进行回顾冥想时，好好思考发生在你身上的每件事的意义、日常活动中形成的联系以及创造将智慧传递给他人的机会。

八、骨质疏松症

20 世纪 80 年代初，我得到第一份急诊室医生的工作，当时遇到一位病人，她的情况给我留下了深刻印象，至今都难以忘怀。该病人是一位虚弱、瘦削并且略显憔悴的白人女性，她在家里摔倒后来到我们的急诊室。她告诉我们她刚站起来就摔倒了，之后她感到臀部很疼。

X 光显示她双侧股骨颈骨折。她的骨头特别"瘦"，也就是说缺钙，在 X 光片上几乎看不到钙的踪迹。但更值得关注的是，在紧贴着因钙化不足而骨折的每根股骨外侧，都有一根大约 0.6 厘米长的"白色管道"。骨科医生走过来帮忙诊断，我问他股骨旁边的那些白色管子是什么。他回答说："那是她的股动脉（血管）。"

我问："我们怎么在 X 光片上看到血管了呢？"

他回答："嗯，它们完全被钙化了。"

我一边思考这个奇怪的发现，一边挠了挠头。最后，我突然意识到，这个病人所遭受的是异位钙化！她身体两侧的钙沉积错过了大约 0.6 厘米，填充在她的动脉里而不是骨头上，如果钙沉积在正确位置就不会发生骨折了。

之后多年，每当有病人说自己想要服用钙，以防止骨质流失的时候，我就会问她："你的目标是什么？"很明显，摄入额外的钙，并将其沉积在软组织（比如动脉）中，对你的骨头一点好处都没有，只会造成动脉硬化。对我来说，发现人类如何让他们的钙沉积在目标位置是当务之急。然而，内分泌科医生、妇科医生甚至骨质疏松症专家都没能回答这个基本问题。相比把钙存放在我们的软组织，进而造成动脉硬化、白内障（眼睛晶状体软组织的钙化）、关节炎（关节钙化）和许多其他"疾病"（而这些标志着过度钙化），又是什么关键因素在决定我们是否把钙放进我们的骨头，因此保持强壮和健康呢？

研究了大量有关骨质疏松症的病例之后，我终于找到了答案。众所周知，骨质疏松症在三类不同的人群中比较普遍。第一个群体是瘦弱的年迈白人女性，第二个是长期飘浮在地球引力场之外的宇航员，第三个是患有厌食症（或任何严重的体重减轻）的各年龄段及不同性别的人。这些情况的共同之处是每个病患体验到的重力都太少。换句话说，体重给我们的骨骼施加了不同程度的压力，并"告诉"它们应该如何被钙化。如果一个人的体重很轻，他的骨骼则必须要薄，这样的话，身体就指令钙质沉积在软组织以减轻骨头的重量。如果体重足够的话，那么骨头就必须变厚来承载这个体重，指令的"目标"就指向了骨头。我们最终会惊奇地发现，人类的身体是多么睿智，能够准确地对我们的处境作出反应。

这些年来，我一次又一次地看到女性们努力使其体重保持高中时的水平，并同时治疗身体的骨质流失，这么做永远不会奏效！如果没有体重增加的刺激，摄入的钙只会加剧正在发生着的软组织钙化。治疗骨质疏松症的新药，比如福善美（Phosamax），就是通过将钙从软组织转移到骨骼来发挥作用的。这听上去似乎很合理，但结果却造成钙质不加区别地从软组织转移到骨骼，不可避免地，这会造成软组织发生问题，因为软组织也需要钙才能正常工作。这就解释了使用这些药物必然会导致食道和肠道疾病的原因。除了增加体重以外，没有别的方法可以防止骨质流失，也没有别的方法可以重建骨骼。其他方法都不管用，无论是雌激素、补充钙质或维生素 D 疗法，因为这些疗法都无法解决根本问题，而且每种疗法都有各自的副作用。

在理解绝经后女性骨质渐渐流失的基本图景之后，一系列现象也变得清晰起来。首先，为什么"负重"运动对骨质疏松症有（一点点）帮助？答案是这样的：运动增加了体重或让身体体验到了重力，至少是暂时的。问题是长时间负重行走会让一个人的胳膊很酸。我的建议是，对绝经后的女性来说，最好是按照自然规律，把体重集中在腰部、髋部和臀部。其次，如我们所知，很多正处于更年期和绝经后的女性为了抵制体重增加这个自然过程，常常采取的方法是节食或过量的运动。不幸的是，这通常在"变得健康"的名义下进行，并得到了全社会和医学界的祝福。这些妇女中的许多人最终会患上更年期和绝经后妇女最常见的"疾病"，即甲状腺功能减退。这种疾病出现的本质在于人的身体拥有无限智慧，身体非常明白，必须采取激烈的行动让人体增加体重。这种激烈的行动所采取的形式就变成了动员身体部分摧毁你的甲状腺抗体，从而减少甲状腺激素的分泌，效果是让你感觉很累，这能够让你减少过度锻炼，从而使你增加体重，进而有效解决造成骨质疏松症的重力问题。不幸的是，大多数医生并不能理解这种动态过程，会给患者开一些甲状腺补充剂。女患者会感觉好很多，于是恢复了锻炼，很庆幸自己还能保持苗条的身材，而她的骨质疏松症，更恰当的说法是其正在崩溃的基础设施，将继续迅速恶化。事实上有更好的解决方案！

这个图景还有助于解释另一个现象，那就是常常会引起不适的潮热现象的盛行。正如我在前面提到的，轻微的潮热是生命发生变化的一个正常部分，不仅正常而且令人愉快。但严重的潮热会妨碍睡眠，还会导致大量出汗，这个问题对许多女性来说需要真实去面对，潮热发生的同时也意味着雌激素水平的急剧下降（每个人血液中都需要有一定量的雌激素，不只是年轻女性，还包括更年期女性和所有男性）。增加的脂肪储存不仅能预防骨质疏松症，还有助于保留身体里的雌激素。毕竟，雌激素是脂溶性的，身体会利用脂肪来储存足够的雌激素以保护骨骼。储存足够的健康脂肪也有助于身体维持足量的雌激素来防止潮热。当然，很多超重的女性也会有潮热，这是由于高胰岛素血症和过量摄入糖所造成的（见第五章糖尿病）。唯一真正解决骨质疏松症、甲状腺功能减退、严重潮热和所有其他更年期和绝经后症状的办法是变换一种生活方式，还包括对待生活的态度，这种态度会让你带着对身体应得的那种崇敬和尊重，内心真正接纳身体对体重波动的需求。要遵循的饮食习惯不应该立足于让你永远苗条，而应当让身体自己找到其最理想的体重，至少比你年轻时穿的衣服大两号。一旦抵达了这点，我们就可以采取步骤恢复骨骼中的钙，因为我们有信心，我们的目标是正确的。

如果必须用一句话来概括我的"目标"，当遇见一位患者时，我会说，就让情况发展下去吧，这样，在诊断过程中的某个时刻，患者要么会笑，要么会哭。我的经验是，当发生其中一种情况或两种情况都发生时，患者对自己的处境已经有了新的理解，因此可以对自己的生活做出真正的改变。对于一些"疾病"，我注意到，在看病的某个时刻，患者会出现同样的情绪反应。许多癌症病人在讲述他们的故事时会哭，但奇怪的是，大多数告诉我她们有骨质疏松症的人会笑。当我指出骨质疏松症和重力/体重不达标之间有关联时，她们笑了。笑完后，她们总是说"我不会再增重了，我的丈夫会杀了我"，或者"哦，不！穿不下高中舞会的裙子时，我感觉很糟糕"。所以，与其给出一个具体的病例史，不如把这些女性归入同一个群体中，这个群体迫切需要解放，不是从去上班或与男性的疯狂竞争中解放出来，而是从异化中解放出来——这种异化通常是（但不总是）被那些对她们的身体抱有不切实际的幻想的男性所强加的，这种专制会试图强迫她们的身体所呈现出的外观与其自然想要呈现的不同。

　　骨质疏松症的病人迫切需要从节食、运动养生、广告和以男性为主导的文化中解放出来，这种文化使女性对自己身体的感官享受失去了兴趣。你见过瘦削的希腊或罗马女神的图片或雕像吗？不，她们都很胖，至少是丰满的。这种解放比现代社会鼓励女性加入劳动大军要深刻得多。这是女性心魂的解放，而女性的心魂是世界的心和魂。来自这些异常瘦弱的病人的笑声正是一种来自女性心魂的声音，她们在想，被奴役的日子是否可以真的结束了。

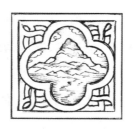

营　养

　　读到这里，你会意识到，过多的碳水化合物摄入加上低脂饮食将会导致一系列的健康问题，包括很多人所谈论的肥胖症。讽刺的是，对一些人来说，这种饮食导致了过度的瘦削，而不是肥胖。我发现，患骨质疏松症的女性通常会吃大量的碳水化合物食品，比如意大利面、干的早餐谷物和糖——通常是巧克力。她们通常喝低脂牛奶，食用低脂的奶制品（"给她们的骨骼提供钙"），也许是鱼类或去皮鸡肉，还有低卡路里的蔬菜和不加酱料的色拉。这些女性几乎一直在挨饿，同时将过量的运动和"忙碌"作为食欲抑制剂。她们追逐的梦想是拥有一个苗条、"健康"的身体，更准确地说这是一个幻觉，完全不符合她们目前的身体需求，她们的生命基础会崩溃。解决办法是让生活少一点"忙碌"，在饮食中摄入更多有益的脂肪。骨质疏松症患者的饮食中应该含有脂肪，主体应该是健康的动物脂肪，满足身体 60%~80% 的卡路里消耗。不必限制碳水化合物的摄入，因为它们会刺激体重增加，但脂肪的摄入量必须大幅增加。没有其他方法可以带来更加有益的体重增加。

这种新的饮食习惯会给生理带来诸多影响。第一，会终结身体的挨饿状态，你的身体会在 6~12 个月内找到其理想的重量；第二，增加的脂肪（有益脂肪！）会提供足量的维生素 D，这会刺激骨骼中钙质的吸收和沉积；第三，增加的脂肪会刺激你的循环"泵"（见第三章），使你的身体感觉更温暖；第四，增加的脂肪会使雌激素分泌正常化，有助于缓解潮热；第五，增加的体重会使甲状腺功能减退得到缓解，这也将导致甲状腺分泌在 6~12 个月内恢复正常。

在此期间，确保摄入足够的矿物质很重要。每天应该至少喝一次长时间熬制的骨头浓汤。推荐使用凯尔特海盐，以确保足量的微量矿物质摄入。

像往常一样，我建议患者服用鳕鱼鱼肝油来确保足够的维生素 D。每天至少服用能提供 10000IU 维生素 A 的鱼肝油剂量，同时，确保提供至少 1000IU 维生素 D。

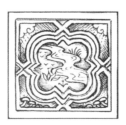

治 疗

骨质疏松症的治疗方法包括饮食和运动，而不是药物。然而，我也建议患者服用标准过程公司生产的钙福得（Calcifood，一种骨汤补充剂），每天 1~2 次，每次 1 匙，用水冲服。

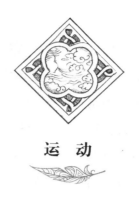

运 动

按传统方式生活的女性患骨质疏松症的概率要小得多，她们花很长时间缓慢行走，搬运重物，尤其是头顶重物。这种增加重量并使其均匀分布在全身的传统做法——就像我们头顶东西时那样——会不会是一种巧妙保持骨骼力量的方法呢？

维持与重力和平衡的健康关系很可能对她们骨骼系统的健康有很大的帮助。

骨质的流失可以被看作为了抵达精神世界而牺牲物质世界的一种隐喻。然而，为来生做准备并不意味着要忽视今生！继续享受身体的全部潜力实际上是你今生在地球上的精神活动的体现。

重新触达地面对人生的下半场很重要。享受爬楼梯或登山时的阻力感——骨骼是通过阻力锻炼起来的。接地练习和向下-向上练习尤其有用。

增加我们平衡感的练习，比如荡秋千、园艺、跳舞，甚至在摇摇椅上摇来摇去，都应当成为日常运动的一部分。潮汐练习和浪尖练习也很有用。这些运动会激活内耳，并刺激核心肌肉和呼吸。

最重要的是，我们必须阻止想要变苗条的欲望或兴趣。这是给女性个体布置的任务，也是给我们整个社会的任务。整个社会通过操纵女性的欲望，合谋制造了这种流行病。无论是个人还是集体，我们必须让我们的身体找到合适的体重，并且认识到"理想"体重因人而异，而且对同一个人来说，"理想体重"应取决于个人的运动水平和所在的生命阶段。

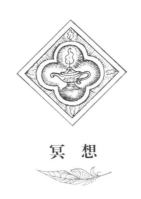

冥　想

每天进行回顾冥想时，记下那些让你感受到瘦身压力的时刻——无论是来自文章、广告还是闲谈，然后在心里把这些外来影响扔进垃圾桶。在每个场景下，想象自己是强壮结实的，能够担负重物并承担重要责任。最重要的是，多留意你从丰盛食物和它所赋予的旺盛的新陈代谢中获得的乐趣。

九、乳腺癌

我在第二篇第二章详细讨论过癌症这个话题，但女性患乳腺癌的概率更高。1920 年以前，乳腺癌很少见。但如今，每 9 名女性中就有 1 人会受此困扰，其中许多患者仍处于生育年龄。正统医学为这种令人担忧的情况给出了解释。医学机构的发言人称，原因可能是遗传，并建议女性应当坚持低脂饮食。如果事实如此，为什么这么多女性会患上一种 100 年前几乎不为人知的疾病呢？当时，处在世纪之交的美国人摄入的黄油和猪油比我们今天要多得多，低脂饮食怎么可能会有帮助呢？

1996 年 10 月，《科学美国人》(Scientific American) 发布了一篇文章，重点探索了外源性雌激素（这是一种在杀虫剂、工业化学品和塑料中广泛存在的类雌激素化合物）在乳腺癌病因学中的作用。同年，一群获得过诺贝尔奖的科学家向美国国会提交了一份申明，表达了他们的观点，他们相信，在美国，令人担忧的癌症发病趋势主要来自环境污染问题，尤其是过量的辐射和农业化学物的滥用。这两件事应该登上头版头条，但事实上，主流媒体对此却只字未提。

在《科学美国人》的那篇文章中，两位作者通过近 20 年的研究后得出结论，乳腺癌与暴露于环境中的雌激素高度相关。外源性雌激素和人体分泌的雌激素不一样，因为我们身体产生的雌激素连接到雌激素受体，然后被移除，而从我们细胞的受体中移除外源性雌激素则更加困难，因此，外源性类雌激素化学物的效果更长久。在乳房中，这些紧密结合的类雌激素化学物质会过度刺激乳房细胞的增长，最终导致癌症的发生。科学家的研究结论基于多种来源，包括实验室和流行病学研究。比如，在拉夫运河事件里暴露于化学物质中的女性，其中有近80%罹患乳腺癌。诺贝尔奖得主们在向国会提交的声明中表达了类似的观点。

非常确定，从播撒在农作物上的化学品到添加进加工类食品中的被转变后的脂肪，为婴儿提供真正营养基础的女性乳房对上述人类环境中的毒素很敏感。真正的问题是，为什么在发现周边环境中的化学物质和加工过的植物油所造成的后果之后，没有人采取行动呢？同时，为了抵消环境中过量的类雌激素化学物的影响，我们每年要花费数千亿美元进行各类检测，以及推广抗雌激素类药物，如他莫昔芬（Tamoxifen）。

乳腺癌广泛流行需要我们发动一场全国性的运动，一场底层运动，旨在反对在我们的环境中使用有毒化学物，以及在人类食物中使用有毒物质。然而，几乎没有人会公开谈论这些问题。我们的政治家不谈论这些，就只能靠消费者们发表声明，拒绝购买被有毒化学物处理过的食物，拒绝购买摆在杂货店货架上的工业制造的混合物，并做出选择，远离快餐文化。

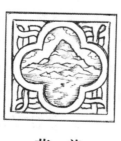

营 养

除了周边环境中的化学物质以外，导致乳腺癌大幅增加的另一个因素是美国人饮食习惯的根本性改变——从动物性脂肪转向了植物油。正统的营养学家将动物脂肪妖魔化，但实际上，动物脂肪中含有很多物质，能让我们免于罹患癌症。科学家广泛研究的一种营养物质被称作共轭亚油酸，这种化合物只存在于牧场散养动物的乳脂和脂肪组织中（共轭亚油酸最丰富的来源是牧场散养羔羊的脂肪）。动物研究表明，共轭亚油酸可以很好地保护我们免于患上乳腺癌。不幸的是，如今大多数产奶的动物都是圈养的，从来不吃青草。因此，它们的乳脂或脂肪组织中缺失共轭亚油酸。

商品化的多不饱和油，如大豆油、红花油、玉米油、棉籽油和菜籽油，会造成细胞水平上的严重失衡。它们容易变质，是致癌的自由基的来源。此外，它们还富含类似激素的化学物质。科学文献表明，过度摄入多不饱和油脂对乳房等生殖器官的损害尤为严重。更糟糕的是，我们食物中的大部分植物油都是部分氢化植物油。当这些被转化了的脂肪被植入细胞膜后，它们会在细胞层面上抑制成千上万种化学反应。一些主要的研究已经明确地将食用部分氢化植物油与乳腺癌的增加联系起来，但这一事实很少被公开提及，甚至在那些支持乳腺癌替代疗法的书籍中也很少提及。

和所有类型的癌症一样，作为营养补充，可以服用鳕鱼鱼肝油，以提供至少10000IU 的维生素 A。

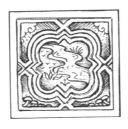

治　疗

乳腺癌的治疗请遵循第二章关于癌症的概述。

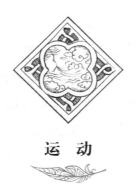

运　动

正如我们在第二章中所说的，癌症患者需要重新找回他们的身体空间和个人空间，对于患乳腺癌的女性来说尤其如此。乳腺癌患者可能会把很多事情"放在心上"，她们可能会过分关爱他人，胸前的空间往往比较收缩。这种退缩的姿态会导致结晶化，从而导致乳房肿块，成为疗愈中的障碍。个人空间姿态练习、角力站姿练习和企鹅角力练习可以帮助打开这个空间，扩大胸腔面积，水平面行走练习和日暑练习也可以。这些运动可以帮助乳腺癌患者在其个人空间的边界与世界接触。当其有能力在周边创造一个空间时，她就会萌发关爱他人并将其家人吸引到身边的冲动，并能以朋友的相处方式处理这种人际关系。

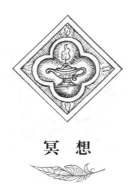

冥　想

治疗乳腺癌，推荐的方法是回到家里，用智慧和爱来准备食物。烹饪是冥想的一种形式，对于患乳腺癌的女性来说，烹饪是最重要的一种形式。烹饪可以让她表达自己的创造力和对服务的渴望，同时不会干扰到他人的生活。在日常的食物准备仪式中，我们可以与宇宙的自然韵律重聚，这种自然韵律的标志包括：种植和收获的周期，动物世界的营养和生长，新鲜食物的乐趣和发酵储存的魔力，以宴会和节日为标志的一年四季，对掌管女性形体的神秘的月亮力量的崇敬。进行回顾冥想时，注意准备的食物、季节的更替和控制我们生活的周期。

 推荐阅读

Garden of Fertility，Katie Singer
The Goddess of the Gospels，Margaret Starbird

小结

一、月经周期过长——雌激素过多

营养

* **避免**　　精制碳水化合物
　　　　　　反式脂肪酸
　　　　　　豆类，尤其是大豆产品

* **推荐食用**　遵照规律的日程安排自己准备食物
　　　　　　高品质的动物性食物及其脂肪
　　　　　　野生的、远洋捕捞的鱼
　　　　　　牧场散养的牛产出的牛奶
　　　　　　适当准备的全麦和坚果
　　　　　　迷迭香、百里香和罗勒

* **补充剂**　鳕鱼鱼肝油，以提供每天 20000IU 的维生素 A

治疗

* 维蕾德公司的银 D_6 制剂，一个豌豆大小，每天 3 次。
* 标准过程公司的辛普莱斯 F，每次 1~2 片，每天 3 次。
* 维蕾德公司的马郁兰复合制剂，放 15 滴于水中，每天 4 次，经期停用。
* 蓖麻油包放在盆腔部位，每周 2~3 次。

运动

* 剧烈运动，击剑和跳舞。
* 潮汐练习和双纽线动态练习。
* 胃部波浪练习和腹部按摩练习。
* 向下－向上练习、接地练习、身体空间想象练习、水平面姿态练习、脊柱拉伸练习、膝部映射练习、恩赐练习和偶极练习。

冥想

* 把月相和你的月经周期联系在一起。
* 定位并观看月亮，每天至少 1 分钟。

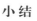

小结

二、月经周期过短——雌激素不足

营养

* 避免　　　反式脂肪酸
　　　　　　　大豆食品
　　　　　　　咖啡、茶和巧克力
　　　　　　　精制糖

* 推荐食用　高品质的动物性食物，尤其是动物脂肪
　　　　　　　鸡蛋
　　　　　　　鱼子
　　　　　　　姜茶
　　　　　　　骨头汤

* 补充剂　　鳕鱼鱼肝油提供每天 20000IU 的维生素 A

治疗

* 维蕾德公司的银叶苔藓，放 10 滴于水中，每天 4 次，持续 6 个月。
* 标准过程公司的辛普莱斯 F，每次 1 片，每天 3 次，连服 6 个月。
* 维蕾德公司的铜软膏，涂抹于腹部子宫部位。
* 热水澡和温暖的按摩。

运动

* 水平面姿态练习、恩赐练习、个人空间姿态练习和秋叶练习。
* 拉丁舞。
* 胃部波浪练习。

冥想

* 沉思"在世俗意义上的成熟"的品质。

三、痛经

营养

除了给经期过长或过短准备的合适的饮食以外

* **推荐食用**　黄油和椰子油

红肉

贝类，尤其是牡蛎

凯尔特海盐

亚麻籽油，每天 1 茶匙

* **补充剂**　500 毫克的月见草油胶囊，每天 4 粒

鳕鱼鱼肝油，以提供每天 20000IU 的维生素 A

治疗

* 蓖麻油包，每周 2~3 次放在子宫处。

* 维蕾德公司的铜软膏，涂抹在子宫处。

* 美地宝公司的克让普莱斯，痛经时每 2~4 个小时服用 1~2 片。

运动

* 偶极练习、放下练习、恩赐练习和秋叶练习。

* 呼吸练习。

冥想

* 给经期过长或过短准备的合适的冥想。

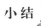

小结

四、子宫内膜异位症

营养

* **避免**　　与治疗月经周期过长的食物相同

* **推荐食用**　肝脏
　　　　　　　鱼和贝类
　　　　　　　牧场散养的鸡下的鸡蛋
　　　　　　　牧场散养的牛产出的黄油

* **补充剂**　　鳕鱼鱼肝油，以提供每天 20000IU 的维生素 A

治疗

* 给月经周期过长的疗法。
* 在皮肤上涂抹 1/8~3/4 茶匙天然黄体酮霜，每天 2 次，直到症状消失。
* 美地宝公司的牡荆树提取制剂，从排卵开始到经期，每天早晨每次 2 片，持续 3~6 个月。

运动

* 胃部波浪练习、偶极练习、放下练习、恩赐练习和肩部肌肉映射练习。
* 拉丁舞。

冥想

* 参照雌激素过多所用的冥想。

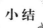

小结

五、阴道炎

营养

* 避免　精制的碳水化合物和糖

未经处理的全谷物食物，尤其是格兰诺拉麦片和挤压出来的早餐麦片

需要限制碳水化合物的摄入

* 推荐食用　黄油和椰子油

乳酸发酵食品，如酸奶、开菲尔、德国酸菜和甜菜格瓦斯

治疗

* 在阴道里涂抹混合了橄榄油的酸奶或茶树油。

* 美地宝公司的猫爪草复方制剂，每次 1 片，每天 4 次，持续 2~3 个月。

* 穿着自然材质的宽松衣服。

* 每次情况严重的时候，服用 3 天一个疗程的哨酸咪康唑。

运动

* 胃部波浪练习和偶极练习。

* 肩部肌肉映射练习。

冥想

* 关注可以把热量从阴道区域吸走的情绪或行动。

* 把注意力集中在任何导致缺失爱的两性关系的因素上。

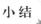

六、巴氏涂片检测异常

除了给月经周期过长或过短准备的合适的饮食以外

＊避免　　来自部分氢化植物油的碳水化合物
大豆食品
传统的水果和蔬菜

＊推荐食用　有机食物或生物动力食品

营养

＊马里榭寄生（见第二篇第二章）。

治疗

＊偶极练习、放下练习和胃部波浪练习。
＊个人空间姿态练习、角力站姿练习、企鹅角力练习和日晷练习。

运动

＊探索"性对我来说是否是愉悦和快乐的来源"这个问题。

冥想

小结

七、更年期问题

营养

* **避免**　　　酒精

水果、果汁和蜂蜜

* **推荐食用**　黄油、椰子油、牛肉脂肪和羊肉脂肪

亚麻籽油，每天 1 茶匙

苦的和酸的食物，比如绿叶蔬菜、柠檬和德国酸菜

* **补充剂**　　瑞典苦味药

月见草油，每天 4 粒

鳕鱼鱼肝油提供每天 10000~20000IU 的维生素 A

治疗

针对阴道干涩：

* 顺势疗法的锡 D_8 制剂，一个豌豆大小，每天 3 次。

* 蓖麻油包放在肝脏对应的腹部。

* 瑞米芬，每次 1 片，每天 3 次。

* 妇女国际药房生产的雌三醇，置于阴道内。

针对潮热：

* 维蕾德公司的黄金 D_{10}，每次 10 滴混于水中，每天服用 3 次。

* 妇女国际药房生产的泰易斯塔，每次 1.25 毫克，每天 1~2 次，直到症状消失。

运动

* 运用凯格尔运动的呼吸练习。

* 骑马或跳舞。

冥想

* 沉思你日常经验的意义和把你的智慧传递给他人的机会。

小结

八、骨质疏松症

营养

* **避免**　　　　低脂食物

精制的和处理过的谷物

* **推荐食用**　　大量摄入高品质动物脂肪

大骨汤

凯尔特海盐

* **补充剂**　　　鳕鱼鱼肝油以提供每天 10000IU 维生素 A 和维生素 D

治疗

* 标准过程公司的钙福得，加 1 勺于水中，每天 1~2 次。

运动

* 负重练习和行走。

* 增加你平衡感的练习（荡秋千、跳舞和摇摇椅）。

* 接地练习和向下-向上练习。

* 潮汐练习和浪尖练习。

冥想

* 有意识地抵制所有让你想变瘦的因素。

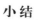

小结

九、乳腺癌

营养

* **避免**　　一切工业生产的植物油。
　　　　　　从部分氢化植物油中得来的反式脂肪酸。

* **推荐食用**　牧草喂养的牛所出产的黄油。
　　　　　　牧草喂养的牛肉脂肪和羊肉脂肪。

* **补充剂**　鳕鱼鱼肝油，以提供每天10000IU的维生素 A。

治疗

* 遵循第二篇第二章关于癌症的内容。

运动

* 个人空间姿态练习。
* 角力站姿练习。
* 企鹅角力练习。
* 水平面姿势练习。
* 日晷练习。

冥想

* 在家准备食物。
* 为季节和一年的循环而感恩。

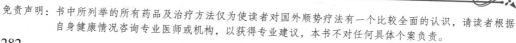

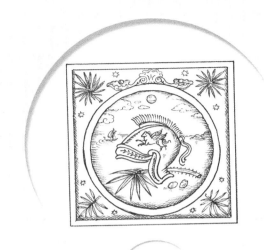

第十章

男性疾病

达达尼昂先生会将囚犯带去
圣玛格丽特大教堂。
囚犯会被用铁面罩遮住脸，
他揭开面具就会有生命危险。

  ——亚历山大·杜马斯（Alexandre Dumas），

《铁面人》（*The Man in the Iron Mask*）

正如在前述章节中所看到的，我们可以通过研究自然界相应的过程来理解人类疾病。我们从月亮和金属银的神话中获得了治疗女性疾病的洞见。同样，我们也可以从大自然中寻找关于男性疾病的启示。一点也不神奇，男性身体解剖结构所揭示的健康面临的挑战与金属铁有关，铁是战神玛尔斯或阿瑞斯的特征性金属。

铁与男性机体生物化学的对应关系在青春期就会出现。青春期通常发生在十三四岁左右，标志着男孩进入其生命的第三阶段，也标志着第三次重大身体转变的开始。当然，所有生命的第一次身体转化都始于物质身的诞生。每 7 年，大多数人会开始发生下一次重大的身体转变，以乳牙的脱落和成人牙齿（或恒牙）的发育作为标志。

恒牙的萌出预示着孩子成长的重要一步，整个面部会经历戏剧性的重组。从上学开始，孩子会开启较为独立的生活，他们往往更喜欢自己选择的朋友，而不是父母和兄弟姐妹的陪伴。根据施泰纳的说法，7 岁标志着生命身的诞生，其中纯粹的生长力量至少部分地从身体生长的需求中解放出来，用于其他能力的发展。例如，在第二个 7 年期间（8 到 14 岁），孩子可以第一次进行理论性的学习。

接下来是第三个 7 年阶段的开始，这个阶段影响着男性健康的潜在动力。许多传统文化用一种仪式来标志青春期的转变，如犹太教的受诫礼、基督教的坚信礼和传统的非洲割礼仪式。所有这些传统都标志着男孩进入成年期，无论是他的物质身还是我们称之为心魂的那部分。因此，我们必须看看这个时候男孩的身体和心魂实际上发生了什么。

在身体方面，我们看到了许多变化。毛发开始在腋下生长，然后逐渐遍及全身。男孩身体的肌肉组织开始发育，变得更重、更厚、更强壮。声音低沉，阴茎增大，精子和精液开始产生。

另一个不可见的变化是血液中铁含量的轻微升高。这种变化尤其引人注目，因为它与青春期女孩的血液变化形成了对比，此时女孩们血液中铁含量是略有下降的。这一现象困扰了医学界多年，没有人知道这是为什么，但是它确确实实发生了。研究人员设计了许多实验，希望能理解这些变化的形成方式和原因，并且在此过程中摒弃了许多理论。一种解释是，女孩们血液中铁含量的下降是由于月经失血。然而，对从未来过月经的女孩的研究表明，这种下降仍然存在。也有其他的解释，比如较低的活动水平和饮食差异，但一直无法给出结论性的答案。

可以尝试着在人类和铁的关系以及在青春期所经历的心魂变化中找到答案。因为正是在这个时期，内在生命的特质在物质世界中显现出来。在这个阶段，男孩通常变得更加内向，更加孤僻，更少交流。那些十几岁男孩的父母们每周能从孩子那里听到一句话都会觉得很幸运。另一方面，女孩则常常变得外向。她们会变得非常善于社交，非常健谈，在更极端的情况下，甚至学会了卖弄风情。这种内在变化的显现过程——对女孩来说是高度"女性化"，对男孩来说是"男性化"或"大男子气"——通常会持续 7 年，之后会呈现出一种更平衡的个性。

那么，这个重要的男性化过程如何揭示男性在之后的生命历程中所患的疾病呢？其中一个结论是，男性所面临的挑战在于如何平衡他在青春期所面对的两种倾向，即人生第一次所经历的沉重的内向和更活泼的外向。根据施泰纳的说法，正是在青春期，星辰身或心魂力量诞生了。因此，这是人生的第一次，正在发展中的人可以与情感世界打交道。然而，这个新生的情感生命发现自己被困在一个以钢铁般冷酷、阴郁、沉重性为特征所呈现出的世界里。

铁是一种有趣的物质成分。它是人体内发现的唯一一种拥有可观数量的微量金属，因此，也是唯一不被称为微量金属的金属。从另一个角度来看，无论在含量上还是在效果上，铁都是一种重要的金属。它是红细胞的组成部分，将氧气输送到全身。铁也是某些酶系统的组成部分，在这些酶系统中，铁能够很容易从 +2 价转变为 +3 价，从而使氧原子可以在细胞呼吸循环中顺利转移。

因此，与叮当作响的盔甲和不可穿透的屏障（铁面具、铁幕）相关的金属正是让氧气在体内传输并被细胞利用的金属。因为铁可以以 +2 价或 +3 价的形式存在，所以这种重金属可根据身体含氧量进行自我转化。我们都熟悉铁的氧化现象，因为当铁饱和或充满氧气时，就会形成铁锈。它吸收的氧气越多，重量就越重。

举例来说，铁是调节青春期进程的完美物质，甚至是在物质身上区分男人和女人的完美物质。铁元素的增加给年轻的身体带来更强健的生命力，而它的沉重预示着成年之后生命的重担。

正如我们所看到的，疾病通常是由于正常过程的过度发展造成的。例如，矿化是我们形成骨骼的正常方式。然而，胆囊中的矿化会导致胆结石，关节中的过度矿化会导致骨关节炎。同样，虽然由血液中铁介导的氧化过程是正常的，但由于氧化类似于燃烧，氧化过度会导致组织破坏。沉重本身也不是一种疾病，因为沉重也给予我们的肌肉以力量。然而，当过于受重力的影响时，我们会变得僵硬，甚至像铅一样沉重。

心魂的沉重并不是一种病态，因为情绪的沉重会带来思想和情感的深度。然而，如果过度，就会出现我们文化中常见的沉默、忧郁的中年男性。这是铁所赋予的生物化学性主导特质的标志。

因此，男性血清铁含量升高的有趣现象告诉我们，男性与铁的特性密切相关。正如铁由于其改变价态和变重的能力，因而在我们的生理机能中占据独特的位置一样，男性的生理机能也在很大程度上依赖于这种变重倾向的调节。如果这种属性变得极端，僵硬和不灵活就占了上风，男性晚年疾病就会出现。

许多传统医学将金属铁与火星联系在一起。火星是罗马的守护神和保护者，罗马文化体现了人类精神中男性化或大男子气的倾向。火星特性被认为是男性性格的主宰，包括攻击性、激情、支配性和热情，这与更女性化或金星属性的被动、接纳和开放形成对比。

关于铁过量会导致疾病这一命题，尤其是在男性中，一项有趣的报告证实了这一论点：经常献血的男性比不献血的男性寿命更长、更健康。除了来自利他主义的积极反馈外，定期失血还有助于使铁的储藏量保持在较低水平，防止男性易患的氧化性疾病和炎症性疾病的发生。古代的放血疗法可能确实有一些事实依据。

在心脏病和高血压的章节中，我们看到血管和血液循环系统的疾病与铁和铜所代表的力量之间的相互作用有关，并且这些金属分别通过动脉血管和静脉血管发挥作用。我们对铁的讨论有助于解释为什么患冠状动脉疾病的主要是男性，尽管这不是绝对的。之前我们谈到过，氧化倾向与冠状动脉疾病的发展密切相关。关于心脏病发病率的性别差异，医学界给出的标准解释是雌激素在某种程度上阻止了心脏病的发展，然而，最近的研究否定了这一理论。

众所周知，铁是人体氧化过程的主要调节剂之一。我们知道，血液中铁过量会对心脏和肝脏有毒副作用，并且有可能是早期冠状动脉疾病的主要原因。我们也可以说，在通常情况下，男性体内较高的铁含量会使他们更容易受到氧化损伤。慢性炎症会随之而来，并伴随着疤痕形成和组织硬化，这一结论得到了流行病学的数据支持。数据表明，在其他氧化应激疾病（如癌症、糖尿病和黄斑变性病）高发的区域，冠状动脉疾病发病率最高。所有这些疾病都被认为是由组织的氧化损伤引起的。

此外，血管中的氧化损伤会导致男性倾向的其他特征得到发展，造成动脉变得更加僵化、坚硬、沉重和收缩。似乎血管通过其本身显示出了男性生理和心魂倾向在身体层面形成的结果。当一个男性表现出所有典型的或夸张的男性特征时，情况就更糟了。研究一再表明，强势、好斗、沉默寡言的男性——具有"A 型性格"的男性——更容易患冠状动脉疾病。我们可能会说，在他们的生理机能方面，铁的作用太强了。因此，他们会受到以铁过量为特征的氧化损伤。

很多病人，甚至包括一些医生，他们都不知道，在过去十年左右的时间里，对冠状动脉疾病背后的驱动因素的理解已经发生了重大变化。旧的理论是，其中一条冠状血管中的斑块阻碍了血液流经该血管，并流向下游的心肌。根据旧理论，当出现严重阻塞时，心肌缺血或供血不足会导致心肌的这一部分坏死。然而，最近一项发表在主流心脏病学术期刊上的研究发现，只有 10% 的心脏病患者的主要冠状血管之一闭塞或阻塞面积会大于 70%（70% 的阻塞水平被认为是心脏病发作的必要条件）。作者评论说，心脏病发作似乎不是因为阻塞的程度，而是因为动脉内发生的情况。他们发现，有易碎斑块的动脉比有稳定斑块的动脉更容易导致心脏病发作。现在，我们只需要找出该斑块的脆性来源。虽然过量的铁还没有被作为一个原因来研究，人们还是很容易把易碎斑块比作容易剥落的生锈的铁。有趣的是，新的数据表明，足够的铜含量可以防止斑块脱落。当铜这种女性元素充盈时，血管中的斑块就稳定住了，心脏病就不会发作。有趣的是，新的数据表明，足够的铜含量可以防止斑块脱落。当女性元素铜充足时，血管中的斑块就稳定了，心脏病就不会发作了。

第三、四章解释了冠心病的饮食、治疗和运动练习。这些指南也与男性生殖系统的治疗有关——阳痿和前列腺问题，包括前列腺癌，所有这些都与过度氧化应激有关。

另一种在生殖和前列腺健康中起重要作用的物质成分是微量矿物质锌。虽然锌和铁之间的联系不是很明显，但对锌的特性进行更深入的研究显示出了锌和铁的重要相似之处以及有趣的区别。在自然界中，锌主要存在于碳酸盐沉积物中，总是与铁结合在一起。锌的氧化过程与铁的氧化过程非常相似，因为形成了不同的氧化态，分别称为碳酸盐、水合物和氧化物。像铁一样，锌是哺乳动物生命所必需的大量元素，而不是微量元素。富含锌的哺乳动物器官包括前列腺、肌肉和骨骼，正是这些器官在外表上区分了男性和女性。从它所处的位置可以看出，锌与铁一起参与了男性肌肉和骨骼结构的沉重化或尘世化过程（the process of heaviness or earthiness）。脆弱的骨骼和虚弱的肌肉是缺锌的典型症状。

锌与铁的对立清晰地揭示了这样一个事实：虽然铁被看作红细胞的核心元素，但锌在白细胞中起着类似的作用，白细胞是调节人体免疫功能的细胞。锌作为一种内在的盔甲，保护我们免受各种入侵者的侵略和占领。像铁制成的身体外层盔甲一样，我们也有白细胞形式的内在盔甲，其中含有大量的锌。

精液是前列腺分泌的产物，其中含有大量的锌，前列腺浓缩了这种营养素。在动物研究中，缺锌会导致完全不育。此外，锌在许多涉及免疫系统的反应中是一种辅因子。锌缺乏通常与免疫功能障碍有关，会导致多种疾病，从慢性病毒感染到癌症。锌缺乏也与前列腺肥大有关。许多研究人员认为，慢性缺锌导致前列腺逐渐增大，就像慢性缺碘导致甲状腺增大一样。

就在 20 年前，我还在医学院读书的时候，医生们还避免讨论男性生殖失调的问题。男性阳痿（现在被称为"勃起功能障碍"）在当时被归入性诊所的范畴。医生们把良性前列腺肥大看成是正常的衰老过程，而那时候，前列腺癌发病率比现在要低得多。

其他影响美国男性健康的问题还没有得到同样的全国性关注。例如，现在成年男性的平均精子数量比 50 年前低了 50%。美国的不育率现在接近 25%，这是令人心碎的情况，部分原因可能同精子数量减少和精子活力降低有关。这些变化趋势与其他哺乳动物的研究结果非常相似，包括生育率降低、精子数量减少以及雄性生殖器官的解剖学变化等等。

显然，过去 40~50 年里加速变化的环境影响了不同物种中雄性个体的生殖健康。在关于女性疾病的第九章中，我们讨论了环境中的外源性雌激素问题及其对现代女性的影响。这些无处不在的环境激素无疑也导致了许多雄性哺乳动物的雌性化，并造成美国男性平均精子数量的下降。

另一个原因是在过去 80 年里，美国的饮食结构发生了巨大变化，这一点在科学界尚未得到广泛认可或讨论。土壤肥力的下降转化为食物中矿物质含量的降低，用植物油代替动物脂肪剥夺了发育中的男性从胆固醇中提取睾酮所需的脂溶性维生素（维生素 A 和维生素 D）。此外，植物油总是不新鲜的，会刺激动脉并导致炎症。人造黄油中的反式脂肪酸和加工食品中使用的起酥油也会干扰睾酮的产生。

维生素 E 是另一种在现代饮食中不断减少的营养素，其通常存在于全谷物、冷榨植物油、蛋黄、乳脂和深绿色蔬菜中。现代加工过程破坏了谷物和油脂中的维生素 E，食用植物油实际上增加了人体对维生素 E 的需求。维生素 E 的学名是"生育酚"，在希腊语中的意思是"产生或带来后代"。大量动物实验表明，最初以小麦胚芽油的形式获取的维生素 E 对动物运用并维持其生育能力是绝对必要的。研究还表明，提纯的产品，如 α - 生育酚，在保持动物生育能力方面远不如饲喂全小麦胚芽油或足量的全谷物有效。此外，维生素 E 是一种强大的抗氧化剂，可以保护我们免受铁等物质成分过度氧化的影响。

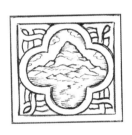

营　养

锌的最佳膳食来源是红肉和海鲜，尤其是牡蛎。患有生殖系统疾病的人可以每周食用一两次牡蛎。含锌的动物性食物包括野生远洋鱼类、来自牧场散养奶牛的黄油和散养鸡产的鸡蛋（尤其是蛋黄）。

锌的一个重要来源是未精制的海盐，这是另一种在过去 50 年里从美国饮食中消失的商品。当盐被精制时，所含的大部分矿物质——包括锌在内——都被去除了。现在，多数美国男性一生中都不会去吃这类未精制的、含有宝贵矿物质的盐。营养学家比较成功地传播了精制糖的危害，但是较少会有人警告我们，食用精制盐会引起同样严重的矿物质缺乏问题。这就是为什么我强烈建议所有来我这里寻求帮助的病人在烹饪时只食用凯尔特海盐，因为这是少数几种仍含有丰富矿物质的市售盐之一，其中保留着宝贵的锌。

另一种对男性健康至关重要的饮食成分是足量的 Ω-3 脂肪酸，这种脂肪酸具有两个双键形式，存在于亚麻籽油、有机全谷类和绿叶蔬菜中。鳕鱼鱼肝油、海鲜（尤其是野生鲑鱼、鱼子和贝类）、器官肉和来自牧场散养鸡的鸡蛋中存在更长时间和更多的不饱和脂肪酸。这些食物还提供了前面提到的众多营养物质——维生素 A、维生素 D、维生素 E、铁和锌。尤其是鱼子，富含矿物质、脂溶性维生素和延长的 Ω-3 脂肪酸。许多传统文化中将鱼子视为催情药。

除了在饮食中加入某些营养丰富的食物外，男性还应避免食用含有强化铁的食物。除了食物中天然存在的铁之外，大多数男性不需要额外补充更多的铁。食用含有强化铁的食品或含铁的补充剂可能会导致因铁过量而中毒，引发心脏病和肝病，甚至可能导致癌症——大量的研究表明，高铁水平与癌症发病率升高之间存在联系。饮食中丰富的脂溶性维生素有助于身体吸收所需的铁，而不会积累过多。

我对含有强化铁食品的警告食品清单中不包括动物肝脏。虽然动物肝脏富含铁，但它也是铜的最佳膳食来源，对动脉的健康至关重要。我建议每周至少在饮食中包括一次动物肝脏。

所有针对生殖系统疾病和前列腺疾病的治疗都必须包含第一篇第一章中讨论的饮食元素。必须避免所有加工类食品、植物油、白面制品（用无机铁"强化"）和挤压谷物产品。通过挤压加工制成的冷的全麦早餐谷物不仅含有不新鲜的植物油，而且富含植酸，这是一种妨碍锌吸收的有机酸。所有谷物产品必须适当浸泡以中和植酸。大豆食品不仅妨碍锌的吸收，还含有植物性雌激素，可产生雌性化作用。

最好规避咖啡、茶、软饮料和巧克力，因为其中存在咖啡因，咖啡因会对肾上腺形成压力，进而影响男性生殖能力。

补充剂包括能够提供维生素 A 和维生素 D 的鳕鱼鱼肝油（每天至少摄入10000IU 维生素 A）和能够补充维生素 E 的小麦胚芽油。我向患者推荐标准过程公司生产的小麦胚芽油，每天 4 粒。对于那些不喜欢牡蛎的人，我推荐标准过程公司的锌肝螯合剂（Zinc-liver Chelate），每天 3 次，每次 1~2 片。要避免补充维生素 C，因为维生素 C 的合成形式会增加铁的吸收，并妨碍铜的吸收。

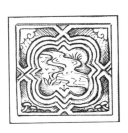

治 疗

一、急性前列腺炎

前列腺是核桃大小的肌肉器官，负责制造和分泌精液。和所有肌肉结构一样，它容易收缩、痉挛和使用过度。许多急性前列腺炎的病例是由于腺体过度工作引起的，如突然爆发的异常频繁的性活动（之前没有性活动）。前列腺变得增大、疼痛和肿胀，通常感觉直肠区域有不舒服的肿块，偶尔伴有排尿困难或尿痛。病人通常会发烧，偶尔会从阴茎排出脓样分泌物。通过直肠检查前列腺时，触摸腺体会非常疼痛。通常会感到腺体肿胀，甚至温暖或发热。

关于前列腺炎的病因和治疗，争议之一是这种情况是来源于外部感染还是腺体自身的炎症。因此，目前还不清楚口服抗生素的常规疗法是否真的能解决这个问题。以我的经验，只有最极端的情况才需要抗生素治疗。

基于前列腺是一种肌肉腺体这一事实，我们可以通过休息和镁盐来治疗急性前列腺炎，就像治疗其他紧张和发炎的肌肉一样。至少两周内应避免射精。我建议经常泡温水或热水澡，并在水中加入一杯镁盐。如果可能，浸泡 20 分钟，每天 2 次，持续 10 天。这种沐浴疗法会放松肌肉，因为镁盐有助于促进腺体分泌，从而清洁腺体。许多患者通过这种强化沐浴疗法，症状立即得到了缓解。

我还建议使用对前列腺有抗炎作用的口服类药物，包括紫锥菊精华（Echinacea Premium，美地宝公司生产），每 2~3 小时服用 2 片，直至好转；锯棕榈提取制剂（Saw Palmetto Extract，美地宝公司生产），每天 2 次，每次 1 茶匙；前列腺原型态制剂（标准过程公司生产的原型态提取制剂），每天 3 次，每次 1~2 片；艾瑞斯多隆 1，一种人智学抗炎药物，每天 4 次，每次 10~15 滴。这种疗法应该能在不到一周的时间内解决问题。如果没有疗效，再尝试抗生素治疗。

二、良性前列腺肥大（BPH）

通过适当的干预和患者的配合，BPH 相对容易控制。其主要症状是排尿困难，这是由于前列腺膨胀并对紧邻前列腺的尿道造成压力。由于这种压力，尿道的口径变得更小，尿液更难通过。患者的体验是尿流变弱，需要更频繁地排尿，同时每次只能排尿少量，最后是夜尿症，或者需要在晚上频繁去洗手间。这种症状通常会让男性患者去看医生，因为睡眠紊乱已经开始影响他在白天的最佳工作状态。

应该强调，据我们所知，BPH 和前列腺癌之间没有关联。目前的理解是，大而肿的腺体并不比正常大小的腺体更容易罹患癌症。

由于 BPH 是一种慢性而非急性疾病，其治疗必须首先基于前述的饮食方案。许多从业者，包括我自己在内，发现有效的药物是锯棕榈植物的脂质提取制剂。锯棕榈是一种小型木本灌木，它产出的浆果中富含一种药用油，这种油富含一种对睾酮代谢有直接影响的类胆固醇物质成分。某种植物胆固醇可以作为 BPH 的治疗药物，这似乎有些令人惊讶，但仔细探究一下就会明白这一现象背后的意义。研究表明，某些睾酮激素对前列腺的长期过度刺激是前列腺肥大的原因之一。如前所述，睾酮和其他性激素类似，是胆固醇的衍生物。服用阻止睾酮发挥作用的药物的男性，或者睾丸已经被切除的男性不会患前列腺疾病。这就是为什么医生认为长时间接触过量的睾酮是 BPH 的原因之一。锯棕榈中的活性成分似乎是一种睾酮模拟物，与前列腺中的睾酮受体结合，从而阻止睾酮发挥作用。正如我们所见的，植物发挥作用的一种常见方式是模仿内源性激素或神经递质的正常作用。锯棕榈也是如此，它模仿人体自身生产的睾酮，从而阻止其因旺盛而对前列腺造成的伤害作用。我推荐患者服用美地宝公司的锯棕榈提取制剂，每天 1~2 茶匙，偶尔也可以同时服用美地宝公司的荨麻根提取制剂，这是另一种对 BPH 有疗效的植物，剂量也是每天 1~2 茶匙。

三、前列腺癌

几十年前，前列腺癌并不常见，常被认为是非病毒性的。如今，它是导致男性死亡的第二种最常见的癌症。此外，一项尸检研究表明，在死于其他原因的 70 岁以上的男性中，有超过 70% 的人患有可能未被检测出的前列腺癌。因此，在我们这个时代，前列腺癌确实是一种流行病。

在许多方面，这种疾病的流行病学类似于乳腺癌，它的发病率在最近也同样急剧上升，并存在同样的增长模式，甚至连关于最佳治疗方法的医学争议也一模一样。正如我们在第二篇第二章中关于癌症的讨论，这一争议集中在关于癌症（尤其是这两种癌症）的一个基本问题上，即癌症是一种局部现象还是一种全身性疾病。在常规医学中，癌症被认为是从一个部位开始，然后扩散到身体的许多部位。这种观点认为，当癌症仍然被包裹在包膜内时，通过切除肿瘤可以有效地去除所有的痕迹。乳腺癌和前列腺癌都有令人困惑的病史，经常与这一规则相矛盾。在这两种癌症中，除去包裹在包膜内的肿瘤并不一定能使患者摆脱癌症。尽管在某些情况下，癌症直到将近 20 年后才会复发。这种现象会让一些著名的乳腺癌和前列腺癌医生对外声称，说某人已经掌握了治愈这些癌症的唯一正确方法，他们在长期无癌症的情况下死于一些不相关疾病。但癌症隔了多年后复发意味着切除腺体或乳房并不能消除疾病，因为这不会改变导致疾病出现的潜在动力。

这一结论的实际后果是，医生很难对许多新诊断出前列腺癌的男性提供咨询服务。通常，他们的癌症是通过前列腺特异性抗原（PSA）筛查发现的，然后通过活检确认。在这一点上，患者通常会经历痛苦的决策过程。一方面，根据目前的统计数据，切除前列腺能带来 5 年存活的最佳机会；另一方面，我们所有人都了解，不能将切除视为治愈的根本方法。此外，很多男性在前列腺切除术后很大概率会出现尿失禁或阳痿症状。我们也知道，由于不能将切除前列腺视为完整的解决方案，患者仍有许多其他问题需要解决。

在这一点上，我的建议是，只有当疾病仍然完全局限于前列腺的可能性非常高时，才进行前列腺切除术。这通常发生在 PSA 相对较低时，活检显示包囊和所有其他检查结果（肝酶、骨盆 CT 扫描和骨扫描）正常。之后我会鼓励病人遵循第二章中关于饮食和槲寄生疗法的建议。即使是那些选择前列腺切除术的病人，我仍然敦促他们遵循相关的饮食原则，并且至少进行三年的槲寄生疗法。

类似于乳腺癌，前列腺癌对患者的身体和心魂有着深远的影响。它提供了一种在不确定性中生活的训练，因为患者永远不能确定疾病是否已经被真正消除。因此，许多前列腺癌患者发现，他们必须重新定位自己对生活的思考和感受。再也不能等 5 年后才与疏远的爱人和解，再也不能推迟开始自己一直渴望做的工作。这种疾病的一个感人号召是"这是立即采取行动的时刻，是立即做出改变的时刻，是按照自己的意愿生活的时刻，是实现自己目标的时刻，只能活在当下"。对许多人来说，生活的图景变得更加清晰，就好像通过这种疾病带来的不确定性，感知的照相机镜头变得更加清晰了。

前列腺癌的流行向我们所有人传达了一个信息，那就是现在是时候清理我们的环境、改善我们的饮食、享受人际关系了，并在我们面临癌症威胁而不得不这么做之前，将自己投入有意义的工作中去。癌症是现代的声音，提醒我们所有的生命都有不确定性和短暂性，并敦促我们像真正懂得这个真理一样去生活。

四、阳痿

令人惊讶的是，阳痿的治疗由来已久。两千多年前，传统中国医学对这种常见难题的原因和治疗方法进行过理论探讨。事实上，几乎无一例外，所有的正统医疗方案都将男性阳痿的治疗作为其关注的焦点之一。当我们好奇地审视这些迥然不同的术语时，就会发现对造成这种情况的原因及其处理方法的看法是一致的。在许多方面，关于阳痿及其治疗的传统观点与目前关于这种疾病的科学信息是一致的。

阳痿不是一个孤立的事件，而是与衰老和活力丧失密切相关。中国人认为，这种活力与整体身体活力紧密相关，并且具有器官特异性。他们将男性性能力与肾阳能量联系起来，肾阳能量是指肾脏区域特别是肾上腺产生温暖或火的能力。许多其他传统医学方案将"火"的丧失与阳痿问题联系起来，并得出结论，即肾/肾上腺系统是这种火的发生器官。根据人智医学的原理，肾/肾上腺系统是星辰身或心魂身的住所。不难得出这样的结论：星辰身在我们从事健康的性生活能力中起着一定的作用，而健康的性生活是我们情绪生活最重要的表现之一。

肾/肾上腺系统与男性性行为之间的相互联系包含着很多奥秘。如果被问及哪个器官与阳痿最相关，大多数现代生理学家会选择睾丸，如果他们更倾向于情感上的解释，则会选择大脑，为什么会是肾上腺呢？正如我们在第六章关于肾上腺功能不全疾病中了解到的，肾上腺是内分泌系统的主要器官。通过其压力适应机制，肾上腺引导着几乎所有其他激素的合成和流动。肾上腺也具有产生通常由其他腺体产生的激素的能力。这方面一个特别突出的例子是雌激素。绝经后，当卵巢减少雌激素和黄体酮的产生时，健康的肾上腺可以弥补这一差异，为长期健康的生活奠定基础，而卵巢功能丧失对生活的影响会变得很小或完全没有影响。

同样，虽然科学已经清楚地证明，男性和女性的性欲和性表现都与睾酮水平有关，但治疗阳痿的正统药物主要作用于肾上腺激素的产生。这就是神秘所在，并汇集了本书的一些要点。也就是说，如果不考虑病人的整体健康状况，那么对阳痿的治疗是没有意义的。你不能把性功能从整体中分离出来，并把它当作与整体无关而单独对其进行治疗。

此外，性能力水平与男性的情绪、心魂健康以及他的整体身体活力密切相关。当一个男孩或男人在其情感生活中遭受过大的压力时，无论是童年的创伤、被压抑的情感，还是现代日常的生活压力，他的情绪平衡和性能力都会受到影响。

阳痿主要不是源于睾丸功能障碍或睾酮缺乏。相反，它涉及整个激素轴（垂体、肾上腺、睾丸，甚至甲状腺）的失衡。所有这些腺体都由大脑和身体之间相同的反馈回路控制。它们作为一个群体发挥作用，对我们的整体健康有很大的影响。阳痿不仅仅是由于睾酮（或伟哥）的缺乏，阳痿的治疗必须包含恢复健康。现代科学事实上证实了古代医生的做法，古代医生通过恢复男性活力来治疗阳痿。要做到这一点，最好的方法是解除情绪障碍——通常是那些仍旧阻碍我们前进的、旧的挥之不去的障碍，并采取措施恢复肾上腺的健康，如第六章所述。

除了饮食与为建立心魂联系和周边关系所能做的工作之外，我推荐几种已证明对治疗阳痿有用的干预措施。第一种是来自美地宝公司的草本蒺藜提取制剂（Tribulus Terrestris）。蒺藜对环境的适应性非常强，这意味着它能够通过提高肾上腺激素的分泌来帮助身体适应压力。许多涉及动物和人的研究表明，这种草药可以改善勃起功能，缩短不应期（即射精之间的时间），并延长勃起持续的时间。它不含有任何睾酮，也不清楚它是否能提高睾丸产生睾酮的能力。相反，这种草药似乎可以直接刺激肾上腺产生荷尔蒙，从而适应压力，甚至是衰老带来的压力。研究还表明，蒺藜能够提高心血管耐力并轻微扩张冠状动脉，从而改善心脏的氧合。推荐剂量为每天 3 次，每次 1 片，持续至少 6 个月。许多男性报告说，在治疗的第三至第四个月，他们的性能力有所改善。

在病情更严重的情况下，或者对于那些除了性能力丧失，还丧失了整体活力的男性，我推荐假马齿苋复合制剂（Bacopa complex），这是一种来自美地宝公司生产的制剂，结合了五味子（一种利肝草药）、西伯利亚人参（一种众所周知的适应性草药）与假马齿苋（一种对改善记忆有特殊效果的适应性草药）。这些草药共同发挥作用，有助于增强神经系统、肝脏和肾上腺功能。剂量为每天 3~4 次，每次 1 片，持续至少 6 个月。

最后，为了帮助恢复整个垂体-肾上腺-睾丸-甲状腺轴的腺体健康，我推荐患者使用标准过程公司生产的辛普莱斯 M，它含有来自所有这些腺体的原型态提取制剂。事实上，早在正统科学重视之前，罗亚尔·李就天才地认识到，想要有效治疗这些腺体中的任何一个，需要治疗整个腺体群或轴，而不是每个腺体单独治疗。推荐剂量为 1~2 片，每天 3 次，持续 6 个月。

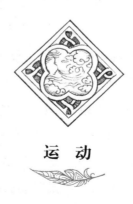

运　动

一、前列腺炎

与女性不同，男性的生殖器官没有每月的节律。呼吸练习可以为骨盆区域带来节律感。整个腹部都应该参与练习，这样才能轻柔地按摩肠道和前列腺。在呼气时，一定要让骨盆底的凯格尔肌肉参与进来，因为这些肌肉控制排尿并为射精提供能量，也可以调节直肠肌肉以避免痔疮。然后做胃部波浪练习和腹部按摩练习，进一步为这个区域带来温暖。

所有男性，尤其是那些容易患前列腺炎的男性，都需要注意排尿的姿势和方式。作为预防前列腺问题的措施，坐姿排尿很重要。总是站着排尿通常会导致便秘。首先，坐下来的时候，我们会觉得需要排泄。坐下来排尿会带来更频繁的排泄，并为前列腺提供更好的环境。在排尿开始时，忍住-释放-忍住-释放-忍住，然后完全释放。这会给前列腺区域带来韵律性收缩，对治疗阳痿和前列腺炎都有好处。

拥有强壮身体的"硬汉"倾向于认为自己的力量等同于坚硬。但是前列腺炎发作时，需要平衡前列腺肿胀时的硬度，可以通过水元素来实现。游泳是一种极好的矫正方法。学会了在水中有节奏地移动之后，将这种流动运用到舞蹈、工作、游戏和性生活中。当参加一项运动时，少花些时间在竞技部分（硬游戏），而要强调享受运动中的韵律活动和社会互动（软游戏）。

二、良性前列腺肥大

与急性前列腺炎一样，呼吸练习、胃部波浪练习和腹部按摩练习可以给前列腺区域带来温暖。其他有帮助的练习包括上部流线姿态练习、下部流线姿态练习、身体空间想象练习、脊柱拉伸练习、肩部肌肉映射练习、恩赐练习和偶极练习，有助于身体得到释放。

三、前列腺癌

前面已经提到，癌症患者需要扩大自己的个人空间。个人空间姿态练习、角力站姿练习、企鹅角力练习、秋叶练习、浪尖练习、日晷练习、偶极练习都可以帮助癌症患者在自己个人空间的边缘认识世界。除此之外，还应该加上腹部按摩练习和胃部波浪练习，这些运动给腹部带来温暖、节律和放松。

四、阳痿

许多人曾经接受过过度的思考训练，专门从事高智性和抽象思考。这些活动是浓缩信息、提取信息并把信息带到某一点上的姿态。如果韵律/新陈代谢/性系统开始采纳这些相同的姿态，韵律的力量和生殖系统的力量会被大大减弱直至消失。短语"下面"（down there）表示与下腹和性器官分离的感觉；但是短语"下来"（get down）不仅表示进入音乐的过程，也表示将注意力在空间上下沉到臀部和性器官的过程。不能"下来"描述的是某人的生活被智性活动占据，其性功能受到了影响。

那些主要从事智性活动的人靠头部生活。他们的"平面"往往在下巴处，通常被认为是"紧张的"。身体的下半部由于参与头部收缩的运动，经常被忽视而变得"寒冷"，血液的实际温度会低于正常水平大约1℃。水平面姿态练习有助于将注意力集中到心脏平面。挂衣钩练习和降帆练习可以帮助释放上半身的紧缩感。接下来应进行腹部按摩练习和胃部波浪练习。偶极练习有助于整合上半身和下半身的能量。

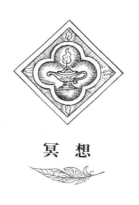

冥　想

在谈到性别的本质时，鲁道夫·施泰纳说了一句有趣的话。他说，人类的心魂与物质身的心魂具有相反的性别。因此，那些生活在男性身体里的人有着女性的心魂。许多其他宗教传统都暗示了人类的双重本性。例如，在印度教，救赎之路被描述为两性在同一个人身上融合。在当代思想中，卡尔·荣格的心理哲学包括这样一个概念，即我们每个人的心魂都存在两种性别。荣格认为，自我实现的主要任务之一就是调和这些对立的性别。对男性来说，意味着将自己女性的一面融入整体人格——这一概念如今经常重复出现，已变得有些老套。然而，这是一种深刻的洞见，一种在几个世纪的黑暗之后重新出现的洞见。事实上，这是每个人在心魂生命中面临的最重要的挑战。

居住在男性身体中的心魂可以自如表达典型的男性属性，如攻击性、行动性和果断性。然而，为了获得最佳健康，需要将这些与大多数男性难以理解的更女性化和直觉性的本性相平衡。正如我们之前的讨论所预测的那样，铁和男性属性可能会导致行动，但它们也会导致疾病，尤其是在我们的文化中折磨着许多人的硬化性疾病。另一方面，女性是疗愈者。大多数传统文化都清楚地认识到了这一事实，并将疗愈艺术交给了女性。在我们这个时代，我们两者都需要，每个人都需要在内在留出空间来容纳两种性别。现代的文明难以重视生命中女性的一面，生活在这种文化中只会让今天的男性更难实现这种和解，因为他们发现自己被夹在文化的外在需求和自己脆弱的内在声音之间。

寻找一个人内在的女性面向并没有什么神奇的公式。最重要的一步是要明白，这是必要的，然后试着敞开自己去接受生命带来的东西，特别注意随之产生的情感和直觉。当每天进行回顾冥想时，专注于那些将情感和直觉与行动结合起来的行为。那些认真执行这一进程的人将发现，自己走上了将铁与毁灭之剑转化为和平与健康之犁的道路。

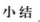

小结

营养

* 避免　　一切植物油

来自部分氢化植物油的反式脂肪酸

铁强化谷物，挤压谷物

大豆类食物

咖啡因

合成维生素 C

* 推荐食用　　牡蛎，每周至少一次

红肉

鱼子

肝脏，大约每周一次

来自牧场散养奶牛的黄油

散养鸡产的鸡蛋（尤其是蛋黄）

野生远洋鱼

未精制的海盐

亚麻籽油，每天 1 茶匙

正确烹饪的有机全谷物

绿叶蔬菜

* 补充剂　　鳕鱼鱼肝油，以便每天供应 10000IU 维生素 A

标准过程公司生产的小麦胚芽油，每天 4 粒

标准过程公司生产的锌肝螯合剂，每天 3 次，每次 1~2 片

治疗

一、急性前列腺炎

* 加 1 杯镁盐热水坐浴，每次 20 分钟，每天 2 次，共 10 天。

* 美地宝公司生产的紫锥菊精华，每 2~3 小时 2 片。

* 美地宝公司生产的锯棕榈提取制剂，每天 2 次，每次 1 茶匙。

* 标准过程公司生产的前列腺原型态制剂，每天 3 次，每次 1~2 片。

* 艾瑞斯多隆 1，每天 4 次，每次 10~15 滴。

* 如果以上方法没有疗效，通常需要使用抗生素。

二、良性前列腺肥大

* 美地宝公司生产的锯棕榈提取制剂，每天 1~2 茶匙。

* 美地宝公司生产的荨麻根提取制剂，每天 1~2 茶匙。

小结

三、前列腺癌

* 使用第二篇第二章中描述的癌症治疗方法。

四、阳痿

* 美地宝公司生产的草本蒺藜提取制剂，每天 3 次，每次 1 片，至少 6 个月。
* 美地宝公司的假马齿苋复合制剂，每天 3~4 次，每次 1 片，持续至少 6 个月。
* 标准过程公司生产的辛普莱斯 M，每天 3 次，每次 1~2 片，共 6 个月。

运动

一、急性前列腺炎

* 呼吸练习。
* 胃部波浪练习和腹部按摩练习。
* 游泳和跳舞。
* 在运动中强调韵律活动和人际互动，而不是强调获胜。

二、良性前列腺肥大

* 呼吸练习、胃部波浪练习和腹部按摩练习。
* 上部流线姿态练习、下部流线姿态练习、身体空间想象练习、脊柱拉伸练习、肩部肌肉映射练习、恩赐练习、有韵律地占据骨盆区域的偶极练习。

三、前列腺癌

* 个人空间姿态练习、角力站姿练习和企鹅角力练习。
* 秋叶练习、浪尖练习、日暑练习和偶极练习。
* 腹部按摩练习和胃部波浪练习都可以释放出协同努力和压缩驱动的铁的影响力。

四、阳痿

* 水平面姿态练习。
* 挂衣钩练习和降帆练习。
* 腹部按摩练习和胃部波浪练习。
* 偶极练习。

冥想

* 接纳并发展你天性中女性特质的必要性，然后试着向生活中迎面而来的事物敞开心扉，特别注意过程中出现的情感和直觉。

免责声明：书中所列举的所有药品及治疗方法仅为使读者对国外顺势疗法有一个比较全面的认识，请读者根据自身健康情况咨询专业医师或机构，以获得专业建议，本书不对任何具体个案负责。

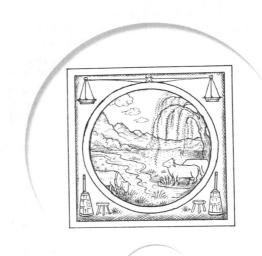

第十一章

减　肥

"3"这个数字具有强大的力量，因为它代表了上帝的三元本质。在《圣经》中，它代表一段完整的时间……三代表着位列第三的灵性中心、肾上腺、地球上力量的使用、自我保护。地球是一种三维体验。与这个中心相关的力量包括：参与、承担责任、努力改进、有耐心等。

——乔·让·布沙拉（Jo Jean Boushahla）和维吉尼亚·雷德尔-盖布特纳（Virginia Reidel-Geubtner），《梦词典》（The Dream Dictionary）

我要赐青草在你的田野上，给你的牲口吃，你就有的吃，并吃得饱足。

——《申命记》（Deuteronomy）11：15

肥胖是西方文明中最普遍的问题之一。肥胖不仅使我们承担着更多的医疗风险，其中包括糖尿病、心脏病、关节炎、消化问题、呼吸困难，甚至睡眠问题，还会限制我们的日常活动并困扰我们的情绪。

超重是最难治愈的疾病之一。成功地完成长期减肥计划是一项巨大的挑战，涉及生活方式的永久改变。一般来说，仅仅是解决方案、药丸、灵丹妙药和奇迹饮食的话，只会增加节食者的挫折感，从长远来看，会让事情变得更糟。然而，长期减肥成功也会成为一项非常了不起的成就。如果一个人减掉40多斤，他会觉得生命又一次焕发了，当一个节食者有能力保持减肥成果超过一年，他会觉得自己已经完全转变了。从成功的饮食中走出一个全新的人：更快乐、更投入、更富有成效。

如果要获得适宜的体重，就需要对问题有清晰的理解、解决方案和必要的支持，以确保计划成功实现。我说"适宜"的体重，是因为任何减肥计划的目标都不应该是极端的瘦，而是一个最适合当前年龄、体形和遗传学的重量。我们大多数人通过自己身体的感受以及我们能够做的事知道这个"适宜"的体重是多少。我们应该感到没有负担而且强壮。在理想状况下，体重可能会在几年内有所波动，这很正常。例如，女性在更年期体重增加10~30斤是正常的。但如果我们开始感到沉重或行动迟缓、体重不断攀升，那么就到了用减肥计划来解决这个问题的时候了。

体重正常化的关键是重新学习饥饿感和饱腹感之间的差异。多年的不当饮食已经使大多数超重的人失去了这种感觉。他们的饮食习惯混乱，吃的食物缺乏营养——既不能满足食欲，也不能满足身体的营养需求。

恢复到身体能够感知饥饿和感到满足的能力所需的第一步是利用我们的万能治疗师，也就是节奏。这意味着每天吃三餐，中间不能有任何加餐（当然，两餐之间喝水是允许的，饮用稀释的乳酸发酵饮料也是允许的）。当然，人们会认为这是一种"反社会"行为，因为社交餐通常发生在餐间或宵夜。但请记住，我们认为正常的社会行为其实是一种严重的疾病，我们需要回到健康状况中来。一日三餐的节奏不仅教会身体体验到饥饿和饱腹，也为消化器官带来了健康的节奏。事实上，一日三餐的节奏，尤其是食物被慢慢地、小心地和感恩地食用所应有的节奏，通常能够解决超重情况下常见的消化问题。数字"3"代表物质领域的完成、自我保存和力量，接受每日三餐的节奏事实上会成为一个拯救生命的步骤，使我们能够在物质世界中充分发挥自己的能力。

为了建立每日三餐的节奏，我们需要绝对禁止在两餐之间进食任何东西。否则，身体永远不会感到饥饿。同时，改掉餐点不吃饭的习惯，通过定时进餐，身体习惯于有规律地先是经历饥饿然后是饱腹感，而不会遭受任何长时间的营养匮乏。每日早餐的习惯尤为重要。在一项对比超重者和体重正常者的研究中，研究人员发现二者消耗的卡路里值事实上并没有差别，两组对象之间的唯一区别是，正常体重的人每天都吃早餐，而超重的人往往不吃早餐。当一个人不吃早餐时，要么会在上午 10 点左右开始吃零食，要么在午餐点非常饥饿以至于吃得过饱，来作为对长时间禁食的对抗。

减肥的第二个原则是只吃营养丰富的食物。饱腹感的目的是告诉我们，我们已经摄入了足够量的营养来滋养身体。韦斯顿·A. 普莱斯率先注意到了粗制饮食的热量相对较低但营养素含量很高。食物营养丰富才能完全令人满足，而大多数现代食物热量含量高，营养成分却很低。现代工业加工食品只是暂时满足人体，因为身体会继续向大脑发出需要更多营养的信号。具有讽刺意味的是，超重实际上是营养不良的表现，这表明了一个迹象，即"食物中枢"从未收到过关闭呼唤营养的信号。

精制食品（糖、果糖、白面粉和商品化植物油）热量高，但没什么营养。在所有减肥计划中，建议规避这些食物。此外，部分氢化植物油中的反式脂肪酸也必须避免。相比摄入相同热量的个体，那些食用反式脂肪酸的人体重更重。

不要食用工业加工类食品，因为几乎所有加工类食品都含有味精。在加工没有味道的食品时常常会添加味精，而味精会使体重增加，这个事实还未被公众所熟知。在实验室中，研究人员如果想让老鼠增加体重，通常的办法就是给老鼠喂食味精！

由于我们的耕种模式，今天的动物性食品也常常缺乏营养素。产自圈养动物的牛奶、芝士、黄油、鸡蛋、肉类和动物内脏，以及池塘养的鱼，普遍缺乏矿物质、重要的氨基酸和丰富的维生素，尤其是脂肪中的维生素含量普遍缺失。事实上，有一种叫作共轭亚油酸的脂溶性营养素主要存在于草饲反刍动物的脂肪、乳脂和牛羊肉的脂肪中。在涉及动物和人类的研究中，共轭亚油酸被证明可以促进肌肉的生长和脂肪的减少。然而，当动物被关在笼子里并喂食干饲料一段时间以后，其脂肪中基本不再能够检测出共轭亚油酸了。

有两种现象的逐年上升趋势与美国的肥胖率上升水平基本平行，即无营养的加工类食品普及的趋势和设施化养殖上升的趋势，而这两种趋势必须经由节食者的个人主动性来抵消。成功的减肥计划需要回归到富含矿物质的土壤中生长的未加工的全食物，及以富含矿物质土壤中生长的草料为食的动物。

能够带来身体满足感的最重要的食物成分之一是动物性脂肪。这就是为什么尽管绝大多数关于减肥的书都提倡低脂饮食，但我从不推荐通过低脂饮食来减肥的原因。我们的大脑被特别设计来感知食物中的脂肪含量，并告知我们要在摄入适量的脂肪后停止进食。对脂肪及其所含有的营养成分的需要得到满足时，我们就会停止进食。低脂饮食可能会产生暂时的效果，但从长远来看，它们几乎不会起作用。身体对脂肪的需求非常大，刺激身体获取这些脂肪的食欲会异常强烈，乃至于如果从常规膳食中规避了脂肪的话可能会引起暴食症。那些有能力克制自己规避脂肪摄入的人往往在其他方面缺乏控制力，从而容易引发愤怒、批评或过度消费。

除动物性脂肪外，另一种对减肥计划非常有益的脂肪是椰子油。研究表明，椰子油中的中链脂肪酸可以升高体温，加快新陈代谢。身体通过使用这些类型的脂肪可以快速获得能量，并且永远不会将其储存在脂肪组织中。椰子油可以帮助节食者预防常见的甲状腺功能减退。甲状腺功能减退时，即便摄入的卡路里水平受限，体重也依旧会增加。椰子油能够帮助甲状腺保持其功能，而且长时间地保持稳定、均匀的体重减轻，直至达到理想体重。

当然，肥胖还有心理因素的干扰。有一位病人的情况比较典型，她是一位40多岁的中年女性，找到我寻求减肥建议。她的体重超重了40斤，在其生命中的某些时刻，她的情感生活陷入困境，甚至曾遭遇过虐待。通过咨询虽然有助于解决这些问题，但根据我的经验，仅凭意见并不会帮其减轻体重。超重的问题必须通过更直接的方法来解决，通过实际行动恢复身体的饥饿和饱腹感，以及食用响应身体营养需求的食物。严格遵循这些指导方针，她在3个月内减掉了接近40斤的体重，通过持续努力，她的体重数年内都保持不变。

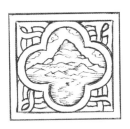

营 养

　　我设计的两个减肥计划会稍稍不同。在这两个计划实施之前的一段时间内，我会对患者提出饮食上的要求。患者除了每天服用 1 汤匙左右原蜂蜜外，还要规避精制谷物、精制脂肪和商品油以及所有类型的甜味剂。除此之外，患者要一日三餐正常地摄入营养丰富的食物，持续 8 周。这是一个正常化的时期，在此期间，体重通常很少会发生变化。在之后的两周时间里，我要求患者遵循计划 A，即饮食中大约 80% 的食物应来自牧场散养的动物所出产的动物性食物（肉类、鱼类、鸡肉、鸡蛋、全脂鲜奶、生芝士和黄油）；另外 20% 主要是蔬菜——生的、熟的和发酵类蔬菜都行。全天可以随意饮用水或发酵饮料，但不允许其中含有谷物或水果。计划 A 对卡路里不设限制，因为我们的目标是让减肥者的天然脂肪"传感器"开始调节食物摄入量。事实上，人们发现，如果他们在某一餐吃得太多，他们会感到恶心，甚至可能会吐。

　　这种饮食是生酮饮食的一种变体，尽管不那么严格，然而它利用了这样一个事实：低碳水化合物的摄入会导致新陈代谢的转变，并动员我们细胞中储存的脂肪开始消耗。对于能够忍受这种饮食的人来说，体重减轻的效果是惊人的，一般能在两周内减掉 20 斤，而且节食者通常会感觉很好，虽然偶尔会感到有点恶心。

　　在为期两周的减肥周期中，执行计划 A 的减肥者的明细参见第 312 页的内容。

　　经过两周严格的饮食计划后，接下来是 6 周的普通饮食，之后再加入两周的减肥计划。一般会在之后的每两周内，体重减轻 6~10 斤，直到达到舒适的体重为止。为了保持体重，患者应遵循正常饮食，每日吃标准的三餐，规避所有精制碳水化合物、植物油和甜味剂。

　　那些对计划 A（高脂肪摄入）做得不好的人可以采用另外一种方法——计划 B。

计划 B 所包含的饮食中含有更多的碳水化合物，但热量更少。同样，患者一日吃三餐，但对饮食中碳水化合物摄入的限制会比较少，脂肪含量也较低。但是，要完全规避精制碳水化合物和植物油。在为期两周的减肥周期中，执行计划 B 的减肥者的一天参见第 312 页。

一般情况下，遵循计划 B 会帮助减肥者每 2~3 个月减重 20 斤，直至达到舒适的体重。之后，患者应当恢复到正常的饮食建议，并采纳与计划 A 相同的注意事项。

对于节食者来说，除了身体必需的各种合成的维生素、矿物质和其他类营养补充剂，规避不必要的补充剂摄入很重要。可以适当补充鳕鱼鱼肝油和其他超级食物的补充剂。在计划 A 和计划 B 中，节食者应该在每餐前约 20 分钟将 2 汤匙椰子油加入温热草药或温水中服用。

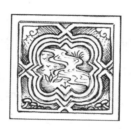

治 疗

要成功治愈肥胖症，患者需要接受这样一个充满矛盾的事实，即超重是一种营养不良的状况，而不是通常所认为的营养过剩。超重的人实际上缺乏营养，同时又大量摄入"垃圾食品"，特别是精制碳水化合物。人们只须提供额外的营养素就可以帮助这个营养过程。一个好方法是使用标准过程公司生产的咖塔林有机全食浓缩物。这种补充剂自 20 世纪 30 年代初以来基本上没什么变化，咖塔林中含有许多不同植物和动物组织的脱水有机汁液。已经证明它含有对人类营养很重要的所有已知维生素和矿物质。如果患者或医生群体对全食营养感兴趣，咖塔林应该是首选。对于尝试着减肥的患者，我建议每日 3 次，每次 3 片，随餐服用。

在超重患者中，我经常会推荐他们使用的另一种药物是帕拉普莱斯，这种药剂是从动物肾上腺、甲状腺、胰腺和垂体中提取的，是由标准过程公司生产的原型态制剂。我之所以推荐帕拉普莱斯，是因为肥胖的起因包含了肾上腺压力、消化压力和甲状腺压力，同时，肥胖的身体状态也会增加肾上腺压力、消化压力和甲状腺压力。用适当的原型态制剂支持这些腺体有助于加强这些已经负担过重的器官。帕拉普莱斯的推荐服用剂量为每天 3 次，每次 2 片，不建议与膳食一起服用（建议在上午 10 点左右、下午 3 点左右和睡前服用）。

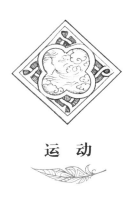

运　动

减肥计划中最重要的身体韵律是定期锻炼。在每日生活中，为了减肥，持续运动 20 分钟是绝对必要的。实现这一目标的最简单方法是主动出去走走。游泳也不错，也包括在小蹦床上运动。在恶劣天气下，可以试着在室内进行跳跃运动。最好每天能有 10~20 分钟蹦床运动结合 20 分钟快走或游泳。

在蹦床运动过程中，身体的上下移动会在沉重和轻盈之间交替变换。在蹦床上，即便严重超重，也可以体验到难忘的沉重和轻盈之间的规律变化。这些改变能够刺激淋巴和循环系统。

使用蹦床的最佳方法是简单地原地行走，用脚跟向下推，始终保持脚在蹦床上。脚后跟下踩的动作会刺激肾上腺，帮助减缓超重情况下常见的疲劳感。脚后跟向下踩 10 分钟后，可以接着进行更有力量的原地慢跑或跳跃，但不是必须做。

根据我的经验，实施了我所给出的减肥计划后，很多患者会在治疗中忽略定期锻炼，他们声称不方便、没有时间或太痛苦，这会削弱减肥效果。我的答复是，要想取得成功，定期锻炼是绝对必需的。即使在一开始每天只是几分钟，耐力很快就会增强。请记住，卡路里不是用来做计算，而是用来燃烧热情的。

有一定讽刺意味但却非常真实的是，超重之人的个人空间一般都非常狭窄。当我们学会创造一个活跃的个人空间时，在我们自身和世界之间用过多的脂肪来缓冲的这个需求就会降低。要扩大个人空间，要从个人空间姿态练习开始。尽可能展现出最伸展的姿态，从你的手臂平行于前方开始，然后慢慢地环绕你的手臂，这代表着一个从后面环绕身体的区域。然后开始身体空间想象练习、轮廓练习、角力站姿练习、企鹅角力练习、上部流线姿态练习、下部流线姿态练习，也建议进行浪尖练习和脚部流线练习。脚部流线练习对缓解脚部疼痛非常有效，脚疼在超重人群中很常见。

没有哪一种体形是理想的，要学会爱并去激活你自己的体形。我们需要识别出脂肪的冷暖，如果内在对脂肪憎恶，实际会让我们从脂肪中撤出，使得该区域变得寒冷和陌生。脂肪细胞是整个身体中最活跃的一部分。像干细胞一样，它们的用途非常广泛。脂肪细胞在健康方面可能比我们迄今所知的更重要。虽然你会希望缩减它们的量，但是尊重你体内的脂肪也很重要。被认为"重"的人，身体沉重不活跃。然而，有许多大块头能够以一种不可思议的、意想不到的轻盈移动和跳舞。他们的体形可能不符合"现代理想体形"，但却表现出了足够的升提力，因为他们完全拥有自己的身体空间，并能够让其充分活跃起来。

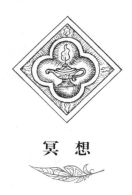

冥 想

我所阐述的饮食计划 B 是由"暴饮暴食匿名者组织"（Overeater's Anonymous）

所开发的。这个群体在减肥方面取得了很好的效果，因为它将合理的饮食计划和灵性成分结合在一起：建议参与者能够积极地将灵性元素融入他们的日常生活中。

超重之人往往不愿意寻求他人的帮助和指导。根据一本关于各种疾病所对应的心理学畅销书所述，超重属于过度敏感、恐惧和愤怒的表现，所有这些都导致他们缺乏能力去呼唤他人的帮助。遍布超重者身体的脂肪可以被比作盾牌，以保护他免受其他人因为感觉迟钝所带来的伤害。当出现困难时，特别建议暴饮暴食匿名者组织计划的参与者能积极寻求朋友、配偶和减肥计划中其他参与者的帮助和指导，最重要的是，寻求更高力量的指引。在这个项目中，许多人在其生活中第一次体验到积极培养与自己之外的某种存在或"力量"所建立的个人关系。这种行为的影响往往是深远的，会导致患者的整个健康状况和心理观念发生巨大变化。

在日常的回顾冥想中，患有肥胖症的患者应当特别思考那些他不愿寻求外界帮助或忽视更高力量指引的每个事件。这是通过自觉和有意识的思考克服这种趋势的第一步。当患者意识到他不再需要那些来自外界的保护时，多余的脂肪屏障将逐渐消失。创造这个世界的更高层力量提供了满足各种需求所需的一切：从食着田间草的动物，到家人和朋友的爱心关怀。

 推荐阅读 *Eat Fat,Lose Fat*，Mary G. Enig, PhD and Sally Fallon

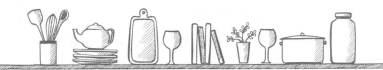

饮食计划 A

早餐

两个鸡蛋，用黄油或椰子油炒或煎，加入非硝酸盐加工的培根，一杯全脂牛奶或酸奶，也可以是生牛奶滋补品（见附录 1）或酸奶奶昔（见附录 1）。

午餐

椰奶鸡汤，野生三文鱼配黄油，配沙拉和橄榄油酱汁，60～90 克生芝士和 1/3 杯脆皮坚果（见附录 1），或几片薄薄的全谷物饼干，涂上黄油或鸡肝酱。

晚餐

鸡肉、羊肉、牛肉或鱼，用足量黄油烹制的蔬菜和德国酸菜，或者小牛肝和培根搭配炒洋葱和德国酸菜。

饮食计划 B

早餐

120 克（1/2 杯）动物性蛋白和脂肪，1/2 杯（未烹饪时测量）煮熟的燕麦片或其他全谷物（预先浸泡整夜），1 杯水果。

午餐

120 克（1/2 杯）动物性蛋白和脂肪，1 杯煮熟的蔬菜配 1 汤匙黄油，1 杯生蔬菜配含有 1 汤匙油的酱汁，清肉汤。

晚餐

同午餐，外加德国酸菜和一杯水果。

小结

营养

建议一日三餐之间不吃任何零食

*避免   精制碳水化合物

商品化的植物油

谷物

水果

所有包含味精的加工类食品

*推荐食用 牧场散养的动物性食品

传统脂肪,特别是来自牧场散养的牛制作的黄油

蔬菜

酸菜

*补充剂   鳕鱼鱼肝油,每天补充 10000IU 维生素 A

每餐前约 20 分钟,2 汤匙椰子油,混合在温热草药或温水中

服用

治疗

*咖塔林,每天 3 次,每次 3 片,随餐服用。

*帕拉普莱斯,每天 3 次,每次 2 片,不与膳食一起服用。

运动

*每天 20 分钟的持续运动,例如散步、游泳或蹦床。

*个人空间姿态练习、身体空间想象练习和轮廓练习。

*角力站姿练习和企鹅角力练习。

*上部流线姿态练习、下部流线姿态练习、浪尖练习和脚部流线练习。

冥想

*识别一种比自己更高层的力量。

*努力向家人和朋友寻求帮助。

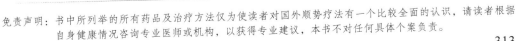

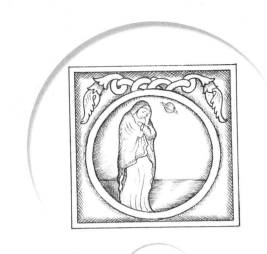

第十二章

抑　郁

幽邃的山谷里满是忧伤
远离了清晨舒爽的气息
远离了烈焰般的晌午以及傍晚的星光
灰发的撒顿如磐石般端坐于静谧之中
渊博的知识使我成为神

——约翰·济慈（John Keats），《海伯利安
（第一册和第二册）》（*Hyperion I and II*）

　　对抑郁症进行治疗的启示来自一位华德福学校的老师给我讲述的故事。在华德福系统中，一个班通常的规模是 25 人，主班老师一般情况下会从一年级开始授课，并一直带到八年级。显然，孩子们和主班老师在共度的八年时光里会非常了解彼此，如果一切顺利，老师和孩子们会融为一个大家庭。

　　这位老师给我讲述的故事是关于他们班上某位男生和女生的。当时，主班老师和孩子们在一起已经 7 年了，此时正进入第八个年头。那个时候，这个班上还没有男女生谈恋爱的情况，因为多年的相处使得孩子们更多地把同班同学看成了兄弟姐妹或朋友关系。然后到了八年级，一个新转来的女孩使情况发生了改变。她刚刚搬家到这个地区，不太清楚她之前发生了什么情况，她对交男朋友的事很感兴趣。随着时间的流逝，她在班里先后交了三四个男朋友。每次她会追求其中一个男孩，在经过短暂相处后，她会和那个男孩分手，然后重新找另一个人。自然，这在班上引起了混乱和伤害，一些男孩的家长打电话给老师，问他是否可以帮这个新来的姑娘"冷静一下"。老师于是找了这个女孩的母亲谈话，但女孩的母亲对此似乎漠不关心，并告诉老师这种行为对她女儿的年龄来说是正常的。她说："毕竟，这只是荷尔蒙。"

　　快到年底时，这个女孩与另一个男孩"坠入爱河"。他们有过短暂的外出，但男孩不想因此疏远与他相处了八年的朋友们，所以抛弃了这个女孩。现在，班上再也没有男生愿意做她的男朋友了，这个女孩伤心欲绝。她无法面对上学这件事，在自己的家里哭了好几天。后来，女孩的母亲打电话给老师，敦促他对女儿的悲伤和泪水做点什么。在耐心地听完这位母亲的诉求之后，老师平静地对她说："别担心眼泪，那只是她的泪腺。"

　　抑郁症对当今的美国来说是一个严重而难解的问题。最近，我有一位病人在她的婚礼上向来宾询问有多少人在服用抗抑郁药物。在前来参加婚礼的 100 多名宾客中，超过 40% 的人答复说他们在过去的一年中服用了或正在服用抗抑郁药物。在亲身的临床实践中，我发现至少有 20% 的新患者在问询关于服用抗抑郁药物或某些替代药物（如圣约翰草）是否合适等问题。

　　因此，抑郁症是一个重大的全球性问题。我认为现行的治疗抑郁症的方法所遵循的基本原理完全是错的。我可以用一个临床实践中每年至少发生 100 次的场景来解释这个观点。我经常会碰到一些新患者跟我说，他们经历过数月甚至数年的不适，有些患者之前也经历过长时间的心理治疗，在找家庭医生或精神科医生寻求帮助时，被告知患有"化学性抑郁症"，有些时候被告知是"临床抑郁症"。之后被告知，对于这一类"遗传决定的化学失衡"，最佳的治疗方法是服用某些药物，医生们常常会推荐血清素再摄取抑制剂，如百忧解（Prozac）、帕罗西汀（Paxil）或左洛复（Zoloft）。

在大多数情况下，患者内心并不确定这类药物是否真的能改善自身的状况。这类病人找到我只是因为想知道我这里是否有更好的药丸来治疗她的病情，而不是来找我帮助她审视生命或者理解抑郁症的意义，这没有任何意义，我也不喜欢以此为背景展开讨论。

这就是问题所在。首先，当家庭医生或精神科医生说患者患有化学性抑郁症时，我们应当有权询问医生其诊断依据是什么。他是否通过一些显示血液或大脑化学成分异常的检测结果来确认这种化学不平衡？毕竟，在一般情况下，如果在血液测试中医生并没有检测到甲状腺激素或红细胞的水平异常，我们就不会告诉患者他患有甲状腺功能减退症或贫血。但是在抑郁症的情况下，缺乏对疾病认定的那种测试，因为血液或脑脊液测试对抑郁症诊断没有任何价值。

也许医生对化学性抑郁症的诊断是基于仔细的研究，这些研究表明患有抑郁情绪障碍的人往往大脑或血液的化学成分会发生改变？但据我所知，没有哪项血液或脑脊液测试能反映抑郁症患者的血液系统显示出任何我们所知的物质成分水平异常。正电子发射体层摄影术（PET）扫描通常用于测量身体各个区域的活动水平，PET扫描或许会揭示出抑郁症患者大脑的某些区域活动水平较低，而这些区域被认为与情绪表达相关。除此之外，关于抑郁症的生物化学或物理基础的证据非常少。

内科医生和精神科医生认为他们开的药方是合情合理的，因为这些药剂可以改善抑郁症患者的情绪，至少短期内是这样的。因此，按照当今的医学逻辑，抑郁症是有其生化起因或原因的。但这种解释只会带来更多问题，比如当使用某种化学物质或药剂改变了患者某一种症状时，我们为什么能够做出这个假设——因为患者体内的这种化学物质有缺乏或失衡？可卡因能改善人们的情绪状况，但至今没有人会认为抑郁症的发生是因为可卡因的缺乏或失衡造成的。

我们应当如何辨别因和果？例如，我们怎么能够确定是情绪低落导致了中枢神经系统血清素输出受到抑制，而不是反过来的那样？情绪状态的变化会导致身体化学物质的变化，例如，恐惧会导致肾上腺素分泌，压力往往导致胃中产生过量的胃酸。既然我们都认同这些，为什么还会假设是化学失衡导致了抑郁症呢？在前面讲到的那个故事里，某个华德福学校的小孩哭了，是因为她很伤心，而不是因为她的泪腺有缺陷！

当患者被告知患有化学性抑郁症时，理由是当前的抑郁症理论是这么说的。当精神科医生将抑郁症认定为一起生化事件时，每个抑郁症患者都必然会发生化学失衡。正如柏拉图所说："如果让我选择假设，我可以证明任何事情。"

抑郁症患者常常发现自己处于不确定和绝望之中。他们经常会提出有关爱情、家庭、上帝、意义和人生目的之类的问题。抑郁症患者的心态肯定会受到体内生化效应的影响，但是说一个人的情绪仅仅与生化事件相关则错得离谱，这里面丢失了太多的信息。此外，"抑郁症可以通过药物解决"这个理论会将患者引向错误的方向，将患者推向二元论中必须要其做出选择的境地，这是一条由极端的科学观念所铺设的道路，如果沿着这条路前行，不确定性永远无法找到躲藏之地。让我们换一个角度来看待抑郁症，对于那些感觉陷入不愉快或破坏性情绪的人而言，最重要的一步是要去了解支配情绪世界、感受世界和心魂世界的规则。

心魂的领域是星芒或气的领域。"情绪（emotion）"这个词表明，这个领域在不断运动，就像风令树叶沙沙作响或狂暴的飓风一样。气的领域，即心魂的世界，需要处于运动状态，否则会变得冰冷僵硬，这种硬化最终会导致疾病。这是我试图让所有抑郁症患者明白的道理。对抑郁症患者来说正确掌控自己的情绪非常重要，即不要单凭一种情绪来识别一个人，不要仅靠一种情绪来标记一个人，切勿只表达某一种情绪。悲伤不是一种病态，我遇到的每个人都会悲伤——或许生活艰难、面对不公平，世界某些地区正处于可怕的状况，而且我们真的不知道存在的意义是什么。我们生活在伤害之中，我们所爱的人让我们经历痛苦。当然，我们不应该对此丢失心痛的感受或感到麻木，但情绪领域的法则告诉我们，在悲伤之后会是欢笑和欣喜。情绪世界就像天空中的星座，每个星座都有不同的情绪，对人有不同的影响。古人理解这一点，并赋予每颗行星一种情绪或心智状态。

古人形容一个抑郁的人是生活在土星情绪中的人——黑暗、预感不祥、沉重、承载着世界的重量。每颗行星都象征着人类经历的某种主要情绪，每种情绪都有消极和积极的一面。当一个人陷入这种沉重、黑暗的情绪中时，土星的消极面会出现，而这种陷入的状态会导致疾病。然而，土星的积极一面是洞察力和智慧。

因此，抑郁症的治疗方法不在于过多地帮助患者抑制他的沮丧情绪，而应当帮助他避免深陷这种情绪之中，无法体验甚至无法承认其他情绪的存在。一个人应当既能够体验到水星的智慧、金星的美丽和浪漫、木星的广阔和快乐，也能够体验月亮的深思熟虑甚至火星的强力活动。这个问题的答案引发了一个悖论，因为逻辑和智性并不能解决心魂和情感领域的问题，在我看来，有机化学的化合物类制剂也不能解决抑郁症的问题。额外需要明确的一点是，在这个领域，魔法占了上风，只有可笑的、荒谬的、令人惊讶的东西才有分量。所以答案是什么？一个抑郁的人该做些什么呢？

我对这个问题的回答是：当感到沮丧时，我们必须开始关注心魂领域和情感世界。将内在生命的理解简单地用生物化学知识予以解读看似易行，但我们要抵制住这个引诱。对大多数人来说，这项任务非常艰巨，因为所谓的心理疾病带来了沉重的羞耻感和内疚感。患者常常认为，他们沮丧或不能过上最好的生活是他们自己的错。内疚和羞耻的情感经常驱使人们服用抗抑郁药物来"修复"他们出了故障的生物化学体。然而现实是，抑郁症不仅不是一种生化现象，也不是患者的"过错"。这是一个与"关注"和"专注"相关的问题。

我想强调一下"关注"，因为我的个人和专业经验告诉我，当你开始关注于你的内在生命和你的心魂时，一个渐强效应就会出现，在这个效应中，你对自己内在生命的理解和体验就会建立和成长，只是因为你给予了它关注。例如，你的梦将变得更加丰富和容易被记住，你与人的接触会变得更深，你可能会注意到自己周围世界的更多事物，你会感受到更多的情感而且对它们的感受会更深刻。但你必须集中注意力，保障和内在对话通道的畅通。

还有其他一些活动对于鼓励更多情绪流动会有帮助，包括：散步，在床边的笔记本上写下你的梦，欣赏能够唤起各类情绪的音乐，品尝你特别喜欢的食物或做一道特别的菜。最重要的是，关注你的心魂世界，并学着去体验你的抑郁，它只是众多情绪中的一种，也是获得智慧和自我认知的重要途径。

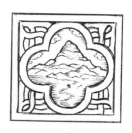

营养

科学界确实指出了饮食和情绪之间的关系，但是这些信息至多只是粗略的介绍。关于食物和行为之间关系的传统观点包括：相信土豆会使人变得愚笨、吃太多的肉会导致攻击行为、乳制品会使人变得温顺等。而现代研究则更多地关注特定的单一营养素与各种情绪之间的联系。例如，我们已经了解到色氨酸（一种氨基酸）具有镇静作用并使人昏昏欲睡，胆固醇水平与抑郁有关，等等。

人们从数百项关于胆固醇和心脏病的研究中得出的最有趣的发现之一是，当通过饮食或药物治疗成功降低了胆固醇水平时，那些胆固醇降低最多的人，其抑郁和攻击行为相应地会显著增加。研究人员起初将这一发现认为是一种不重要的、虚假的关系。然而后来，神经病学领域的科学家发现，当胆固醇水平过低时，大脑中的血清素受体无法发挥作用。百忧解和其他抗抑郁药物对这些受体会有同样的影响。血清素是使人体"感觉良好"的化学物质，当血清素受体受损时，大脑得到的血清素就会减少，抑郁症就会随之而来。

我并不是说抑郁症是由低胆固醇水平引起的，这样做就等同于断言抑郁症是一种生化事件一样，并且与我之前所说的相矛盾。除非一个人在任何时候都是病态的乐观，否则他都会偶尔经历土星的黑暗情绪。不能也不应该仅凭良好的饮食就让我们避免悲伤，但正确的食物的确可以使我们更容易承受这些忧郁的情绪。

当处于压力之下时，我们的胆固醇水平会上升。这是一种天然的保护性反应，因为身体用来应对压力的激素是由胆固醇构成的。当我们试图在压力期间降低胆固醇水平时，身体就不再具有制造这些保护性化合物所需的构造元素了。

在过去三四十年间，美国人已经逐步放弃了传统的动物性脂肪，转而使用植物油。 在同一时期，我们看到慢性抑郁症水平的急剧上升。我相信这两者之间是有关联的。植物油会降低体内胆固醇水平，部分氢化的植物油会干扰人体用来从胆固醇中制造应激性激素的酶。

规避动物性脂肪的同时，美国人还阻止了自己得到身体保持乐观情绪所需要的其他重要营养素，包括维生素 A，它在压力期间会迅速消耗殆尽。维生素 A 储存在肝脏中，古人认为它是木星的所在地。木星象征着广阔、快乐的情绪，它是土星的解药。当肝脏缺乏维生素 A 时，它既不能作为乐观主义的基础，也不能在我们的悲伤时期提供平衡。当饮食中维生素 A 的含量低而蛋白质含量高时，维生素 A 从肝脏中消耗的速度更快。食用代餐饮料中的低脂牛奶、瘦肉、蛋清或蛋白粉会迅速耗尽人体内维生素 A 的储量。

动物性脂肪提供的另一种维生素是维生素 D，即阳光维生素。抑郁症在冬季更为频发，尤其是高纬度地区。当抑郁与缺乏阳光有关时，它被称为季节性情感障碍（SAD）。在北极和斯堪的纳维亚半岛的冬季，人们会食用富含维生素 D 的食物，如油性鱼[1]和鲸脂。维生素 D 存在于鳕鱼鱼肝油、黄油、蛋黄、器官肉、海鲜和猪油中。

动物性脂肪中还含有某些长链脂肪酸，这些脂肪酸对大脑和神经系统功能至关重要。这些被称为 DHA 和 EPA，主要存在于器官肉类、蛋类和海鲜中。鳕鱼鱼肝油是 DHA 和 EPA 的极好来源，事实上，它已成功用于治疗抑郁症。

膳食脂肪的另一个重要贡献是它们在维持稳定血糖水平方面的作用。当饮食中的脂肪被拿掉后，脂肪卡路里通常会被碳水化合物卡路里取代。在消化过程中，碳水化合物会使血液中充满葡萄糖。身体通过激素降低血糖水平来对这种快速上升作出反应，但往往会降得太低。低血糖水平通常与抑郁症有关。

当我们的食物中缺乏脂肪时，我们不会感到满足。对于那些认为生活不能满足他基本欲望的沮丧的人来说，对食物满意是重要的第一步。我还建议抑郁症患者遵循第 312 页中一日三餐的建议。这将逐渐为患者建立一种有规律的饥饿感和饱腹感的节奏。

1　译者注：油性鱼有油脂储藏在它们的组织和腹部，肉中含油量高达30%，这个数字在物种内部和物种之间都不一样。油性鱼包括小的饲料鱼，如沙丁鱼、鲱鱼和鳀鱼，以及更大的远洋鱼类，如三文鱼、鲑鱼、金枪鱼、剑鱼和鲭鱼。

出于所有这些原因，我建议抑郁症患者每餐都应当摄入大量优质脂肪，同时补充鳕鱼鱼肝油，每天至少提供 10000IU 维生素 A，以及来自鳕鱼鱼肝油的额外的维生素 D，剂量由 25-羟基维生素 D 血液测试确定（参见关于维生素 D 疗法的附录 2）。甜菜格瓦斯具有清洁肝脏的特性，对患者也会有所帮助。

最后一点：患有抑郁症的人会发现，晚上 7 点之后不吃任何东西会对其有所帮助。坚持这一项将能够帮助一个人将注意力转向内在世界，人的内在世界在夜晚会更活跃。如果在消化结束后开始睡眠，人们会更频繁地做梦，梦也更容易被记住。

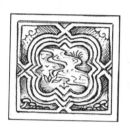

治 疗

有几种药物对抑郁症的治疗有很大帮助，特别是在患者较难按照最佳饮食建议安排生活的情况下。此外，通过研究这些治疗方法的基本原理，我们可以学到很多关于科学和诗意人生观的正确融合方法。

在抑郁症的治疗中，我见过的最好的单一天然药物是圣约翰草，也被称作贯叶连翘或贯叶金丝桃（Hypericum Perforatum）。虽然圣约翰草的作用机制尚不清楚，但科学家们已经提出了一些有关其作用机制的有趣信息。首先，大量的研究未能证明圣约翰草具有与目前任何类型的常规抗抑郁药相同的作用机制。它既不是单胺氧化酶（MAO）抑制剂，也不是血清素再摄取抑制剂。关于圣约翰草最一致的发现是它可以上调肝脏中的某些酶或者使其更有效。这与古代医生所支持的理论完全一致，即抑郁的真正原因是过度的土星力量（或沉重），这可以通过与肝脏相关的木星力量带来的快乐相抵消。金丝桃素（Hypericin）是我们认识到的圣约翰草中的活性成分，具有抗病毒特性，已被用于治疗各种慢性病毒感染。在欧洲，草药医生使用圣约翰草治疗抑郁症至少有 70 年历史了。

我第一次接触圣约翰草是在几年前，当时一位年轻的男性艺术家找到了我，请我每天帮他注射金丝桃制剂。他来新罕布什尔州做了 6 个月的音乐实习。在创作音乐作品时，他再次经历了多年前患过的严重抑郁症。在德国期间，医生给了他 100 安瓿的金丝桃制剂用于静脉注射。起初，他每天进行注射，然后逐渐减少到每周两到三次。几周过去了，几个月过去了，他的情绪变得更轻松，他的作品变得更加多样化，他发现他可以看到光在黑暗中闪耀。离开新罕布什尔州时，他感到自己的生活跟以往相比已截然不同。

通过上面这个故事，我们大致了解了圣约翰草在科学层面意味着什么，那么关于它的诗意呢？圣约翰草的得名来自其花开的时间接近 6 月 21 日，即夏至日的圣约翰节。这种草是一种常见的植物，但被人们作为辟邪之用，它的形状跟其他植物差别很大。大多数植物的形状都接近圆锥形，一般植物的特征如下：底部最大，顶部逐渐变细或看上去"丢失了物质成分"。"正常的"植物会转化为一朵花。我们说叶片转化为花朵是植物的第一次转化。第二次转化则是花儿转化为香味，香味扩散到空气中，并隐喻地与其他人接触。然而，金丝桃属植物不遵循这种正常惯例。相反，它将自身塑造成面向下而不是向上的金字塔。它的花开在植物底部而不是在顶部，并且没有香味。它的方向显然不是像玫瑰一样向外部世界散发美丽和气味，而是向下或向内。

圣约翰草向内指引的品质有哪些？遍布该植物的五瓣花具有明亮的黄色，就像太阳一样。太阳的品质正是指向内在的，这些品质出现在夏至的时候，这是一个疯狂、神奇和激情的时刻，也是一个突破自我禁锢的时刻。这些品质在莎士比亚的戏剧《仲夏夜之梦》中得到了体现。在传统文化中，在圣约翰节的前夜，人们会围着巨大的篝火，伴着狂野的舞蹈来庆祝。即使仪式发生在一年中最暖和的时段，篝火也被点燃，以象征温暖、光明和激情的品质。圣约翰草是这一年度活动的植物版本。它将激情、魔力甚至一点点疯狂带入身体，以帮助解除抑郁症的束缚。

施洗者圣约翰的生命也象征着这种帮助我们摆脱抑郁的品质。他传达的信息是一种激情，打破旧方式的束缚。他甚至把这个信息带到了极度疯狂的地步，一种关于上帝之爱的疯狂，就像在《仲夏夜之梦》中关于人类之爱的疯狂一样。圣约翰的生活象征着与过去决裂，解除抑郁症枷锁的控制，他所对应的植物——圣约翰草，能够帮助将这种激情、这种火焰甚至一些疯狂带入我们冰冷的心魂。

金丝桃属植物还有另一个值得一提的方面。它的拉丁文名称的后半部分是"perforatum"，意思是穿孔。当我们将圣约翰草的叶片举到光线下并从底部观察它们时，我们可以看到它们被闪烁的红色油滴穿孔。植物的叶子上被油滴穿透是非同寻常的事。事实上，正是在通过这些叶片提取的红油中发现了最高浓度的金丝桃制剂。请记住，油或脂肪与我们温暖的身体有关。这些油是植物的一部分，可以燃烧、取暖和照明。穿过圣约翰草叶片的油脂成分同时也穿透了我们抑郁的冰冷外壳。

抑郁症的其他疗法有助于刺激和滋养木星所在的肝脏。一种是来自维蕾德公司的制剂，称为肝镁制剂 D_4（Hepar-Magnesium D_4），每天 4 次，每次 20 滴，持续 6 个月。镁是在叶绿素分子中发现的发光类矿物质，像维生素 D 一样，它是一种被捕获的阳光。肝镁制剂是一种特殊的制剂，其中镁与动物肝脏物质成分结合。从某种意义上说，这种疗法将阳光带入肝脏，肝脏是乐观和扩张的基础。我也建议患者在肝脏部位用蓖麻油包进行包裹，每天 1 小时，每周 3~5 次。

此外，我推荐标准过程公司生产的肝原型态制剂——肝养蛋白（Hepatrophin），推荐每日服用 3 次，每次 1~2 片，对患者会有所帮助。我还推荐利瓦普里斯（Livaplex），它含有许多肝脏营养素，推荐剂量为每日 3 次，每次使用 1~2 粒胶囊。

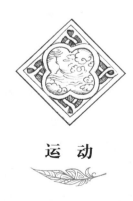

运　动

运动对其他任何健康问题所发挥的作用都不像对抑郁症那般重要。这种说法不仅得到了常识的支持，也得到了科学研究的支持，许多科学研究记录了来自规律、持续和积极的运动所带来的生化益处。运动提高了大脑中内啡肽的物质水平，这种化学物质可以改善我们的情绪。抑郁的人经常有一种无路可走的感觉。对于患有抑郁症的患者来说，最重要的疗法是 20 分钟的户外步行，每周 6 次，最好的步行环境是那种能够具备丰富多样的风景的环境。我建议尽可能加大对走路的重视。偶尔的海滩漫步或爬山（不要爬升太大）有助于提升耐力。如果无法在户外行走，也可以在室内玩蹦床。

抑郁症最极端的表现是患者处于一种瘫痪状态，希望多数时间都把自己封闭起来，这是一种对世界的活动失去了所有兴致的状态，一种感觉其整个存在被冻结在单一情绪中的状态。患者倾向于以沮丧的眼神和平淡的陈述来迎接积极的建议，即"这太难了"或"几乎不可能"。抑郁的心态是缺乏创造力的。我们可以通过书籍、电视和计算机收集信息，但智慧来自在三维空间中攒动的这些想法，并通过现实世界获得的反馈来证明自己。自我关注的动机会增加孤独感，而由"外部存在"的世界激发和引导的动机使我们成为世界大家庭的一部分。想想莎士比亚的著名戏剧《哈姆雷特》。哈姆雷特的行为、独白和无能为力表现出高度智慧和自我专注，是抑郁状态的典型表现。当然，抑郁症患者并不是真正的瘫痪，而是一种意志瘫痪。他被困在自己的体内，这种情况迫切需要运动疗法。

在施泰纳的三元人模型中，代谢系统与肢体相连，这个区域与意志的心魂力量相关联。扩展身体的最好方法是通过一个人的手去扩展，同时头部保持自主和静止。越能够使自己的头部安静，就越能接受客观的想法。当然，也有来自身体的想法，例如对食物、水、温暖等的需求。但我们也必须接受来自身体外部的想法。施泰纳呼吁有必要发展"无身体"思考。四肢和双手从身体向外的运动和伸展实际上可以改变你的空间定位，并有助于以"在外界"的意识取代自我中心。

对于抑郁症患者来说，一项极好的活动是击剑，这项活动的姿态是手持长剑伸出手臂，而头部保持相对静止。哈姆雷特在击剑比赛中摆脱抑郁和意志缺乏并非是偶然的。通过拿起剑，伸出自己的四肢，他再次与外部进行了连接，并能够行动起来。任何涉及四肢伸展的节律活动都对缓解抑郁症有帮助，例如舞蹈、网球和羽毛球。

抑郁症的典型姿态包括肩膀下垂、腹部下垂、内八字和膝盖向内翻。这些姿态可以通过适当的运动进行矫正：个人空间姿态练习、角力站姿练习和企鹅角力练习，这些运动有助于扩展个人空间；上部流线姿态练习、下部流线姿态练习训练身体习惯于表达兴趣的姿势；向下-向上练习帮助患者体验升提力和重力；肩部肌肉映射练习和斗篷练习有助于纠正下垂的肩膀；脚部流线练习，即象征性地向前移动脚趾（抑郁的人经常咯吱咯吱地向后挤压脚趾），同时后退运动在足弓下方划出一个自由空间，这是在足弓区域体验升提力所必需的。患抑郁症的人通常会严重纵弓（主足弓）缺失，导致脚向内和向下转动。所有的足部锻炼都会对患者有所帮助，使用能够提升足弓的鞋垫也会有所帮助。膝部映射练习可以继续这个"从深处升起"的过程，因为它将下肢连接到臀部，并使膝盖向外展开，展现出更加自信的姿态。

秋叶练习和水平面姿态练习可以帮助恢复心脏的额状面和水平面。接着是日晷练习。

最后，创造以下空间动力有助于为抑郁的人带来升提力：站立并想象你在一个球体上，球体像日出的希望一样膨胀，随着球体的膨胀，两个足弓区域在空中浮起。

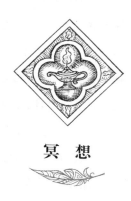

冥 想

与其他情绪相比，抑郁所产生的黑暗情绪更能促使我们进行自我分析，让我们退后一步，思考自己是如何生活的。抑郁症的发生通常是因为需要改变，生活方式、饮食、工作、关系和前景都需要改变。这就是为什么抗抑郁药物从长远来看只会适得其反，无论其短期的缓解效果如何。因为，如果我们只是一味地压制抑郁症症状，我们就会丧失改变的动机。治疗的一个目标是增强我们的意志，患者后续可以根据精神提升的需要进行改变。

当参与回顾冥想时，患者可以尝试着分析当天的每个事件，以确定生活中哪些方面需要改变。选择一两个可以轻松做出改变的小项目开始。各种运动练习将有助于增强意志，有助于开启这些改变。

抑郁症也是心魂在跟我们对话的一种方式，它要我们更加彻底地生活在情感领域，那是一个背离了逻辑思维的世界。记住，抑郁症不仅仅是一个生化事件，它也是源自心魂的召唤。我们的心魂需要被关注，渴望关注。我们要给予它注意，并开始在心魂内探索和挖掘生活的财富。有许多书籍和指南都值得推荐，这些书能够帮助人们探索其内在生活。马斯·摩尔的《少有人走的路 4——心灵地图》[1]（*Care of the Soul*，又译作《心灵地图》）一书极其有意义。它给出的观点简单明了：我们每个人都有心魂；心魂以特定方式运作；人们可以承担忽视它的风险，也可以选择拥抱并释放它的财富。

推荐阅读   *Care of the Soul*，Thomas Moore[1]

---

1 译者注：该书的中文译本名为《少有人走的路 4——心灵地图》或《心灵地图》，作者托马斯·摩尔（Thomas Moore），国内有多个版本，读者可自行查阅。

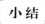

小结

营养

* **避免**　　　避免所有植物油和反式脂肪酸

* **推荐食用**　传统脂肪，包括牛油和猪油
　　　　　　　规律的一日三餐，晚上 7 点后禁食
　　　　　　　对肝脏有益的甜菜格瓦斯

* **补充剂**　　鳕鱼鱼肝油，每天补充 10000IU 维生素 A
　　　　　　　来自鳕鱼鱼肝油的维生素 D，剂量取决于 25-羟基维生素 D 血
　　　　　　　液测试结果

治疗

* 美地宝公司的圣约翰草，每天 4 次，每次 1 片，至少 2 个月。
* 肝养蛋白，每天 3 次，每次 1~2 片。
* 利瓦普里斯，每天 3 次，每次 1~2 粒。
* 维蕾德公司的肝镁制剂 D_4，每天 4 次，每次 20 滴，持续 6 个月。
* 将蓖麻油包裹在肝脏区域，每天 1 小时，每周 3~5 次。

运动

* 每日 20 分钟的户外运动或室内蹦床，每周 6 次。
* 击剑、舞蹈、网球和羽毛球。
* 个人空间姿态练习、角力站姿练习或企鹅角力练习。
* 上部流线姿态练习、下部流线姿态练习和向下-向上练习。
* 肩部肌肉映射练习和斗篷练习，脚部流线练习和膝部映射练习。
* 秋叶练习、水平面姿态练习以及日晷练习。

冥想

* 关注心魂。

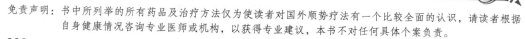

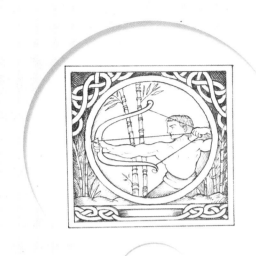

第十三章

背部疼痛

在亚洲，竹子被用于制造各种农业和家用器具，以及渔业所需的材料和器具。弓是用很多带子把两根竹子接在一起做成的……竹子还被用来将水输送到储水窖或花园进行灌溉……这类东方物种的表皮非常坚硬，能够做出一个锋利和持久的切削刃，由于表皮已经硅质化，甚至可以用于制作磨刀器。竹子被切成细条的外表皮，是制作篮筐最耐用、最美观的材料之一，在中国和日本，它都被广泛使用。竹条也被编织成笼子、椅子、床和其他家具制品，东方的竹制、柳条制品在工艺上的美观和整洁是无与伦比的。在中国，竹茎的内部成分被打成浆，用来制造最优质的纸张。竹子的细杆很柔韧，可以用作提桶的吊索。大竹竿则被绑在一起，做成几层楼那么高的脚手架。竹笋是一种珍贵的蔬菜，与肉类食物进行搭配口感非常绝妙。简而言之，竹子的用途几乎是无穷无尽的，它是热带地区最美妙、最美丽的产物之一，也是大自然给未开化的人类最宝贵的礼物之一。

—— 改编自《大英百科全书》（ *The En3cyclopedia Britannica* ）

就像竹子一样，健康的背部柔韧而强壮，可以完成许多任务。但当背痛发作时，即使是最简单的工作也会让人难以忍受。错过工作和失去时间的代价，加上治疗的费用，都使得背痛成为一个昂贵的病症。事实上，有大约4000万美国成年人在生命的某个阶段会遭受背痛折磨。背痛，尤其是腰痛，最常见的原因是退行性关节炎、椎间盘疾病、腰椎劳损、坐骨神经痛、创伤和关节炎。这些导致背痛、背部痉挛、背部无力、腿部疼痛和虚弱的任意组合，或许只会带来颈部或背部僵硬及疼痛感。不幸的是，由肌肉萎缩引起的背痛常常是由于减少胆固醇药物所引发的副作用。尽管人们没必要服用这些药物，但在美国，仍有数百万人在常年服用这类药物。

竹子是植物世界的奇迹，脊柱也是人体解剖学的奇迹。它由33个椎体或脊柱骨组成，它们一个叠在另一个上面。中间是柔软的椎间盘，由胶质构成充满液体的囊，在椎体之间形成一个垫子。神经每隔一段时间就会从脊柱的保护性覆盖物中显露出来，并将信号传导至躯干和四肢的所有肌肉。肌肉包围着脊柱，并保护它。这些肌肉还控制着椎体的张力，以保持椎体在垂直面和水平面上对齐。最后，韧带将肌肉附着在脊椎骨上，并在保持平衡方面发挥作用。

当这个系统的某个部分发生故障或不对齐时，就会出现背痛。当神经从脊柱探出来时，错位会对神经造成压迫，引起疼痛。椎体的棘突或骨性生长也会在脊神经从脊椎伸出时刺激它。引起疼痛的另一个原因是关节炎或骨质疏松症。椎体塌陷，使椎间盘膨出，压迫神经。另一个可能性是肌肉无力，肌肉无法使脊柱两侧的张力保持相等。张力不均衡会拉动椎体，使其不能对齐，再次压迫神经。

几年前，有一位40岁的男性G.H.先生来到我的办公室，在这之前的一个周末，他由于严重的背痛和痉挛躺倒在地板上甚至无法起身。在通常情况下，非甾体抗炎药（如阿司匹林、Advil或Aleve）只能起到轻微的缓解作用。在追溯G.H.先生的背疼历史时，我发现他作为一名汽车销售员承受着巨大的压力。他的饮食不规律，几乎从不运动，日常会通过咖啡和软饮料维持工作时的能量水平。这是我见过的严重背痛患者的典型情况。这位先生以前也有过类似的经历，有一次根据核磁共振的检查结果被诊断为椎间盘破裂。他被告知下一阶段将需要进行背部手术，出于对这种干预性治疗的不信任，他过来寻求我的帮助。

我治疗背痛的经验是，除非有明显的神经功能缺陷，否则可以不用关注核磁共振或 CT 扫描的结果。如果出现神经方面的症状（如腿部无力或反射缺失），则需要转诊到骨科医生；如果没有神经方面的症状，大多数背痛患者无论其 X 光检查结果如何，治疗都能取得成功。我将在下面简要介绍对 G.H. 先生的治疗计划，其中包括"再钙矿物质化"饮食方案，要求完全戒除咖啡因、软饮料和糖；每周注射 3 次迪斯复合制剂（Disci Complex）；连服 2 个月的萨利吉斯科（Saligesic），每次 1 片，每天 4 次；加州罂粟提取制剂 1 茶匙，每天 4 次，连服用 3 天，之后改为每天 3 次，连续服用 1 周，再之后降到每天 2 次，直至疼痛减轻。使用这个推荐的药物治疗方案，通常会迅速减轻严重的疼痛，患者可以在一周内重返工作岗位。在这点上，方案中包含的所有背部运动和运动疗法承担着至关重要的作用。最近我又见到了 G.H. 先生，作为我曾经治疗过的病人，自从第一次认识他到现在已经 3 年了。他一直虔诚地坚持饮食和锻炼计划，后面没有再出现过任何背痛的情况了。

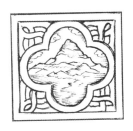

营　养

对骨骼健康最重要的两个元素是构建骨骼结构用到的二氧化硅和实现骨骼强度用到的钙。因此，饮食应当强调富含二氧化硅和钙的食物，生奶制品和骨汤是钙的重要来源，全谷物、种子和绿叶蔬菜是硅的来源。建议烹饪中多使用凯尔特海盐。

记住，钙的吸收依赖于动物脂肪中包含的维生素 A 和维生素 D，特别是草饲奶牛出产的黄油和鳕鱼鱼肝油。推荐的剂量是每天提供 20000IU 维生素 A。

月见草油、琉璃苣油或黑醋栗油以及高维生素黄油有利于对抗僵硬。应当严格避免饮用软饮料，因为苏打水中的磷酸会从骨头中滤出钙。咖啡和茶也应该受到限制。饮用水中的氟化物会引起钙突增。用于饮用和烹饪的水应过滤或处理，以去除这些氟化物。

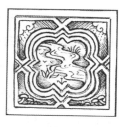

治　疗

近 40 年以来，人智学医生一直在用一种疗法来治疗背痛，这种疗法会推荐使用由乌力尔药房从竹子中提取的一种名为迪斯复合的制剂。竹提取制剂与各种顺势疗法药物混合，根据症状的严重程度，每天 1 次或每周 3 次通过皮下注射（进入皮肤）或通过脊椎皮下注射。

正如前面解释的，当一个人在为某种特定的疾病寻找药物或治疗方法时，他会从自然界中寻找一种物质成分，即植物或动物的提取制剂，这种物质成分通过它的形式或生活习惯，表现出一种与疾病类似的模式或特征。竹子与脊椎疾病的关系就是这样。竹子是禾本科植物的一种，它在温暖潮湿的气候中生长得很好，在沼泽土壤中生长最为适宜。令人惊讶的是，它能在一个季节里长到约 12 米的高度，其茎干也非常粗壮，一个成年人几乎无法抱动。竹子的材质不是木质，也没有木质那般坚硬，但却非常有弹性。然而，竹子也可能会变得非常硬。

事实上，竹子的结构与脊柱的结构非常类似。它被排列成一连串或者一节节的，每个单元被突出的区域分开，就像椎骨之间突出的海绵状椎间盘。

竹子的二氧化硅含量也非常高。硅是自然界中用来提供支架的元素，在支架上可以放置更硬、更结构化的部件。通常人们认为高钙化的骨结构是有益脊柱健康的关键，这其实是一种误解。高度钙化的脊柱太僵硬，不能自由活动。相反，像硫这样的矿物，由于其固有的挥发性，会太软而不能提供脊椎所需的力量。

一直以来，自然界通过使用二氧化硅作为竹子和脊柱结构的基础，并最终找到了完美的平衡。通过使用节间形式来实现强度和柔韧性的完美融合。

作为一种药物，竹子提取制剂不仅为身体补充额外的二氧化硅，激活身体吸收和利用二氧化硅的能力，还为我们提供了一个健康脊柱动力学的图景或蓝图。无论病因是什么，都可以将其作为一种药物，服用数周或数月，这将有助于脊柱的形成和健康。

在各种迪斯制剂中，制造商会同时使用许多其他成分，其中有两个成分值得特别提及。第一种是甲酸，红蚁分泌的一种物质，用来消化森林地面上的木材、树叶和其他有机废物。第二种是山金车（Arnica Montana），山金车是最著名和最有价值的顺势疗法药物，是从生长在高寒草甸的雏菊家族的一员中提取的。在矿物质化过程中，特别是钙的沉积过程变得太强烈时，肌肉骨骼系统就会出现问题。因此，钙常常会在不属于它们的地方沉积，包括脊柱间较软的区域。这些沉淀物会引起背痛，导致强直性脊柱炎、退行性椎间盘疾病和坐骨神经痛等病症。当支撑脊柱的韧带和肌肉钙化或僵硬时，疼痛也会发生。

大自然必须有一种机制来分解所有枯树、动物尸体、骨头和落叶，否则它们会把我们的地球弄得一团糟，我们会窒息而死。大自然的这种机制是由红蚂蚁产生甲酸分解有机物所提供，这些有机物会产生腐殖质。由于红蚁的恩赐，我们有了食物、活力和新生命，而不是死亡和窒息。甲酸还可以通过分解骨骼中多余的矿物质使脊柱恢复活力。

如果缺少了对山金车的内容介绍，任何一本关于自然疗愈的书都将是不完整的。山金车药方有口服和软膏两种形式，应该在家里常备。山金车具有快乐的黄色花朵，以其偏爱高海拔和完全不喜欢钙元素而著称。根据民间传统，如果某个人撒一把石灰到地上，在接下来的 7 年里将看不到山金车在这一小片区域生长。山金车和竹子一样富含二氧化硅，对钙的吸收有拮抗作用。它在我们体内的作用是扩张毛细血管，把更多的血液带到需要治疗的区域。增加血液供应有助于冲出和重新吸收碎片，以及愈合损伤。人们常常可以看到，在创伤、痉挛或疼痛的情况下，有炎症物质在组织中沉淀的部位，山金车是如何发挥疗愈作用的。

我会推荐乌力尔药房生产的迪斯复合制剂，其中含有竹子提取制剂、甲酸和山金车，按照疼痛的严重程度，用药量可选择每周皮下注射 3 次到每日注射 1 次不等。我推荐患者使用的其他药物还包括水杨酸和加州罂粟，都是中草药提取制剂。水杨酸是一种从柳树皮中提取的制剂，其功能类似于其化学"兄弟"阿司匹林，可以缓解疼痛和炎症。阿司匹林是一种简单的化学药物，水杨酸则不同，它是一种具备许多其他有益成分的复合植物提取制剂。此外，使用柳树皮提取制剂对任何身体系统都没有副作用。

加州罂粟提取制剂是一种类似鸦片类的草药，尽管它所含的麻醉性物质非常少，人们无法解释它的止痛效果从何而来。此外，这种药物在治疗急性疼痛时表现出的有效性说明了它复杂的、至今仍无法解释的机制，这种机制远比传统麻醉剂更安全，在许多情况下会更有用，传统麻醉剂的副作用已广为人知。

另外三种治疗背痛的方法也很有效。第一种是蓖麻油包，特别是涉及肌肉痉挛、疼痛和炎症的情况下。蓖麻油的作用很像山金车，它的温暖和抗炎作用在很大程度上能够缓解急性腰痛。蓖麻油包应在背部或颈部受伤后立即使用。

第二种疗法是补水。椎间盘充当液压垫，保持椎间盘空间完整，并允许神经从脊柱自由地退出，而不发生撞击。如果患者轻微脱水，椎间盘就会收缩，从而失去缓冲作用。不幸的是，许多大众饮品实际上起到了适得其反的作用，因为它们会导致脱水，特别是咖啡、茶和酒精。而类似于康普茶（Kombucha）和甜菜格瓦斯这类乳酸发酵饮料，以及一些微咸饮料，都能很好地补水。顺便说一下，水并不是特别好的保湿剂。当水和多种矿物盐流失时，背部受伤常常会发生，譬如在炎热的太阳下进行身体活动时。一些传统族群已经意识到了发酵饮料和富含矿物质的饮料在止渴和对抗脱水方面实际上比普通水的效果更好，如海梅克斯（Haymakers）公司的燕麦水（见附录 1）。

第三种干预方法我已经成功地使用了很多次，特别是在一些紧急情况下，当其他方法都无法发挥作用的时候。这种方法就是禁食三天，这三天里只服用菠萝汁和水，同时，尝试经常性地辅以镁盐热浴。菠萝中含有一种酶，被称作菠萝蛋白酶，它有很强大的抗炎作用，能促进矿物质和其他碎片的溶解。通过为期三天的菠萝蛋白酶冲刷血液，可以减轻患者的炎症和疼痛。之后，病人再回到其他疗法，每天饮用两到三杯新鲜菠萝汁。我还建议患者可以服用一种叫作植物蛋白复合酶的酶制剂，可以通过爱默生生态制剂公司（Emerson Ecologics）和其他购买渠道获得，这种制剂中含有菠萝蛋白酶和许多有助于解毒过程的酶。服用剂量为每次 2~10 片，每天 2~3 次，饭后服用，直至病情缓解。

这些方法在通常情况下可以缓解背痛，而不需要使用传统的抗炎药或强镇痛药。我发现，除非有明确的神经学发现，否则在使用这些方法治疗的背痛患者中，长期得到缓解的比例很高。

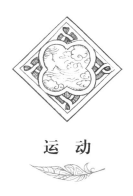

运 动

背部健康的本质是正确的对齐，这是一个涉及力量、灵活性和平衡的复杂过程。更具讽刺意味的是，许多在健身课上推销的运动姿势会导致脊柱错位和后续的背痛。脊椎指压治疗师和骨治疗师会调整椎体的排列，但得到的缓解通常是暂时的。按摩可以帮助那些由肌肉过于紧张引起的背部疼痛，但持续的背部健康需要持续的动态调整。

请注意，我们将对齐称为"过程"或"动态"。大多数关于背痛的书都说背痛是由"不良姿势"引起的，而"正确的姿势"可以缓解背痛。但姿势暗示着静止，是一种"姿势"或"姿态"，而不是动作，它让人联想到立正的士兵或暴怒僵硬的学生，双臂伸直放在身体两侧，双肩耸起甚至高过了耳朵。

"马车"一词可以更好地来用作比拟，因为马车是一个过程，而不是一个位置。姿势意味着保持肌肉以塑造身体的笔直。但身体里没有哪块骨头或哪块肌肉是直的。好的马车或承载是曲线之间和谐美妙交织融合的结果。马车时代的车厢不是边缘笔直的大家伙，而是轻便灵活的艺术品。

改善姿态的练习目标应当立足于在空间的三个维度内实现平衡。我们可以确定三个空间平面的方向，使它们承载着胸部，也就是头部和四肢之间有节奏的交流区域，也是节省能量最经济的交叉口。当这三个平面在胸部相遇时，我们的身体姿态能节省能量和放松肌肉。男舞者从这个区域接起他们的舞伴，因为这是机械优势最大的地方。以三面为中心，先从潮汐练习开始，然后继续以浪尖练习和水平面姿态练习为中心。

滑轮练习有助于实现优雅的流线姿态以及恢复脊柱的灵活性。头部和躯干向前下垂，手臂下垂。然后，通过想象一系列的滑轮通过脊椎上的绳索连接来逆转这个过程。当我们拉下绳索时，椎骨一个接一个地伸直，头部向上。因此，我们挺直不是通过头向前，而是通过拉脊柱。当我们把脊椎拉下来时，头就抬起来了。

挂衣钩练习有助于将水平面的平衡支点放在第五和第七椎骨之间的心脏水平。肩部肌肉映射练习和膝部映射练习也会有帮助。

在这些初始练习之后，通过上部流线姿态练习和下部流线姿态练习来练习好的马车姿态。当我们挺胸抬头、肩膀后仰、想要站直的时候，我们做出的是一种僵硬的模仿直立的笔直姿态。这种姿态是通过拉紧肌肉来实现的。在最极端的表达中，这是一种缺乏怜悯、自以为是的姿态。这两种姿态结合在一起，通过同时升提和接地的动作，赋予良好的姿态。

脊柱拉伸练习和 V 字拉伸练习可以帮助缓解脊椎的收缩。最后一个治疗背痛的运动是偶极练习，它能拉伸脊柱，并使身体的左右两侧完成扩张和整合。

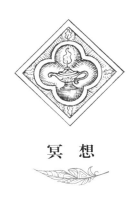

冥　想

　　正如上面所描述的从容优雅的动作帮助我们保持平衡的动态，我们的冥想应该专注于保持心魂生活中的动态平衡。记住，脊柱通过力量和灵活性的结合来保持其形状并完成其工作。因此，我们的冥想也必须帮助我们在正义与慈悲、洞察力与纯真、信心与谦卑之间取得平衡。想想神奇的竹子具备的这种品质，它有一千种用途，从柔韧的弓到坚固的脚手架。因此，健康的脊柱也使我们有可能保持直立、优美的姿态，迎接我们的命运。当进行回顾冥想时，分析当天发生的各种事件，包括它们的正义和仁慈、力量和灵活性的品质，并去留意一切事件，在这些事件中，缺乏柔韧性的倾向压倒了谦虚和平衡的品质。

小结

营养

* 避免	软饮料
	咖啡和茶
	含氟水

* 推荐食用　　来自草饲动物的高维生素黄油

全脂牛奶和奶制品

骨头汤

全谷物（适当准备）

绿叶蔬菜

种子

凯尔特海盐

乳酸发酵饮料

* 补充剂　　鳕鱼鱼肝油，每天提供 20000IU 维生素 A

月见草油、黑醋栗油或琉璃苣油，每天 4 粒 500 毫克的胶囊

治疗

* 由乌力尔药房研制的迪斯复合制剂，皮下注射，由每周 3 次到每天 1 次。
* 在急性情况下，水杨酸片，短期每天 4 次，每次 1 片，或长期服用，每天 2~3 片，直至背部更结实。
* 加州罂粟提取制剂 1 茶匙，每天 4~6 次，然后逐渐减少，1~2 周后停止。
* 蓖麻油包。
* 饮用乳酸发酵饮料，强化水合作用。
* 禁食 3 天，只服用菠萝汁和水，用镁盐热浴。
* 来自爱默生生态制剂公司的植物蛋白复合酶，每天两餐之间服用 2~10 片，每次 2~3 次，饭后服用。

小结

运动

＊潮汐练习、浪尖练习和水平面姿态练习。

＊挂衣钩练习、肩部肌肉映射练习和膝部映射练习。

＊滑轮练习。

＊上部流线姿态练习和下部流线姿态练习。

＊脊柱拉伸练习和 V 字拉伸练习。

＊偶极练习。

冥想

＊在生活的所有活动中保持平衡。

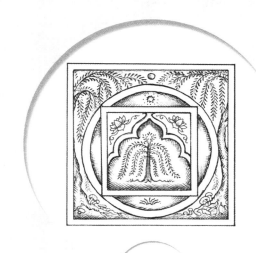

第十四章

关节炎

巴利安特夫人一定是忘记关窗户了。一阵风把它吹开了，寒冷的夜间空气充满了房间。饱受摧残和折磨的松树发出低沉的抱怨声，充斥着阿尔热卢斯（Argelouse）。但是，尽管这种声音像一片烦躁不安的大海一样，这个地方还是一片寂静……在夏天的黄昏，太阳即将落山，只有松树树干的最下部被其光线染红了，一只迟来的蝉仍在艰难地维持着生命……

——弗朗索瓦·莫里亚克（Francois Mauriac），《泰芮丝的寂爱人生》（*Therese Desqueyroux*）

可怜的她坐在枫树下啜泣，

歌唱那青青杨柳；

她手抚着胸膛，她低头靠膝，

唱着杨柳，杨柳，杨柳。

她的热泪，溶化了顽石的心

唱着杨柳，杨柳，杨柳：

"我叫情哥负心郎，他又怎讲？"

唱着杨柳，杨柳，杨柳：

"我见异思迁，由你另换情郎。"

唱着杨柳，杨柳，杨柳。

——莎士比亚，《奥赛罗》

什么是关节炎？首先想象一片松树林，它们在风中嘎吱作响，互相摩擦。这个场景是一种僵硬和干燥的场景，隐喻地描述了一位年轻女性，她的激情没有发泄渠道，她的感情被摧毁和折磨。

这就是描述骨关节炎的隐喻图景，一种"磨损"性关节炎。骨关节炎的典型患者很可能是一位老人，他看起来被生活累坏了，弯腰驼背，身体瘦弱，一瘸一拐。他讲述了自己经历过的一些痛楚，包括手部的刺痛、肿胀以及左髋部的疼痛。

他的关节炎症是由于软骨和其他身体结构不断磨损造成的结果，这些软骨结构在骨头连接处起着缓冲作用。臀部和膝盖等承重关节受影响最大，但事实上，任何关节都可能受到关节炎的影响。典型的骨关节炎患者在其一生中已将他的关节软骨磨损了，这最终会导致一种痛苦的、使人虚弱的关节炎状态。骨关节炎患者看着自己保持柔韧性的能力被侵蚀，再也无法平稳轻松地移动，他感到又冷又僵硬，这种感觉甚至会深入骨髓。

骨关节炎患者所面对的主要失衡是过度矿化。换句话说，在这种疾病中，矿化的力量超过了人体将矿物质溶解在鲜活的水态区域的能力。

我们的描述看似在进行比喻，且不切实际，但事实上，这个图景直接指向针对骨关节炎患者的一些非常有效的治疗选择。因为很明显，要解决或平衡这种情况，需要温暖、柔韧性和增加人体溶解矿物质元素的能力。打个比方，这种温暖及其生理上相关的炎症，可以冲走僵硬和疼痛，带来新的柔韧性和愈合的可能性。如果我们能够增加身体的"溶解"力，就能缓解过度矿化对身体施加的控制力，从而溶解造成关节疼痛的沉积物。

炎症性关节炎可被看成与骨关节炎相反的症状。这类炎症性关节疾病包括类风湿性关节炎、狼疮、银屑病关节炎和赖特综合征（Reiter's syndrome）等特殊疾病。这些炎性疾病在病因学上与许多其他种类的自身免疫炎症性疾病密切相关，每种疾病都有其自身的特征，如结节病、虹膜炎和风湿热。我们怎样才能用比喻的方法描述这些疾病呢？

下面我会用一个故事来阐述这个隐喻，这个故事真实地发生在我和我的家人身上。之前某一年，我们搬到了新罕布什尔州一幢漂亮的房子里，这幢房子位于一条偏僻的道路旁，靠近森林，旁边有一个河狸池塘。几年来，我们一直琢磨是否有什么方法可以让更多的光照进房子。最后，我们不得不选择唯一可行的解决方案——砍掉了守卫着房子的大柳树。然而到了第二年春天，房子地下室浸满了冰冷的污水，这些水是从地基渗入的。显然，古老的柳树保护了我们的房子。它使地球上的流体保持循环流动，这样它们就不会停滞并具有破坏性。

在现代医学时代到来之前，医生们依靠柳树来清除身体尤其是关节中滞积的、不健康的积液。柳树皮茶用于治疗所有类型的风湿性疾病。当然，他们那时候还不知道柳树皮是自然界最丰富的水杨酸来源，我们从中提取了现代阿司匹林和其他非甾体抗炎药（NSAIDs），如布洛芬和萘普生。然而，当时的医生们非常清楚柳树的姿态、它在自然界中是如何发挥作用的，以及它的本质精华是如何具备功效并被用来治疗风湿病或炎症性关节炎的。

炎症性关节炎是指我们的组织——特别是肌肉骨骼系统的组织——充满水分，并伴有不健康的体液潴留的情况。病人感到乏力、疲倦、僵硬和疼痛。这种疼痛（通常是剧烈的疼痛）不是骨关节炎的刺痛，而是一种沉重的钝痛，类似于在深水中不断挣扎的那种感觉。

我们的模型为类风湿性关节炎提供了两种观点。首先，它与骨性关节炎截然相反，因为关节积液（肿胀）源于过多的炎症，而不是过少的炎症。这种炎症尤其针对我们关节的软骨和缓冲结构，会引起渗出和疼痛，如果不及时治疗，最终会损坏受影响的关节。其次，我们的模型指出了这样一个事实：在类风湿性关节炎中，我们的体液或生命身是迟钝和停滞的。正如我们从自然界观察到的，在池塘或溪流中如果有滞留或不流动的水体，池塘或溪流就无法完成水体的持续更新，很快就会成为滋养各种病原微生物的温床，而这些微生物会引起发烧和疾病。

这里可以拿我的两位病人的情况进行比较，其中一位患有骨关节炎，另一位患有类风湿性关节炎。R.B. 先生是一位 88 岁的绅士，他带着右膝的疼痛和肿胀来到我这里寻求帮助。这个病给他带来了很大的痛楚，因为除了关节问题，他的身体健康状况非常好。与他相伴多年的妻子仍然活着，他很享受当下的生活。然而 5 年来，他不得不一直坐在轮椅上，右膝盖持续疼痛。他发现阿司匹林和其他非甾体抗炎药无法缓解他的疼痛，外科医生说他年纪太大了，不建议进行膝关节置换术。他第一次来找我的时候，他的全家都陪着他一起，并把我当作了他最后的希望。通过检查我发现，他的膝关节几乎没有任何缓冲结构，任何运动或负重都会造成膝关节剧烈疼痛。

另一位患者 L.A. 女士是一名 46 岁的空姐，受职业性质影响，她很多时间都得站着，经常处于紧张状态。大约两年前，她出现了类风湿性关节炎的典型症状——疲劳、体重减轻、多处关节疼痛和多发性关节积液。阿司匹林和其他非甾体抗炎药只能暂时缓解病情，她无法耐受强的松或氨甲蝶呤，这是用于治疗类风湿性关节炎的更直接的止痛药。L.A. 女士不得不提请辞职，因为她的病不允许她继续工作，这对她来说是一个艰难的决定，因为她没有其他经济支持。我要求她做了常规医学检查，其结果证实了她体内有类风湿因子的存在。

虽然治疗这两种类型的关节炎有一些共同的因素，但是治疗方法和某些饮食因素却需要因人而异。在进一步讨论后，我将回到这两个病例，并描述治疗结果。

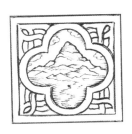

营 养

基于《营养传统》一书给出的建议，优质、有益健康的饮食对这两类关节炎都有效果。要规避所有缺乏营养、失去生命力的食物，特别是失去生命力的油脂、果汁和白糖制成的糖果。由动物骨头熬制的肉汤富含滋养软骨的因子，应该作为一种原料加入每日的汤、炖菜和调味汁中。

根据关节炎的类型，我会建议饮食中添加动物性脂肪或某些类型的油。我们可以参考民间的智慧，将其作为骨关节炎的治疗方法。民间智慧重视黄油、奶油和其他动物性脂肪，因为它们具有防止老年人变得僵硬的功效。非工业化社会的人们认识到动物性脂肪要非常新鲜，不能过度烹制，黄油或奶油完全不应该加热后食用。这种直觉智慧告诉我们，这些纯净的、未加热的脂肪是食物世界中温暖的载体，可以保护我们免受骨关节炎带来的寒冷和干燥的僵硬感。1943 年，一位名叫罗莎琳德·伍尔森（Rosalind Wulzen）的科学家发现了后来被称为抗僵硬因子的某种物质，这是一种脂溶性的、对热敏感的成分，主要存在于乳脂、某些动物性脂肪和甘蔗汁中（有些出人意料）。当时进行的实验最终证明，通过喂养低脂饮食，尤其是强调脱脂或低脂奶制品的饮食，几乎可以让所有动物都患上关节炎。伍尔森进一步证实，通过给动物喂新鲜的、生（未加热的）奶油或黄油可以逆转这种关节炎的典型症状。考虑到人们在骨关节炎中失去的温暖和缓冲可以通过脂肪的保暖和绝缘特性来抵消，这就不足为奇了。

因此，治疗骨关节炎的重点是使用生黄油。乳酸发酵蔬菜也很重要，因为它们提供帮助身体处理这种抗僵硬因子的酶。

标准过程公司生产的倍他乐（Betachol）是这种抗僵硬因子的唯一补充形式。

它使用低热提取法，从甘蔗汁中分离出抗僵硬因子，并与某些有助于脂肪消化的胆汁因子混合而成。对于骨关节炎患者，特别是那些无法获得生黄油和奶油的患者，我推荐每次 1~2 粒胶囊，每天 3 次，随餐服用。

天然传统脂肪对于治疗炎症性关节炎也很重要，但更强调某些油脂。在细胞层面，引起并控制炎症的化学物质被称为前列腺素，它是一种组织激素。研究人员发现，机体组织中前列腺素的平衡决定了炎症的程度和发展。某些油脂的缺乏会导致在类风湿性关节炎中发现的过度炎症，而抗炎症性前列腺素就是由这些油制成的。这些抗炎油包括富含 $\Omega-3$ 的油脂，如鳕鱼鱼肝油和亚麻籽油。大多数商业化生产的植物油和氢化油会干扰这些抗炎性前列腺素，应严格避免使用。

$\Omega-6$ 家族中有一种特殊的油是 γ-亚麻酸，存在于月见草油、黑醋栗油和琉璃苣油中。它似乎对两种类型的关节炎都有帮助，因为炎症性前列腺素和抗炎症性前列腺素都来源于 γ-亚麻酸。同样，可以通过肝脏和其他器官肉、蛋黄、黄油和其他动物性脂肪提供任何一种前列腺素，这种食物对所有关节炎患者都很重要。然而，对于类风湿性关节炎患者来说，黄油是否是"生的"并不是那么重要。

最后，甜菜格瓦斯和康普茶对每个人来说都是不错的饮品，对于炎症性关节炎患者尤其有用，因为它们对肝脏有解毒作用。正如我们所了解的，肝脏与水态的生命身密切相关，当体内的液体变得停滞时，就需要进行肝脏排毒。

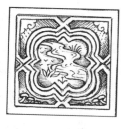

治 疗

治疗两种类型的关节炎疼痛和僵硬的首选药物是蓖麻油包。蓖麻油为骨关节炎患者寒冷且过度矿化的关节提供刺激性温暖，同时对类风湿性关节炎患者肿胀的关节带来抗炎解毒作用。

我给 44 岁的 H.B. 太太开了蓖麻油包，她在滑冰时摔倒在冰面上，被诊断为轻度脑震荡和颈部扭伤。她被带到当地的急诊室接受头部 CT 扫描和颈部 X 光检查。尽管扫描显示颈部正常，但她开始出现头痛和颈部痉挛。我们使用了蓖麻油包，对其颈部进行热敷，对前额进行冷敷（我们在前额使用冷敷，因为头部是人体必须保持凉爽的部位）。这种治疗持续了整整一夜。得知第二天早上她颈部疼痛轻微，只有轻度的头痛时，我们都松了一口气。脑震荡对她没有产生影响。

对于所有局部疼痛和炎症，应考虑选择蓖麻油包作为治疗的首选，作为第一道防线。

蜂毒疗法是一种针对骨关节炎的特殊疗法，争议更大。虽然用蜂蜇伤治疗骨关节炎可能会引起人们的质疑，但事实上，这是一种在民间医学中广泛使用的疗法。世界各地的农民都将蜜蜂放在疼痛的关节和肌肉上来治疗关节炎和疼痛。

我们不知道蜂毒疗法行之有效的确切原因，也不知道蜂毒的哪些特定成分具有疗愈效果。然而，考虑以下事实：骨关节炎、滑囊炎和肌腱炎等疾病是由于硬化或矿化的渐进过程引起的。在这些情况下，身体试图通过制造炎症来达到平衡，但是在许多情况下，人体通过炎症进行疗愈的尝试太弱了。用蜜蜂蜇痛关节会显著加剧炎症，并给该区域带来更多血液。此外，蜂毒还有一种减轻疼痛的成分。这种炎症会给患处带来温暖。蜜蜂蜇伤带来的温暖和炎症也增加了人体溶解过量矿物质的能力。作为一种强有力的局部炎症刺激物，蜂毒恰好满足了骨关节炎的疗愈需求。它增加了关节的热量或温暖，并增加了身体溶解过多矿物质沉积物的能力，这些矿物质沉积物是关节炎的标志。

让我们回到膝盖肿胀的老人 R.B. 先生。我建议他在饮食中加入生黄油和奶油以及发酵蔬菜；开的药剂包括倍他乐补充剂，蓖麻油包敷在膝盖上，蜂毒疗法每周 3 次。在 6 个星期后，他的膝盖不再疼痛，能够挂着拐杖行走，整个情绪和生命意识都得到了提升。他的家人非常激动。一年后，他仍然感觉良好，只用拐杖就能够行走了。

蜂毒疗法对 L.L. 太太也同样奏效。她是一位 76 岁的年迈女性，双膝患有疼痛性关节炎。她体重超重，患有高血压、房颤和充血性心力衰竭。阿司匹林和其他非甾体抗炎药会使她的胃部感到不适，并与她正在服用的另一种稀释血液的药物华法林不相容。她也被医生认定不适合进行关节置换。L.L. 太太向我明确表示，她想要一种有效且不干扰她生活方式的疗法。我试着建议她采用蜂毒疗法。初次来访时，她拄着拐杖一瘸一拐地走进来。我对她的每个膝盖进行了 4 次注射，每周 2~3 次，前后持续了 8 周之后，她的疼痛消失了，可以正常行走。从那以后，每年当她感到膝盖有些刺痛时，都会回来进行 2~3 周的强化治疗。

蜂毒的使用，以及事实上蜜蜂本身的故事真的令人着迷。蜂毒疗法治疗关节炎、肌腱炎或滑囊炎有效、简单、廉价，任何人都可以使用（有关使用说明，请参阅附录 2）。

对于类风湿性关节炎我有哪些推荐的呢？我们曾提到过一个比喻，是关于滋生病原菌和各种害虫的死水池塘的，下面的故事更能说明这一点。20 世纪 50 年代，著名的风湿病学家汤姆·布朗（Tom Brown）博士证明，炎症性关节炎发生的一个关键因素是，关节感染了一种叫作支原体的微生物。正统医学认为支原体是该疾病的原因，而整体性观点则认为支原体只是更基本病因的症状。然而，布朗博士使用的治疗方法是使用非常小剂量的四环素（这是一种杀死支原体的抗生素），这会对类风湿性关节炎的治疗非常有帮助。

我用四环素来治疗空姐 L.A. 女士。除了红细胞沉降率升高外（这是一种明显的活动性过度炎症的迹象），她还被检测出支原体抗体呈阳性。我给她提出了饮食改变的建议，包括饮食中加入富含 $\Omega-3$ 的油和月见草油。她会服用一片 250 毫克的四环素片剂，每周 3 次，但是需要在两个月内停止服用所有的非甾体抗炎药，她的红细胞沉降率下降，而且在工作时几乎没有任何疼痛。

我用来治疗类风湿性关节炎的另一种疗法直接利用了柳树的比喻。因为正如柳树缓解流体中的停滞一样，流体停滞这一过程类似于人体的肿胀，因此柳树提取制剂对炎症性关节炎的进程也有积极作用。拜耳制药公司使用富含天然水杨酸盐的柳树皮提取制剂作为阿司匹林（原型抗炎药物）最初合成的模型。柳树皮提取制剂的天然或未加工的形式，仍然是治疗慢性疼痛和炎症非常有价值的药物。此外，虽然它没有像其化学兄弟阿司匹林那样能呈现出直接效果，但它也没有副作用或破坏血小板功能的不良影响。此外，与阿司匹林不同，使用柳树皮提取制剂的时间越长，似乎就越有效，这与阿司匹林疗法的效果正好相反。我使用美地宝公司的萨利吉斯科来治疗炎症性关节炎，每次 1 片，每天服用 3~4 次。这种疗法可以根据需要持续很长时间。

另一种治疗炎症性关节炎的非常棒的疗法是被称为乳香复合配方（Boswellia Complex）的美地宝公司的药物组合。该制剂的成分是乳香（Boswellia，也称为 Frankincense）、姜、姜黄和芹菜籽提取制剂。乳香是东方三贤士送给基督圣婴的礼物之一，也是一种古老的阿育吠陀草药，用于净化和带来温暖。乳香植物含有一种油或树脂胶，燃烧后会产生令人愉悦的香味和温暖。我们曾将炎症性关节炎描述为一种过度温暖的慢性过程，它不同于急性发热性疾病。在急性发热性疾病中，发热"引导"炎症达到正确的结局，而这种慢性过程缺乏任何引导过程。结果，炎症无休止地四处游荡，好像迷路了一样。随着乳香胶的引入，我们将一种"引导性"的温暖引入人类有机体，从而慢慢地从体内释放炎症。其他成分——姜和姜黄，也提供温暖，并已被证明有抗炎作用。芹菜籽提取制剂作为利尿剂，帮助身体排泄有毒废物。乳香复合配方的剂量为每天 3 次，每次 1~2 片，通常也可长期服用。

接下来我们必须着手解决肝脏问题。在慢性炎症性疾病的情况下，最终还是需要强化肝脏功能。正如我们提到的，炎症性关节炎的主要原因是体液停滞，或者生命身虚弱。古人将这种生命或水态领域与肝脏联系在一起。事实上，肝脏的名称来源于"活着"一词。从前，当人类仍然通过图景了解世界时，他们可以感知到体液区域和肝脏之间的密切联系。我们今天知道，如果肝脏生病，例如患了肝硬化，滞积的液体就会开始在腹腔积聚，形成腹水。

我用来治疗肝脏的主要药物是标准过程公司生产的利瓦普里斯（每天 3 次，共 12 粒胶囊），其中含有肝原型态制剂肝养蛋白，也可以使用美地宝公司生产的利夫科，后者是草药五味子、迷迭香和牛奶蓟提取制剂的组合，每天服用 2 次，每次 1 片。

另一种可用于几乎任何自身免疫性疾病（即身体攻击自身造成的失衡，如类风湿性关节炎等）的治疗方法是口服耐受疗法。罗亚尔·李博士发现的口服耐受疗法理论很简单。当患有自身免疫性疾病时，我们可以通过食用大量动物的相类似组织来"欺骗"人体。对于类风湿性关节炎，李博士使用公牛组织配制的口服骨质蛋白

（Ostrophin）或软骨组织。根据李博士的说法，骨质蛋白刺激破坏性抗体（其中许多位于肠道内），使其攻击药物而不是身体自身组织。这一理论可以解释为什么含有大量溶解软骨的鸡汤是治疗风湿病的古老方法。使用富含软骨的肉汤，加上标准过程公司出品的骨质蛋白，通常能够很好地缓解炎症，从而解决患者更基本的疾病原因。

最后，由人智学按摩师提供的韵律按摩有一些针对炎症的特定手法可以促进液体的健康循环，也是我经常建议的治疗炎症性关节炎的疗法。

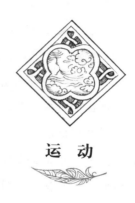

运 动

当情绪在体内发生羁绊时，关节炎就会显现出来。情绪应该流入流出，如果没有，就会出现过度矿化或过度炎症。关节炎的姿态包括不恰当地使用肢体来满足世界和我们的日常活动。在骨关节炎中，应该流出的能量被阻塞在一个特定的部位。在类风湿性关节炎或"游走性"关节炎中，炎症和疼痛区域从身体的一个地方转移到另一个地方。导致骨关节炎的运动具有重复性和收缩性，而导致类风湿性关节炎的运动则类似于挥击无效。

对于手指和手部关节炎，建议进行磁铁练习。当你有意识地进行锻炼时，可以将感知到的压力转移到手外侧的某一点，而不是通过限制运动拉紧手部的肌肉和肌腱。

肩部肌肉映射练习和膝部映射练习，通过放松肌张力和转移到更有利的肌肉群，可以帮助缓解这些区域的疼痛。在这些练习中，将轻柔的移动的压力施加到患处，以重新训练它回到适当的姿态和空间。膝部映射练习的正确动作从膝盖内侧开始，并从大腿上方移动到臀部的外侧，这有助于纠正膝内翻的趋势，这种膝内翻的姿态会造成劳损和疲劳。同样，挂衣钩练习和降帆练习可以帮助肩膀和手臂向下移动到最容易移动的位置。

1. 骨关节炎

除了这些基本锻炼之外，骨关节炎和类风湿性关节炎迥异的图景还表明每种疾病的锻炼类型非常不同。在骨关节炎中，关节发凉，矿物质开始沉积，关节软骨磨损。骨关节炎患者迫切需要更多的温暖和灵活性。因此，任何让骨关节炎患者温暖起来的东西都是有益的。这包括几乎所有类型的运动，特别是伴随热情的运动。换句话说，找到一种你喜欢的运动，热情和活力越多越好，因为这会产生更多的热量。在开始每一个运动阶段时，先放松和拉伸，然后将山金车按摩油（一种温热的油）揉进你柔软的关节里。锻炼后，保持温暖，并重新涂上山金车油。记住骨关节炎是一种寒冷的疾病，必须用温暖、运动和热情来对抗。

对于骨关节炎，由于关节过度磨损，自由空间因过度使用和误用甚至废弃而受到损伤。为了避免和减轻退行性症状，移动时要像每个关节、每个骨头之间都有肺一样。例如，每次呼吸时，让每个椎骨之间的空间膨胀和收缩，并在承受任何压力、力量或重量时使关节之间的空间膨胀。想想来自古老文化的女性的优雅，她们头上顶着一壶水，走路时脊柱拉长而有弹性。这种关节之间的搏动空间促进滑液分泌并带来温暖。情绪上的重量也会严重影响人体，并威胁关节的健康。感到沉重时，可以在感觉受到挤压和受损的地方创造海绵膨胀的空间动态。在进行脊柱拉伸练习和 V 字拉伸练习运动时，请跟随着所有的关节一起呼吸。

2. 类风湿性关节炎

与骨关节炎的病灶较为固定相反，类风湿性关节炎的关节间隙会从周围缓慢地解体和扩散。人体自身的免疫系统开始攻击关节，并从外部驱动其扩散。关节被自我破坏和渗入的液体固定，这些液体已经停滞并开始分解关节。热量随之而来。在类风湿性（"游走性"）关节炎中，这些炎症过程并不是固定的，而是四处游移。这些姿态也出现在星辰身中，并表现出"放飞自己"的倾向，因此，你实际上是在

"放弃自己"。在骨关节炎中，以自我为中心的夸大倾向会导致身体和情绪上对外界的排斥，而类风湿性关节炎则表现出亲近周边的危险，会导致毫无节制的同情。不加选择的分散姿态可能导致内部（关节）和外部（人际和社交）相遇空间的消失。

在类风湿性关节炎中，过度剧烈的活动实际上会损伤关节。相反，可以从上部流线姿态练习、下部流线姿态练习开始，然后进入有韵律的运动，如潮汐练习、水平面姿态练习和日晷练习。轻舞如华尔兹、平衡板和随着音乐玩的杂耍都很适合。

在所有空间动力练习中，强调流动的过渡时刻特别有帮助。要记得类风湿性关节炎的图景是池塘的停滞，我们可以看到，水中运动对于这种疾病有效背后的逻辑。此外，在水中，关节压力被水的浮力抵消。水中有氧运动或在本地湖泊和池塘中游泳对类风湿性关节炎患者也有帮助。在大海中游弋对身体尤其有益，因为它能将水中运动和盐浴的解毒效果结合在一起。各种运动的目标不是带来温暖，而是通过刺激液体的运动重新分配温暖。

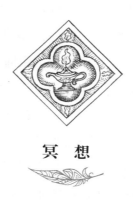

冥 想

这两类关节炎富于诗意的图景表明，真正的疗愈需要两种不同的态度。骨关节炎的比喻性描述可以是干涩的松树、嘎吱作响的声音和蝉的刺耳鸣叫，这描述了一种缺乏温暖和热情的存在。骨关节炎的真正疗愈是激情，激活自我的温暖能力、溶解能力和体液的激情。我见过许多病例，当病人失去亲人时，关节疼痛和软骨破坏会加剧。我们所有人都需要把对激情的追求，即我们最热衷的活动，放在"待办事项"清单的首位。通常，这表现为一种温暖的、充满爱心的、充满激情的关系，这种关系必定会温暖我们，并让我们的体液流动起来。这也可以表现为对音乐、写作甚至研究各种蝴蝶的热情。如果没有激情和真正的热情，没有人能真正过上充实的生活，而骨关节炎患者常常表现为骨子里缺乏激情。

在类风湿性关节炎中，病人不是因为缺乏温暖而痛苦，而是因为在错误的地方感受到温暖。想想悲伤哭泣的柳树和不快乐的苔丝狄蒙娜（Desdemona）的形象，她们"爱得不明智，却过于深情投入"。激情、爱和温暖可能存在，但病人缺乏识别力，导致过度放纵、过度呵护的行为。骨关节炎患者可能过于苛刻，而类风湿性关节炎患者往往过于顺从。病人有温暖、爱和热情，却被误用了，也许就像喜欢糖或酒精而不是健康食品，或者类似于孩子长大成人后依然还对他们过度保护的行为。在更极端的情况下，这可能会表现为，乱伦中的被迫承受者无法离开对自己施虐的父母，或者表现为对建设性批评的极度敏感。

那些遭受停滞的温暖之苦的人必须如实地看待他们的生活、关系和情绪。在参加回顾冥想活动时，他们可以将自己的情绪活动比作流动的溪流，用清澈、持续的水流滋养沿岸的生命形式，这些水永不停歇，永远向前流动；也可以用高耸的橡树代替枝条下垂的哭泣的柳树的思想形式，橡树内部的水分随着季节而流动，在春季上升成为树液，在秋季随着树叶像阵雨一样落下。通过以上这些活动，患者可以想象一种对令人窒息的温暖图景的矫正方法，并从中获益。

治疗两种类型的关节炎的目标都是达到一种情绪平衡的状态，在这种状态下，对他人的支持和同情通过对自己的工作、爱和玩耍的激情和热情来平衡。

推荐阅读　*The Arthritis Breakthrough*，Henry Scammell

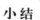

小结

骨关节炎

营养

* 避免　　所有加工的植物油和氢化脂肪
　　　　　　加工食品，尤其是含有白糖的加工食品
　　　　　　果汁

* 推荐食用　生黄油和未加热的动物脂肪
　　　　　　肝脏和其他器官肉
　　　　　　有机鸡蛋
　　　　　　骨汤

* 补充剂　月见草油、黑醋栗油或琉璃苣油，500 毫克的胶囊，每天 4 粒
　　　　　　倍他乐，一天 3 次，每次 1~2 粒胶囊，随餐服用

治疗

* 蓖麻油敷在受影响的关节或疼痛的组织上。
* 对于更严重的病例，使用蜂毒疗法治疗 6~12 周。

运动

* 任何能产生温暖并充满热情的运动。
* 磁铁练习、肩部肌肉映射练习和膝部映射练习。
* 挂衣钩练习和降帆练习。
* 脊柱拉伸练习和 V 字拉伸练习。

冥想

* 确定你有激情和热情的事情。
* 避免消极和批评。

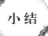

小结

类风湿性关节炎

营养

* **避免**　　所有加工的植物油和氢化脂肪
加工食品，尤其是含有白糖的加工食品
果汁

* **推荐食用**　亚麻籽油，每天 1~2 茶匙
优质发酵黄油
肝脏和其他器官肉
牧场散养的鸡产的蛋
骨汤
甜菜格瓦斯和康普茶

* **补充剂**　　鳕鱼鱼肝油，每天补充 10000IU 维生素 A
月见草油、黑醋栗油或琉璃苣油，500 毫克的胶囊，每天 4 粒。

治疗

* 标准过程公司的利瓦普里斯，每天 3 次，每次 1 粒胶囊，或利夫科，每天
2~3 次，每次 1 片。

* 美地宝公司的萨利吉斯科，每天 3~4 次，每次 1 片。

* 美地宝公司的乳香复合配方，每天 3~4 次，每次 1~2 片。

* 骨质蛋白，每天 3 次，每次 1 片。

* 在严重情况下，使用四环素，250 毫克 1 片，每周 3 次。

* 每周按摩 1 次，持续 2~3 个月。

运动

* 磁铁练习、肩部肌肉映射练习和膝部映射练习。

* 挂衣钩练习和降帆练习。

* 上部流线姿态练习和下部流线姿态练习。

* 潮汐练习、水平面姿态练习和日晷练习。

* 轻舞、平衡板和随着音乐玩杂耍。

* 游泳和水中的任何运动，特别是在海水中。

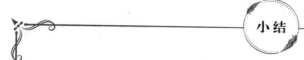

小结

冥想

* 用清晰的视野缓和你的滋养倾向。

* 将自己和自己爱的人释放到运动和自由中去。

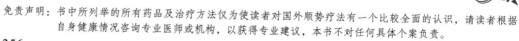

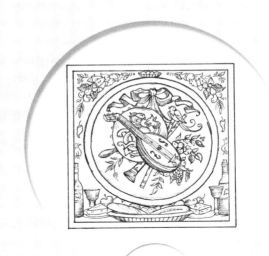

第十五章

神经系统疾病

你带着冰冷的音乐走进我的每一根神经。

———罗伯特·布朗宁（Robert Browning），

《加卢普皮的托卡塔》（*A Tocatta of Galuppi's*）

我之所以选择在最后的章节来描述神经系统疾病，是因为这些疾病与现代生活密切相关。为了有效地解决这些问题，我们必须仔细评估究竟现代化意味着什么，并集体性思考我们未来的道路。人类与动物的区别在于人有使用工具和通过有意识的思想操纵物质的能力。在我们向前发展的过程中，技术达到了巅峰。而在现代这个时期，大范围流行的神经系统疾病则代表着人类的一种退化，具体地说，这是一种由现代技术在农业和食品加工领域的应用而带来的退化。

神经系统疾病包括癫痫、注意缺陷障碍、阿尔茨海默病、多发性硬化、肌萎缩侧索硬化（即 ALS）、帕金森病等，所有这些疾病都有着严重后果，并令医学界束手无策。每一种疾病都有整本的教科书去讲述。然而，我不会专注于具体的微观解释，而仅仅在这里勾勒出所有这些现象背后的图景或画面。

在第三章对心脏病的讨论中，我们注意到鲁道夫·施泰纳令人困惑的陈述，即人类坚持区分感觉神经和运动神经阻碍了人类的进步。根据现代医学，有两种类型的神经细胞：感觉神经和运动神经，感觉神经将信息从眼睛等感觉器官传递到大脑，运动神经将信息从大脑或脊髓传递到肌肉，使肌肉收缩并完成工作。施泰纳认为，所有的神经都是感觉神经，也就是说，所有神经的功能都是把印象传递到大脑。

事实上，运动神经不同于感觉神经的证据似乎是不容置疑的，因为如果你对运动神经进行电刺激，它会导致肌肉收缩。然而，施泰纳指出，这个实验并不代表任何正常的生理事件，因此是不相关的。

施泰纳关于神经系统的观点在这里似乎影响甚微，但我相信，它们对于理解和治疗各种神经系统疾病至关重要。在人们攻克这些疾病的道路上取得任何进展之前，我们必须明白神经系统仅仅是有机体的感觉受体。在施泰纳关于三元人体的概念中，大脑或神经系统的领域处于安静和静止状态，因为它们作为所有感官印象的收集者和整合者，发挥着至关重要的作用。它不会启动，而只是感知和整合。行动的冲动属于新陈代谢领域。看似由神经系统启动的动作实际上是由肌肉系统启动和执行的，然后由神经系统感知，而不是相反。虽然这似乎是语义上的区别，但这让我们得出了一个重要结论：肌肉骨骼系统的疾病，例如多发性肌痛（肌肉炎症）和风湿病（关节炎症），是新陈代谢和意志的疾病，而神经系统疾病都源于感官刺激。因此，我们必须在我们所接触的感知输入中寻找这些各类神经类综合征的病因。事实上，对这种感知输入的研究得出了一些重要而惊人的结论，正如鲁道夫·施泰纳所说，这些结论对人类未来的福祉有着深远的影响。

借助于众多动物研究的成果，今天我们了解到，神经损伤主要有两种途径。第一种是通过所谓的兴奋性毒素，它是引起神经细胞过度兴奋的各种外部刺激。在对这些兴奋刺激剂进行密集的短期或长期低水平接触后，神经开始通过形成瘢痕组织来"保护"自己。这个瘢痕组织会干扰正常的神经传递。兴奋性毒素的类型和瘢痕组织的位置决定了最终出现的症状。例如，"运动神经"的瘢痕与多发性硬化有关，而黑质（大脑的黑色物质）的瘢痕与帕金森病有关。在动物研究中明确指出了导致神经组织瘢痕形成的一些最常见的兴奋性毒素，包括味精或游离谷氨酸（MSG）、人造甜味剂阿斯巴甜、早餐谷物在前期工业加工挤压过程中形成的神经毒性蛋白、电视辐照和荧光灯照射。

神经损伤的另一个主要因素是铝、酒精、汞和有机磷农药等物质成分产生的副作用。铝会导致实验动物大脑皮层或大脑更高等部位形成斑块或瘢痕组织，酒精是一种慢性神经系统抑制剂，汞会干扰神经细胞功能，而有机磷农药会干扰神经传递。

在寻找多发性硬化、帕金森病、阿尔茨海默病、注意缺陷障碍和其他神经系统综合征的原因时，科学家群体将关注点放在了研究神经细胞及其传递特征上。这就像仅仅因为路灯下有光，就在路灯下寻找一串丢失的钥匙，而钥匙有可能是在黑暗小巷里丢失的，研究人员找错了地方，答案不在那里。只有接受一个前提，即认同神经系统的功能仅仅是收集和处理感官印象时，人们才能找到答案。而医学群体对于神经系统疾病所采取的悲剧性解决方案是通过检查我们所接触到的感官印象，并通过其影响的大脑或神经系统部位来定位它们。

以味精为例，味精是一种自20世纪50年代末就一直被广泛使用的食品添加剂。食品加工业使用味精来给产品添加味道，否则这些产品会变得平淡无味。大多数人认为味精只是一种微量添加剂，而事实上，它以各种形式存在于人类消费的几乎每一种包装和盒装食品中。有时它会出现在标签上，但通常不会。所有含有"调味剂""天然调味剂""香料""柠檬酸"或"水解蛋白"的产品通常都含有味精。食品工业在快餐、冷冻晚餐、调味酱、汤粉和块状浓缩汤块中大量使用味精。甚至婴儿食品和婴儿配方奶粉中也含有味精，只是将其伪装成了"水解蛋白质"。所有不按照本书建议的饮食方式进食的人每天都会接触味精和类似的兴奋性毒素。许多孩子几乎完全以富含兴奋性毒素的加工类食品为生。在短期内，这些化学物质会导致人体对神经系统的过度反应，从而导致注意缺陷障碍。长期食用会在后续的生活中形成神经瘢痕，最终导致帕金森病、阿尔茨海默病和类似其他疾病。

电视屏幕和荧光灯泡发出的光也会导致神经的过度刺激，进而形成神经系统瘢痕。约翰·奥特（John Ott）和其他许多人的工作揭示了这些机制，即这些不同的人工形式的光会过度刺激大脑中的不同腺体，比如松果体。甚至暴力电视和电影引起的刺激也会伤害交感神经系统。在过去的二三十年间，这些影响已在人类和动物研究中得到了充分证明。

在生物学中，我们被告知，各种动物和人体器官的进化来自对环境刺激的直接反应。眼睛和整个视觉感官机制的进化来自对全光谱可见光的响应。光谱的其他部分与自然阳光具有不同的生物学效应。不难理解，人造光缺乏自然光中的某些频谱，会引起对神经系统的过度刺激并导致损害。即使是短期暴露在荧光灯下也可能导致敏感个体的疲劳，并造成注意力难以集中等问题。

铝可能是阿尔茨海默病的罪魁祸首，因为铝似乎导致了该疾病特有的神经纤维缠结的形成。铝的来源包括铝制炊具（这导致裸露的铝直接进入熟食中）、除臭剂（通过皮肤吸收）和抗酸剂。直到最近，孩子们接种的大多数疫苗都含有硫柳汞，这是一种汞基防腐剂，它被认为是自闭症的罪魁祸首。

有机磷农药会引起剧烈的短期神经系统症状，这并不奇怪，因为它们杀死"害虫"的机制就是毒害它们的神经系统。有机磷化合物影响神经肌肉界面，即神经和肌肉相接触的位置。这类杀虫剂普遍存在于非有机食品中，包括水果、蔬菜、谷物以及谷物喂养的动物体内。在农作物、草坪、高尔夫球场、学校和房屋喷洒杀虫剂会导致这些有害物质直接接触到身体。

汞是另一种广为人知的神经毒性物质，从受污染的鱼到人类牙齿汞合金填充体，我们大多数人都有接触。汞似乎会对控制平衡和协调的神经系统部分造成伤害。从补牙填充物中"以气体方式排出"的汞会直接被大脑吸收。毒素可在根管中形成，并扩散到身体的各个部位，包括神经细胞。

B.G 夫人是一位刚过 40 岁的女性，在过去 10 年的时间里，她的神经系统逐渐恶化。她的视力出现模糊且有重影，走路需要拄着拐杖，身体容易疲劳，并且肠和膀胱都有问题。这些症状是多发性硬化的典型症状，但是核磁共振的结果无法确定这点。对她治疗的第一步是用更加惰性的复合材料替换她牙齿里所有的汞合金填充体，并由熟练掌握并处理这些情况的牙医拔掉所有经过根管治疗的牙。之后，她接受了一种叫二巯基丙磺酸钠（DMPS）物质的静脉注射治疗，以便从她体内清除尽可能多的汞元素。我还给她开了草药和肾上腺皮质补充剂，并给了她一些饮食建议。在 6 个月内，她的视力得到了很大的改善，不用拐杖就能轻松地走路，而且也不像前几年那么容易疲惫了。

由于患者的病情得以改善，该病例以圆满的结局而告终，但重要的是要记住，神经系统在人体的所有系统中愈合和再生的能力最弱。通常，对神经细胞的伤害是不可逆的。对于所有神经系统疾病，预防是关键，而预防通常意味着生活方式的重大改变。

预防的关键在于认识到，神经系统是我们所接触的所有感官输入的传感器和整合器。在关于消化系统疾病的章节中，我们提出了一个问题："我们的食物是真实的吗？"因此，我们也必须问一下被神经系统"消化"的感官体验，它们是真实的吗？想想听鸟叫、唱诗班或现场交响乐与计算机生成的电子音乐，甚至包括 CD 音乐的区别。前者提供了全频谱声音，它对神经系统来说是真实的；后者是"冷音乐"，一种欺骗听众的声音模拟。因此，荧光灯也会欺骗观众，而含有人造香料的食物也会欺骗味蕾。

考虑一下合成纤维在感官体验上与丝绸、羊毛和棉布的感官体验丰富程度之间的差异。天然纤维具有一种个体特征或独特性，神经系统将其识别为熟悉的东西以及适当的食物。塑料或合成材料质地均匀，令人麻木，就像是神经系统的垃圾食品，刺激但不滋养。如今，我们给孩子们制造的玩具也是如此：一次性成型设备制造的塑料环具、毫无生气的小物件、完全缺失了传统手工工艺制作的娃娃、常年精心保养的皮革棒球手套，甚至老物件上一些小瑕疵上所散发出的创造力、独创性。从香水演变到现代被滥用的空气清新剂，我们的嗅觉也时刻受到模仿气味的侵害。

对神经系统的护理实际上是对感官的健康保健。我们天生就拥有丰富的感官体验。透过眼睛，我们会看到各种各样的风景、鲜艳的颜色、鲜花、人物和绘画，所有这些都呈现在全光谱的光线下。通过耳朵，我们会听到动物、风、树的声音，以及音乐、歌声和人类的声音。味蕾需要天然食品的丰富口味和质地，而不是使用味精"增香"的仿制食品。触觉需要天然纤维、海浪的感觉和凉爽的湖水。我们需要人类的爱抚和动物的抚摸。并且，凭着嗅觉，我们会体验鲜花、成熟的水果、堆肥、人的汗水、烤面包和炉火上炖肉的自然香味。

神经系统疾病的预防和治疗永远不能靠药丸来实现，甚至也不能用草药和天然药物来实现。它涉及环境和生活方式的彻底改变，在这种改变中，所有的人工感官刺激都应当被滋养感官的真正食物所取代。它要求用真材实料的物品来代替所有的人造物品，并尽可能消除"冷音乐"——电视、收音机、光盘和磁带。相反，应该去现场听音乐会，架起喂鸟器，学着自己演奏乐器，参加合唱团，在淋浴时唱歌。如果必须在电脑前或荧光灯下工作，那就在窗户前工作，并时不时地到户外休息一下。食用没有喷洒过杀虫剂的真正食物，把花和植物摆放在家和办公室里，穿天然纤维的衣服，给伴侣按摩，拍拍你的狗，从认识的人那里买一幅原创的水彩画或油画。这是预防和治疗神经系统疾病的主要疗法。即使这些措施没有带来完全的缓解，它们也会给生活的方方面面带来真正的品质，并且有可能在我们进入新的千年时改变人类的进程。

人与人之间的交流也必须是"真实的"。为了使交流成为真实的，它必须基于事实。圣雄甘地教导说，没有人拥有绝对真理——绝对真理是众神的领域。人类真理在于一个人与另一个人之间的联系和关系。真理是人际关系的功能，并且取决于人际关系。关系中的真理要求一个人倾听另一个人，并努力理解另一个人，不带偏见和评价。真正的交流需要接受这样一个事实：我们没有人拥有真理。相反，真理会在我们彼此的会面中被发现。正如耶稣所说："当两个或更多的人以我的名义聚集在一起时，我（真理）就会在那里。"

矛盾的是，真理与记忆现象密切相关。马克·吐温以其非凡的记忆力而闻名，甚至在其晚年也是如此。有人问他是如何拥有如此出色的记忆力的。他的回答是："我说实话。"想想看：如果有人问你穿的是什么颜色的衬衫，而你撒谎，一个月后，你将很难回答有关该衬衫颜色的问题。如果你总是说实话，不夸张，不对事实轻描淡写，那么除了观察到的内容之外，你将无须记住任何事情，你的记忆将保持完整。

在交流中对真理一丝不苟的忠诚对于阿尔茨海默病患者的治疗尤为重要。在阿尔茨海默病中，神经元形成"缠结"，事实上，大脑就像一张缠结的网，这和一个长期说谎的人编造错综复杂的故事网的交流模式没什么不同。在我们的文化、媒体、商界尤其是政治中发生的太多事情不过是一张由不真实、半真实和彻头彻尾的谎言组成的错综复杂的网。美国有这么多人患有阿尔茨海默病，这有什么奇怪的吗？

自闭症是一种不幸的疾病，对自闭症患者来说，真实的交流通常也能够让其找到安慰。多年来，我一直担任着所在社区为数众多的"残疾人"的社区医生。社区中的一些居民被归类为自闭症患者。虽然我毫不怀疑他们的神经组织存在"生理"问题，其中许多患者的问题发端于我前面所描述的环境影响因素，但所有自闭症患者和所有患有阿尔茨海默病的人一样，他们的一个主要问题是他们与真理的斗争，以及他们努力逃脱牢笼并寻找真正的人际关系。一天，38岁的Q先生被带到我的办公室，跟我探讨为什么他突然开始尿床。也许是因为尿路感染，也许是因为压力。据我所知，从来没有人听到过他用可以理解的语言直接回答问题，当然我也从来没有过。他确实会说话，但是这些话让人完全听不懂。那天，我决定看看如果我假设他的交流问题不是因为他不能说话，而是我不能理解，这会发生什么。当他像往常一样在房间里踱步时，我问他一些问题。他会咕哝着说话，转头，敲打他的头，或者以其他难以理解的方式回应。对于他的每一次回答我都会说："Q先生，当你像那样咕哝的时候，我很难理解你的意思，你的那句话意味着什么？"半小时之内，我就能理解他语言的基本内容了。

一小时后，我问他："什么能让你现在的生活变得更好？"

他用最清晰的声音回答："我能去洗手间吗？"他去了洗手间，然后回到了我的检查室。我问他是否需要治小便的药，他摇摇头说不。我问他，如果问题继续存在，是否需要有人打电话给我，他说是。第二天尿床的问题解决了，而且据我所知，这个问题再也没有出现。

这起令人震惊的事件使我对交流的力量、倾听的力量和爱的本质有了更多了解，这在一定程度上取决于努力理解对方。理解就是不去评判，不去批评，而是去理解真理存在于我们之间，而不仅在我们中的一个人身上。正如马克·吐温所说的，说真话是理解的载体，它为世界上真实的事物奠定了基础，而且它既是创造良好记忆的关键，也是获得爱的关键，这是我们在尘世间的任务。

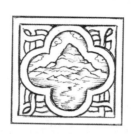

营 养

本书概述的饮食策略对神经系统和身体其他部分同等重要。神经细胞就像人体中的其他细胞一样，需要合适的脂肪才能正常工作。鸡蛋应该受到重视，因为鸡蛋在欧洲和亚洲被认为是滋养大脑的食物。自然而然地，应该戒除所有加工类食品，因为几乎所有的加工食品都含有味精和其他合成香料。无糖汽水和其他含有阿斯巴甜（nutrasweet，或类似的物质）的产品真的有毒，应该完全规避。为了免于受杀虫剂的毒害，应尽可能多吃有机食物。

对于柑橘类水果和果汁，尤其建议选择有机的，因为柑橘种植通常会大量喷洒有机磷酸农药。在橙汁和其他柑橘汁的制造过程中，整个水果几乎都被加工过，因此果汁中通常会含有高浓度的强效神经毒素。事实上，最近的一项研究将水果和果汁的摄入与神经系统疾病的发展联系起来。调查人员指出，水果在种植过程中被使用了大量杀虫剂。

钙是大脑和神经系统的强大保护者，所以富含钙的乳制品和骨汤都很重要。不幸的是，人们在制作酱汁和汤时，会大量使用味精，以使富含钙的肉汤味道更好。当我们食用含有味精的仿制食品时，我们不仅在毒害神经系统，还会让自己体内的保护性钙流失掉。请记住，没有脂溶性维生素 A 和维生素 D，钙就不能被吸收，而脂溶性维生素 A 和维生素 D 只存在于动物脂肪中。

很多神经疾病通常是由维生素 B_{12} 的缺乏引起的。大多数动物性食物为我们的身体供给维生素 B_{12}，但最好的维生素 B_{12} 来源是动物肝脏，每周至少应该食用一次。

如果不喜欢食用动物肝脏，可以补充卡尔森公司的肝脏干粉胶囊，每天 4~6 粒（令人惊讶的是，卡尔森公司的牛肝胶囊比水牛肝胶囊含有更多维生素 B_{12}）。其他补充剂还包括鳕鱼鱼肝油和月见草油、琉璃苣油或黑醋栗油。这些补充制剂提供了最佳神经功能所需的长链脂肪酸。鳕鱼鱼肝油中所含的维生素 D 也对神经系统有帮助，特别是在多发性硬化的情况下。

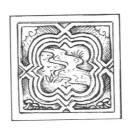

治 疗

神经系统疾病的治疗所面向的病症常常非常严重，而且反反复复，如多发性硬化、肌萎缩侧索硬化症、帕金森病和阿尔茨海默病。显然，每种疾病都有其特定的病因和致病因素，但作为神经系统的病症，它们有许多共同的特征，即日趋恶化的趋势，以及危及生命和改变生命的症状。事实上，无论是正统医生还是非正统医生，从业者面临的艰巨任务莫过于神经系统疾病的治疗。因为这类疾病很难治疗，所以对待这类疾病需要像治疗癌症那样关注细节。

第一步是安顿好病人的整体环境，包括感官环境和饮食，并避免接触神经毒性化学物质。病人应该尽可能避免接触到任何人造光、电视、电子媒体和电脑，尽可能多地待在户外。所有的衣服都应该由棉、羊毛、亚麻、丝绸、麻或其他天然纤维制成。此外，所有有毒的化学物质都应该从房子里彻底清除出去，包括清洁剂、洗涤剂等等。这是第一步，也可能是最关键的一步，我们必须竭尽所能，消除病人感官上的毒性负荷。

第二步是处理好牙齿状况。这意味着牙医要找出并替换掉牙齿中的汞合金填充物并去除根管，以及开始后续的汞解毒治疗方案。同样，这是减少病人毒性负荷和让神经系统愈合的必要步骤。

第三步是在常规的营养传统饮食周期中加入 3 周的强化排毒周期。由于神经系统疾病与接触神经毒素密切相关，因此我们必须依靠肝脏从器官组织中清除这些毒素。为此目的，我所使用的流程是神圣草药公司内部清洁（Blessed Herbs Internal Cleanse）流程，这在第四章中进行了描述。在清洁过程中，患者食用传统饮食，并按顺序服用各种草药，以增强我们身体的排毒能力，从肠道开始，然后进展到肝脏、肺、肾脏，最后是血液。该程序非常彻底，而且很温和。最后，肠道有益细菌得到恢复。许多病人反馈说，清洁程序增加了他们身体的精力和活力。

经过 4 周的清洁期后，患者将回到为期 5 个月的正常营养补充疗程，然后重复排毒程序。这个过程一直持续到身体状况没有进一步的改善或直到患者的病情缓解为止。

在排毒期间，除神圣草药公司的排毒产品外，患者无须使用其他任何药物或补充剂。在清洁流程间隙，我会开一些药。首先推荐的是神经营养蛋白原型态制剂（Neurotrophin），这是标准过程公司生产的一种针对神经系统的原型态制剂。它对治疗所有神经系统疾病的价值都是无法评估的，因为它们似乎都具有免疫成分。在多发性硬化的情况下，我们知道免疫系统会直接攻击神经的髓鞘。通过将神经营养蛋白作为诱饵，我们将这种免疫反应的靶子从髓磷脂转移到药物上。事实上，在多发性硬化的治疗方面，这种口服耐受疗法已展现出广阔的前景，特别是与本章中包含的重建和排毒疗法结合使用。推荐剂量为每日 3 次，每次 1~3 片，两餐之间服用。

标准过程公司生产的强效 EFF（Super EFF）可为身体提供必需的脂肪酸，并易于吸收，推荐剂量是每天 3 次，每次 2 粒胶囊。这些脂肪酸与鳕鱼鱼肝油和月见草油可发挥协同作用，来重建神经系统。神经系统实际上包含了我们整个身体中"脂肪含量最高"的组织类型。髓鞘基本上可看作轴突周围的脂质或脂肪涂层，轴突是真正的神经组织。这就解释了为什么我们环境中的脂溶性毒物会在我们的神经细胞中积聚，对神经系统具有如此巨大的毒性，以及为什么我们膳食脂肪的类型和纯度对神经系统疾病的治疗如此重要。

标准过程公司生产的利瓦普里斯能够为肝脏的解毒和排毒功能提供营养支持。从这个意义上说，它是对为期 4 周的清洁流程的跟踪和支持，该制剂具有温和、持久的解毒作用。推荐剂量为每天 3 次，每次 1~2 粒胶囊。

标准过程公司生产的咖塔林可对所有愈合过程提供至关重要的各类营养支持。它富含来自有机食品的维生素 A、维生素 C 和维生素 E，可以帮助神经系统重建组织。推荐剂量是每天 3 次，每次 2 片。

神经营养蛋白、强效 EFF、利瓦普里斯和咖塔林可用于所有神经系统疾病。对于某些特殊疾病，我也会根据患者的情况开出某些特定的草药。

对于多发性硬化，有一个公认的自身免疫成分，我推荐使用美地宝公司生产的地黄复合制剂（Rehmannia Complex）。该复合物含有的地黄是一种肾上腺滋补草药，可促进可的松的产生，可的松是一种有价值的物质，可用于缓解所有慢性炎症或自身免疫性疾病。地黄复合制剂还含有对肝脏解毒有益的柴胡根和印度菝葜根，印度菝葜根是一种较为温和的免疫抑制草药，与神经营养蛋白的作用方式相同，可抑制自身免疫反应，使受攻击的组织再生和愈合。地黄复合制剂的推荐剂量为每天 3 次，每次 1 片。

对阿尔茨海默病的治疗，银杏提取制剂的益处已得到充分证明。我们可以从银杏的生化效应的角度（改善组织的氧和作用）和隐喻两个方面来理解银杏的基本药理。银杏树种在地球上存在了近 1.5 亿年，其性状几乎没发生过改变，有些银杏树个体的寿命已超过了 1000 年。事实上，广岛原子弹爆炸点附近有一棵孤独的银杏树，是这次爆炸中唯一幸存的树种，令人惊叹。这是对其顽强生命力的深刻证明，也显示出一个明显的迹象，银杏树已经学会了抵御衰老的蹂躏。衰老是一种与我们的神经系统密切相关的现象。我建议患者使用美地宝公司的银杏提取制剂，推荐剂量为每天 2 次，每次 1 片。

最后，我推荐一种美地宝公司制造的维他诺克斯（Vitanox）制剂，该混合制剂包含迷迭香叶提取制剂、绿茶提取制剂、姜黄提取制剂和葡萄籽提取制剂，可用于所有类型的神经系统疾病，推荐剂量为每天 2 次，每次 1 片。研究表明，葡萄籽提取制剂中的原花青素（OPCs）能穿透血脑屏障，保护神经细胞免受氧化损伤。迷迭香叶提取制剂能够保护体内的维生素 E，维生素 E 是神经细胞功能健康所必需的脂溶性维生素。绿茶提取制剂中的儿茶素被认为是细胞抗氧化剂。但这个配方中最有趣的成分要属姜黄提取制剂。

研究人员发现，食用大量咖喱（其中含有大量姜黄素）的人罹患阿尔茨海默病和其他神经系统疾病的概率非常低，由此，人们首次对姜黄作为神经系统药物产生了兴趣。最近的一项研究发现，大剂量姜黄提取制剂对阿尔茨海默病患者的治疗很有效。

姜黄对神经系统的益处令人惊讶，因为传统上姜黄仅被用作利胆剂，即刺激胆汁流动。姜黄提取制剂也被鲁道夫·施泰纳用于一种被其称为"胆的礼物（Choleodoron）"的药物中，用于治疗和平衡胆囊疾病。鉴于我们之前的假设，神经系统疾病的根本原因是细胞中毒，那么我们该如何理解这一悖论呢？答案可以在姜黄的物理特性中找到，因为在这种植物中，气味、颜色和活性不在花中，而是集中在地下的块茎中。根据人智学的观点，植物的根对应于人类的神经系统，而花和果实则对应于新陈代谢和生殖领域。因此，姜黄告诉我们它在神经系统中是活跃的。但是传统所认知的姜黄与胆囊系统和胆汁的联系又是怎样产生的呢？这恰恰表明了治疗神经系统的底层机制。胆汁的作用是将人体内的毒素带出体外。刺激胆汁流动就是刺激毒素从我们的细胞中排出。胆汁非常适合这种清除过程，因为神经系统的有毒物质成分是脂溶性的，而胆汁是身体的脂肪清洁剂或脂肪溶解介质。以这种微妙而优雅的方式，谦逊而强大的叫作姜黄的香料不仅向我们展示了一条疗愈之路，而且如果理解得当，它也使我们了解到我们所面对的这种疾病的本质。

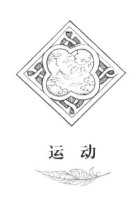

运　动

让头部平静的姿态（如潮汐练习）和优美而有韵律的姿态（如游泳）等对神经系统疾病都会非常有益。作用于另一极的运动也很有帮助，比如米纸行走练习。患有神经系统疾病或智力低的人常常会在足浴和足部按摩中感受到极大的慰藉。高度紧张的人最好避免参与快速起停的运动（如网球）或强调身体上部的运动（如击剑）。

神经系统疾病源于我们试图将世界从中枢神经系统的象牙塔中引导到"外部"所做出的种种尝试，这也是生活在当今西方世界的绝大多数人所共有的趋势。举例来说，读者可以试试这个简单的实验：面向房屋对面墙壁上的电灯开关站立，让一个同伴在旁边观看，这时慢慢举起你的手，停在你认为手伸过房间就能够碰到电灯开关的位置。你的同伴应该能够客观地判断出你的手实际上会碰到对面墙的哪个地方。对大多数人来说，这一点通常会落在比电灯开关高得多的地方。现在再来做一次实验。想象你的手被一根绳子绑在电灯开关上。慢慢举起你的手，直到绳子将你的手引到电灯开关的位置。极有可能的是，你的手会停在适当的高度，因为你的动作不是由智慧决定的，而是由电灯开关，即"外面"的世界决定的。

大部分患有抑郁症和神经系统疾病的人都是思考源于身体的人。当然，我们的某些思考必须来自身体，因为身体的需求需要得到满足。但是，当我们所有的思考都源于身体时，我们就被局限在一种狭隘的、有限的、以自我为中心的外部世界感知模式中。

大约在 30 年前，我曾开车四处寻找银马鞍跑马场，结果途中迷了路，我听说它隐藏在周边乡村的某个地方，于是我在一个加油站停下来问路。加油员很熟悉这个跑马场，他本人曾去过那里很多次。但是他在解释跑马场位置时，中断并重启了至少五六次。他皱着眉，脸红脖子粗。最后，他恼怒地举起双手，一脸严肃地说："你就是不能从这里到达那里！"在那一瞬间我意识到，我刚刚学到的东西远远超过了我所要求得到的答案。我亲眼看到了一个人的思考被他头脑中空间的虚拟塌陷所搅乱的整个过程。在其发挥不当的努力之下，他无意中让自己拥挤起来——他挡住了自己的路。这种"塌陷"如此强烈，以至于在那一刻他就是那个迷路的人。他在脑子里寻找跑马场的位置，跑马场自然在别的地方。给出方向时需要一个人同时位于目的地和自己当前所在的地方，然后才能够在这两个空间之间移动。加油员被困在自己的脑袋里，这使他成为自己脑细胞的囚徒。

我们曾被教导说我们是用大脑思考的。如果过度思考，就会在空间上形成入侵性。我们可以用大脑思考，这在空间上会带来极大的不同。另一种说法是大脑是一个感觉器官，感觉器官旨在感知自身以外的事物，感受会指向它们正在感知的物体。

扩展身体并仍旧保持头脑清醒的最佳方式是运用手。双手的运动和活动，特别是涉及延伸和伸展的运动，是解决混乱头脑的一剂良药。极度心烦意乱的人经常把双手靠近身体前部，表现得坐立不安。在磁铁练习、个人空间姿态练习和浪尖练习这些运动中，双手朝外以回应物体或朝向外部世界，因此这些动作具有很好的治疗效果。

滑轮练习对于那些患有神经系统疾病的人来说是一项非常好的运动，但是它可能需要一种从坐姿开始的初始运动。从坐姿开始，由上到下慢慢放松脊柱，直到头部落在膝盖之间。待在那里 5 秒钟，让你的头部充满血液。然后慢慢反向做一下，直到头部再次直立，多余的血液再次流回。每天做 3 次这样的练习来慢慢积累，并在一天中间隔开来。每周增加 5 秒钟，直到一个月后达到 20 秒钟。如果没有感到头晕、疼痛或不适，再开始滑轮练习。定期的"大脑沐浴"用丰富的血液清洗细胞，溶解并阻止矿物质沉积。这种有规律的节奏性充血和排空头部可使血管保持弹性，并且内耳不会堵塞，不会引起头晕。有血液的良好滋养，头部可以保持安静。

我们每个人都需要对来自外界和他人的想法持开放态度。如果我们不断地把自己的想法投射到别人身上，那么我们就无法学会接纳，而是被俘虏。我们越能培养头脑冷静，就越会变得心胸开阔或思想开放。冷静的头脑会接受新的想法。它能够看到世界的本来面目，看到生活在世界上的其他人的本来面目。双纽线动态练习可以帮助建立对"外部"世界的开放能力。

可以实事求是地说，为了爱，心智必须冷静。因为爱就是看到了事物的本来面目。紧张、混乱、心烦意乱、模糊状态的心智无法清晰地看到，因此无法体验来自心魂层面的爱。

擅长创造性地利用周围空间的平静心智能够在将事情做好的过程中找到宁静和快乐，才能够充实地体验每一项活动。古代文化假定诸神隐藏在这个世界里。当我们做得好的时候，诸神就会展现自己，当我们经常做得很好时，我们会获得智慧。快乐来自发现世界上的存在，但是这些存在通常都会隐藏起来，直到我们学会用一种美丽而充满爱的方式来对待这个世界。

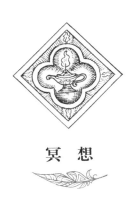

冥 想

记住，我们吃的东西被消化系统"感知"，我们感知的东西被神经感官系统"消化"。只摄入丰富而真实的感官食物，它能滋养而不仅仅是刺激。让自己通过属于头脑领域的安静沉思来享受感官盛宴。这种思考的能力，即充分消化感官带给我们的东西的能力，使我们成为人类。人类精神需要真正的食物，否则它会死。

神经系统正确获得营养的一个主要障碍是一种不配得感。许多人觉得自己"不够好"，无法享受丰富的感官刺激。许多宗教教育提倡这样一种观念，即人类是卑鄙的罪人，必须拒绝任何给自己带来真正快乐的东西。鲜艳的颜色、丰富的食物、精致的味道、舒适的声音、触摸、抓痒和按摩被视为罪恶的放纵。因此，你的冥想应该专注于恢复自己作为一个人的价值感——不是一种对他人的优越感，而是一种全人类都参与其中的配得之感。当你进行回顾冥想时，把你的注意力集中在自己所收到的各种感官印象上，并想象自己值得接受上帝为滋养你的心魂和心智而为你提供的盛宴。

小结

营养

* **避免**　所有含味精的加工食品
　　　　　所有含阿斯巴甜的减肥食品
　　　　　非有机食品，特别是柑橘和柑橘汁

* **推荐食用**　传统脂肪
　　　　　牧场散养的鸡产的蛋
　　　　　富含钙质的乳制品和骨汤
　　　　　肝脏，每周至少一次

* **补充剂**　卡尔森公司的肝脏干粉胶囊，每天 4~6 粒
　　　　　每天供应 10000~20000IU 维生素 A 的鳕鱼鱼肝油
　　　　　月见草油、琉璃苣油或黑醋栗油，每天 4 粒胶囊
　　　　　卡尔森公司的鱼肝油，每天补充 2000IU 维生素 D（见第 23
　　　　　　页的讨论）

治疗

* 避免所有人工照明，尤其是荧光灯。

* 尽量减少接触电视、电子媒体和电脑。

* 避免所有杀虫剂和家用化学品。

* 穿天然纤维制成的衣物。

* 移除牙齿汞合金填充物，并进行汞跟踪排毒。

* 使用神圣草药公司的内部清洁流程 4 周，与 5 个月的常规补充剂交替。

* 神经营养蛋白，每天 3 次，每次 1~2 片。

* 标准过程公司的强效 EFF，每天 3 次，每次 1~2 粒胶囊。

* 标准过程公司的利瓦普里斯，每天 3 次，每次 1~2 粒。

* 标准过程公司的咖塔林，每天 3 次，每次 2 片。

* 美地宝公司的维他诺克斯，每天 2 次，每次 1 片。

* 对于多发性硬化，使用美地宝公司的地黄复合制剂，每天 3 次，每次 1 片。

* 对于阿尔茨海默病，使用美地宝公司的银杏提取制剂，每天 2 次，每次 1 片。

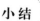 **小结**

运动

* 用清晰的视野缓和你的滋养倾向。
* 潮汐练习和米纸行走练习。
* 磁铁练习。
* 个人空间姿态练习。
* 浪尖练习。
* 滑轮练习。
* 双纽线动态练习。

冥想

* 思考对感官的滋养和配得之感。

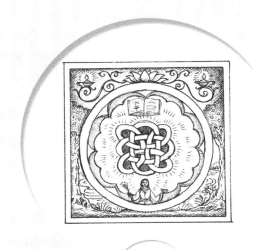

后 记

如何做一个
合格的病人

医疗的艺术也包括了如何当病人的艺术，下面我将用一个故事来解释。之前我和家人一起在英国生活过一年。我儿子的第一年幼儿园生活是在福瑞斯（Forest Row）的华德福学校度过的，带他们班的是一名叫克里斯托的男老师。克里斯托非常喜欢我的孩子，但我儿子上学时总是有那么一些不情愿，因为那个年龄段的他还有些内向。我跟克里斯托当面沟通过此事，并进行了许多积极的讨论，我一直很庆幸孩子能在他的班上。

入学三个月后的某一天，我带着儿子去学校，而孩子却拒绝留下来。他哭啊哭啊，说他不要待在学校。我开始有点慌乱，因为还有工作要做，而且拖的时间越来越长。后来，克里斯托走了过来，非常温和地说："孩子，怎么了？"

儿子哭喊着说："我想要回家。"

克里斯托老师想了一下，说："好吧，我们为什么不一起走去你家呢？"

我儿子脸上露出愉快的表情，说："哇，你们都要去我家吗？"

"是的，"他回答道，"我现在就给你妈妈打电话。"

那天清早，孩子所在班级的所有同学都徒步穿过树林来到我家，做游戏，在花园吃点心。从此，我儿子再也没有不愿意上学的问题了（好吧，他现在并不喜欢上学，但另有他因）。那个星期的晚些时候，我问克里斯托他是怎么想到如此巧妙的方法的，因为这个方法实在不同寻常，而且他也从来没这样做过。他回答道："我知道你相信我，你知道我会做正确的事情，所以我仅仅是感受到了你的信任，就在那一刻，闪过一个念头，它告诉我——去他家！"

这个故事包含一条非常宝贵的信息，完美地描述了疗愈所需的必要条件。首先，患者（在这种情况下是我的儿子和我）与治疗师（克里斯托）之间保持着良好的关系，彼此产生了信任，完全敞开。当时，我们的实际情况就摆在那里：我儿子伤心了，但我不知道该怎么办。然后那一刹那间克里斯托产生了一个直觉，最后完全解决了困难。当这种情况发生在医生和病人之间时，神奇的魔法就产生了。唉，可惜，这种情况少之又少。我们来看看这次经历的每个细节。

和谐与信任

　　治疗如要体现出效果，患者需要感受到与医生有着某种联结，基于这个前提，这种关系将指引患者信任医生的判断和决定。这条路很玄妙，缺乏信任事实上等同于切断了从"更高源头"赋予的灵感和直觉。由于缺乏信任，医生和患者之间常常会引发冲突，并最终阻断疗愈的可能性。任何一位敏感的医生都能够觉察到患者对他缺乏信任，医生们经常仅仅是为了赢得病人的信任（下意识地）给出一个治疗方案，而不是为了疗愈。然而，过分的信任可能会形成盲目信仰，甚至操纵。恰当的和谐关系和信任构成了一条微妙的路径，很难抵达，但一旦实现，结果将最有利于疗愈。

坦诚

　　治疗过程紧接着的一步，是最重要的一步，也是一个我常常觉得令人非常沮丧的一步，那就是需要完全开放。作为一名医生，我喜欢完全公开（但往往被低估了）！如果一位病人来找我看病，并非常清晰而准确地描述他的病情，例如"考恩医生，我今天来，是因为我的心脏有一种奇怪的感觉。当猛然用力甚至打喷嚏时，偶尔会感觉心脏停跳了一下，有时会感觉心跳加速。当发生这种情况时，我会觉得头晕"，我会问一些关于心脏功能方面的其他具体问题，其他类型的症状、联系、原因、饮食、运动、情绪等。换句话说，患者给了我一份关于他病情的完整、准确的报告。这就是我想要的一份关于病情的全面描述。

　　请将此情况与以下常见的情形进行对比。

　　我说："您好，我今天能为您做些什么？"

　　病人回答说："考恩医生，我得了酵母菌病。你有什么药可以治这个病吗？"

　　我可能会问："你能描述一下是什么样的具体症状（或病症）让你觉得你得了酵母菌病吗？"

　　患者精神警惕、情绪沮丧地回答："你不知道酵母菌病吗？我有所有酵母菌病常见的症状，这已经持续好多年了，我需要帮助。"

这种介绍让我觉得自己好像是被迫对酵母菌病进行治疗，而不是试图帮助一个坐在我面前寻求帮助的人。

直 觉

这是个神奇的时刻，在那一刻，医生知道该做什么。但如果他对患者的情况缺乏准确了解，就无法洞察。直觉通常来源于冥想，患者向医生准确描述其病情的过程与冥想过程非常相似。患者必须从多角度——身体、情感和精神各方面——了解并描述他的病情。通过这种方式，他要客观地看待自己的病情，将其带入思考领域，并最终把它告诉医生，以便他被正确地指导并治愈。

如果这种交流能带来一种信任和融洽的感觉，并且让患者真正愿意改变自己的习惯（饮食、运动、内心工作等），那么结果就会是奇迹般的。如果患者带着怀疑去看医生，并陈述病症（我有酵母菌病、癌症、心脏病等），隐瞒关于病情的基本事实，然后直接要求一种治疗方案，那么治疗就会非常困难。当发生这种情况时，我发现患者通常会拒绝我的建议，因为他们认为我错了，或者是我所说的或建议的不合理。不幸的是，这是今天主流医学所面对的常见情况——患者宣称他患了一种疾病，"我患了前列腺癌"，医生会按照患者的"建议"割除患者的前列腺。这里没有魔法，没有疗愈，没有直觉，也没有成长。

多年的医疗实践告诉我，任何疾病都没有治愈方法，也没有任何形式的药物能做到这点。我所努力做的事，是能够聆听和解锁每个人内在疗愈者的智慧和魔力。这意味着在没有干涉、没有评判、没有先入为主的情况下进行倾听，换句话说，用爱去倾听。这里，我邀请所有人加入我的行列，探索如何将医学实践重新塑造成一种慈悲的形象，一种真正疗愈的形象。

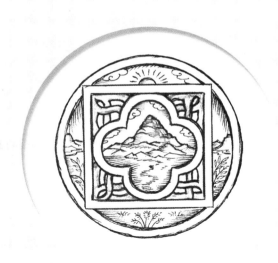

附　录

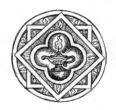 # 附录1　烹饪指南

鸡肉高汤

以下做法可以一次性制作 3.78 升高汤。

原料包括：

○ 整只放养鸡或 1.8~2.7 斤带骨部位，如鸡脖、鸡背、鸡胸骨和鸡翅，或煮熟的鸡架、鸡胗、鸡爪和鸡头（可选）

○ 3.78 升过滤冷水

○ 2 汤匙醋

○ 1 个大洋葱，不用切得太细

○ 2 根胡萝卜，去皮，不用切得太细

○ 3 根西芹菜秆，不用切得太细

○ 1 把欧芹

　　如果原材料是一整只鸡，需要切掉鸡的翅膀和脖子，取出肚内脂肪腺和鸡胗。把鸡或鸡块放入一个大的不锈钢罐子里，加入水、醋和各种蔬菜（除了欧芹）。浸泡 30 分钟至 1 个小时。大火烧开，撇去表面的浮沫。改小火，盖上盖子，炖煮 6~24 小时。汤煮的时间越长，味道越浓厚。关火前 10 分钟加入欧芹。

　　用漏勺把鸡捞出。如果是整鸡，待冷却后把鸡肉从鸡架上剥离下来，留作他用（比如鸡肉沙拉、墨西哥鸡肉卷、三明治或咖喱，鸡皮和小的软骨可以喂猫和狗）。鸡汤过滤到一个大碗，放进冰箱，直至表面鸡油凝结。撇去这层鸡油，把鸡肉高汤放在有盖的容器中，放入冰箱或冷柜保存。鸡肉高汤可以用来做汤、酱汁和肉汁。

　　注：也可以用火鸡或鸭架做这类高汤。

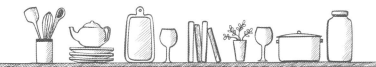

牛肉高汤

以下做法可以一次性制作 3.78 升高汤。

原料包括：

○ 大约 3.6 斤牛骨髓和关节骨

○ 1 只小牛脚，切成块（可选）

○ 2.7 斤左右带肉牛肋骨或牛脖

○ 3.78 升或更多的过滤冷水

○ 半杯醋

○ 3 个洋葱，3 根胡萝卜，3 根芹菜秆，不用切得太细

○ 几支百里香，扎在一起

○ 1 茶匙干的绿胡椒，碾碎

○ 1 把欧芹

把牛骨髓和关节骨放在一个放了醋的大锅里（如果有小牛脚的话也一起放进来），加水浸泡 1 个小时。同时，把带肉的骨头放到一个烤盘里，将烤箱调至 176℃左右，将肉骨头烤至棕褐色。烤好以后和蔬菜一起放进罐子里。将牛油从烤盘中倒出，烤盘里加入冷水，放在大火上煮开，用木勺搅开凝固的汁。把汤液加入大锅。需要的话再加水盖住牛骨，但水面比锅口低最少 2.5 厘米，因为煮的过程中汤汁可能溢出。煮开后汤表面会有很多浮沫，一定要用勺子撇掉。撇完以后，改小火，加入百香草和碎胡椒。

高汤最少要炖 12 个小时，最多可以炖 72 个小时。关火前加入欧芹，再炖 10 分钟。

用钳子或漏勺取出牛骨。把高汤过滤后放进一个大碗。放在冰箱里冷却，除掉表面的凝脂。换到小一点的容器里，放到冷柜里长期保存。牛肉高汤可用来做汤、调味汁和肉汁。

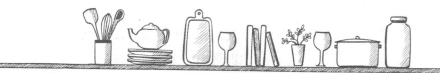

鱼肉高汤

以下做法可以一次性制作 2.8 升高汤。

原料包括：

○ 3~4 条少脂鱼的骨架，包括鱼头，少脂鱼可以是龙利鱼、多宝鱼、石斑鱼或者鲷鱼

○ 2 汤匙黄油

○ 2 个洋葱，1 根胡萝卜，不用切得太细

○ 几支新鲜的百里香

○ 几支欧芹

○ 1 片月桂叶

○ 120~125 毫升干白葡萄酒或苦艾酒

○ 60~62 毫升醋

○ 约 2.8 升过滤冷水

不锈钢大锅里熔化黄油，加入蔬菜，用文火煮约半小时，直到蔬菜变软。加酒煮沸，加入鱼骨架和冷水，没过鱼身。加醋，煮沸，撇去浮沫和杂质。把香草扎在一起放入锅里。改小火，盖上盖，至少炖 4 小时，或者最长 24 个小时。用钳子或漏勺捞去鱼骨架，把汤液过滤进几个 500 毫升的容器里，放进冰箱或冷柜。充分冷却后，除去凝固的油脂，然后放进冷柜长期储藏。高汤可用于做汤、调料和炖菜。

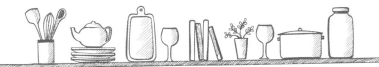

椰子汤

以下做法可以一次性制作 4 人份椰子汤。

原料包括：

○ 1 升左右鸡肉高汤或鱼肉高汤

○ 1 罐全椰奶（400 克）

○ 1/4 茶匙干辣椒面

○ 1 茶匙新鲜姜末

○ 1 个柠檬，挤汁

○ 海盐

○ 约 1 杯鸡肉（生熟均可）、鱼肉或小虾

○ 几根青葱，切得很细（可选）

○ 1 汤匙切碎的香菜（可选）

将高汤烧开，撇去浮沫，加入椰奶、柠檬汁、辣椒面和姜末。把鸡肉或鱼肉切成小块。把鸡肉、鱼肉或虾放进汤里炖约 15 分钟。用海盐调味。舀出装入汤碗，撒上青葱和香菜。

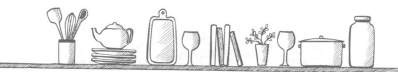

奶油蔬菜汤

以下做法可以一次性制作 6~8 人份奶油蔬菜汤。

原料包括：

○ 2 个中等大小的洋葱或韭葱，去皮切块

○ 2 个胡萝卜，去皮切块

○ 4 汤匙黄油

○ 3 个中等大小的土豆或 6 个红皮土豆，洗净切块

○ 1.9 升鸡肉高汤或过滤水，与高汤混合

○ 几支新鲜的百里香，扎起来

○ 半茶匙干的绿胡椒，碾碎

○ 4 根西葫芦，削去两头，切片

○ 海盐和胡椒粉

○ 生奶油或酸奶油

在不锈钢大锅里熔化黄油，加入洋葱或韭葱和胡萝卜。盖上盖子，用最小火焖至少半小时。蔬菜应该变软，但不能烧煳。加入土豆和高汤，快速烧开，撇沫。开小火，加入百里香和碾碎的绿胡椒。盖上盖，煮到土豆变软为止。加入西葫芦，将其煮至刚好变软为止，约 5~10 分钟。取出百里香。用手持搅拌机把汤搅拌成糊状。

如果汤太浓稠，用水稀释。调味后装入一个加热过的碗里，淋上生奶油或酸奶油。

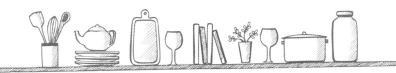

香脆坚果

以下做法可以一次性制作 4 杯坚果。

原料包括：

○ 4 杯生的坚果，比如碧根果、核桃、腰果、夏威夷果、去皮杏仁或去皮花生，或者混合坚果

○ 2 茶匙海盐

○ 过滤水

　　把坚果与盐和水混合，在暖和的地方放置大约 7~8 小时（注意：对于腰果来说，浸泡不要超过 6 小时）。放进滤锅里滤干水，把坚果平铺在不锈钢烤盘上，放进热的烤箱里（不超过 150℃）12~24 小时，不时翻动一下，直到完全烤干变脆。在常温下存放在一个密封容器里（注意：核桃要放进冰箱保存）。

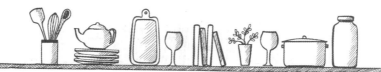

早餐燕麦粥

以下做法可以一次性制作 4 人份燕麦粥。

原料包括：

○ 1 杯燕麦片

○ 1 杯温的过滤水加 2 汤匙乳清、酸奶或开菲尔

○ 半茶匙海盐

○ 1 杯过滤水

○ 1 汤匙亚麻籽（可选）

　　把燕麦片加入温水中，盖上盖子，在一个暖和的地方放一晚（注意：对牛奶严重过敏的人可以使用柠檬汁或醋代替乳清、酸奶或开菲尔）。将海盐加入一杯水中，烧开。放入浸泡过的燕麦，火关小，盖上盖子炖几分钟。用小型研磨机研磨准备好的亚麻籽。关火，加入亚麻籽粉搅拌，静置几分钟。配以大量的黄油或奶油和类似原蔗糖（Rapadura）、枣糖、枫糖浆、枫糖或生蜂蜜这样的天然甜味剂食用。

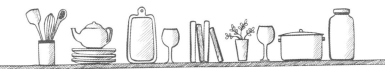

生乳饮品

以下做法可以一次性制作 2 杯生乳饮品。

原料包括：

○ 一杯半全脂的、经过认证的洁净生牛奶，常温

○ 2 个蛋黄，最好是牧场散养的鸡下的鸡蛋

○ 1/4 杯糖浆

○ 半茶匙香草

用搅拌器将所有材料混合后饮用。

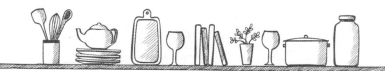

新鲜乳清和奶油奶酪

以下做法可以一次性制作两杯半乳清和一杯半奶油奶酪。

原料包括：

　　0.95升高品质全脂酸奶或生牛奶

　　如果用的是生牛奶，把牛奶放在一个干净的玻璃容器里，在常温下静置2~5天，直到牛奶出现分离。把一个铺着干净布的过滤器架在一个大碗上，倒入酸奶和分离的牛奶，盖好盖子以后在常温下静置几个小时（如果放置更长时间，得到的就是酸奶了）。乳清会流进碗里，牛奶固体物会留在过滤器里。把装着固体物的布扎起来，小心不要去挤压。把这个小袋子系在一把木勺子上，勺子横放在一个容器口，让更多的乳清滴出来。当这个小袋子再没有东西滴出来时，奶酪就做好了。把乳清存放在玻璃食品罐里，把奶油奶酪存放在有盖的玻璃容器里。在冷藏情况下，奶油奶酪可以保存大概1个月，乳清可以保存大概6个月。

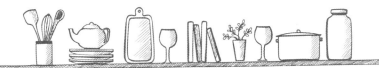

发酵乳奶昔

以下做法可以一次性制作 3 杯发酵乳奶昔。

原料包括：

- ○ 1.25 杯全脂酸奶或开菲尔

- ○ 1 根熟的香蕉或 1 杯浆果（新鲜或冷冻的均可）

- ○ 2 汤匙椰子油

- ○ 2 个蛋黄

- ○ 3~4 汤匙糖浆或生蜂蜜，或 1/4 茶匙甜菊粉

- ○ 1 茶匙香草精（如有浆果则省略）

- ○ 一小撮肉豆蔻（如有浆果则省略）

把香蕉或浆果放进食品加工机或搅拌机里搅拌到滑腻状态。加入其他的配料继续搅拌，直到充分混合。

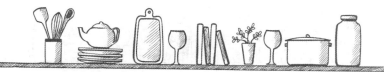

冰激凌

以下做法可以一次性制作 1 升左右的冰激凌。

原料包括：

○ 6 个蛋黄

○ 1/2~3/4 杯的原蔗糖、黑糖（Sucanat）或枫糖

○ 1 汤匙香草精

○ 3 杯高脂奶油，最好是生奶油，未经过超高温灭菌

　　把一个双层筒的冰激凌模子放入冰箱。在蛋黄里放入甜味剂（原蔗糖、黑糖或枫糖）打几分钟直到变白变稠。放入香草精和奶油搅打。将其置入冰激凌模子里准备，然后将做好的冰激凌转移到一个浅的容器里，放进冷柜。在食用前 5 分钟，把冰激凌从冷柜里取出，软化。

　　注：也可以加入一杯果泥并减少一杯奶油，不放香草。

德国酸菜（Sauerkraut）

以下做法可以一次性制作 1 夸脱德国酸菜。

原料包括：

○　1 颗中等大小的卷心菜，去芯，切碎

○　1 汤匙茴香籽

○　1 汤匙海盐

○　4 汤匙乳清（如果没有，额外多加一汤匙盐）

　　在一个大碗里，混合白菜和茴香籽、海盐和乳清。用木杵捣烂，或用捶肉的锤子捶 10 分钟，直至出水。放进一个 1 升大小、敞口的玻璃食品罐里，用木杵或肉锤使劲压，直到汁水没过白菜。白菜表面要比罐子口低至少 2.5 厘米。盖紧罐子，在常温下存放大约 3 天，然后冷藏。德国酸菜可以立即食用，但时间越久越好吃。

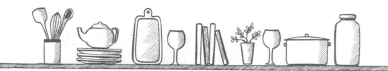

姜汁饮料

以下做法可以一次性制作 2 升左右的姜汁饮料。

原料包括：

○ 3/4 杯生姜，去皮，切碎或磨碎

○ 半杯新鲜的酸橙汁

○ 1/4~1/2 杯原蔗糖、黑糖或枫糖

○ 2 茶匙海盐

○ 1/4 杯乳清

○ 2 升过滤水

把所有材料放进一个两升容量的水壶里，充分搅拌后盖紧。在常温下放置 2~3 天再放进冰箱。这样冷藏可以保存几个月不坏。食用时可过滤后倒入一个玻璃杯中。姜汁饮料可以和苏打水混着喝，小口喝温的比大口喝冷的要好。

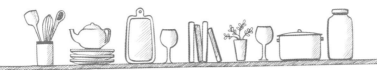

康普茶

以下做法可以一次性制作 4 升康普茶。

原料包括：

- ○ 3 升过滤水
- ○ 1 杯白糖
- ○ 1 汤匙海盐（可选）
- ○ 4 茶袋有机红茶
- ○ 半杯提前备好的康普茶
- ○ 1 个康普茶茶菌

3 升水烧开。加入糖和备选的盐，炖至溶解。关火，放入茶袋浸泡茶叶，直到水完全冷却。取出茶袋，把放凉的茶水倒入 4 升容量的耐热玻璃碗内，加入半杯之前制作的康普茶。把茶菌放在水体表面。用纸胶带在碗口十字交叉粘两条，用一块布搭在上面，碗放到一个温暖、避光、远离污染和昆虫的地方。根据气温不同，7 到 10 天后康普茶就做好了。它应该比较酸，可能有气泡口感，没有茶叶的味道。倒入一个有盖的玻璃容器中，存放在冰箱里（注：装过康普茶的碗不要在洗碗机里清洗）。

康普茶做好时，茶菌会长出第二个海绵状的薄片。可以用来做新茶，或者送给朋友。把新鲜的茶菌用玻璃或不锈钢容器存放在冰箱里，千万不能用塑料。一株康普茶茶菌可以反复使用几十次。如果开始变黑，或做出来的康普茶酸度不对，表示这次制作的茶被污染了。这时，最好丢掉所有的茶菌，重新购买一株新的。

注：不要用工业提炼的甜味剂，要用白糖。不建议用带有特殊香味的茶，建议用红茶，能具备极高的葡萄糖醛酸含量。非有机茶的氟含量较高，所以一定要使用有机茶叶。

一句忠告：有些人可能对康普茶有过敏反应。如果过敏的话，建议一开始时少量饮用，观察是否有不良反应。如果反应剧烈，可服用甜菜格瓦斯，几周后会解毒，然后再尝试一次。

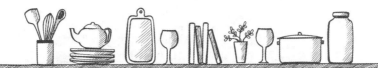

燕麦水

以下做法可以一次性制作 4 升左右的燕麦水。

原料包括：

○ 4 升纯净水

○ 1 杯燕麦片

○ 1 杯柠檬汁或生苹果醋

○ 1 杯糖浆

将所有材料混合，在常温下放置几小时或一整晚，偶尔搅拌一下。

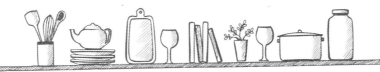

甜菜格瓦斯

以下做法可以一次性制作 2 升甜菜格瓦斯。

原料包括：

○ 3 个中等大小或 2 个较大个头的有机甜菜根，去皮，不要切得太细

○ 1/4 杯乳清

○ 1 汤匙海盐

○ 过滤水

甜菜格瓦斯是非常宝贵的乳酸发酵饮品，对规律性的新陈代谢有强化作用，能够帮助消化、碱化血液，清理肝脏，对肾结石也有很好的治疗效果。

甜菜根、乳清和盐放在一个 2 升左右的玻璃容器里。容器加满水，充分搅拌，然后盖紧盖子。在常温下放置两天后再放入冰箱。

喝完大部分以后，可以再次加满水，常温保存两天。这一次的味道会比第一次稍微淡一点。第二次以后，丢掉甜菜重新制作，但可以保留一些液体，代替乳清作为接种菌。

注：制作甜菜饮品时不要使用磨碎的甜菜根。甜菜根磨碎以后会渗出过多汁液，导致发酵过快，更有利于产生酒精而不是乳酸。

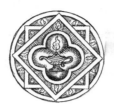

附录 2　治疗建议

蜂毒疗法

治疗骨关节炎需要从当地养蜂人那里获得活着的蜜蜂，或者从供应商那儿买到可注射的蜂毒，活蜂比可注射蜂毒更有效。

接下来，我大致描述一下活蜜蜂的用法，因为这对于家庭更为适合。把蜜蜂放入一个罐子里，准备一对长镊子、冰块和一个肾上腺素试剂盒，以防出现过敏反应（如果你对蜜蜂过敏，请禁用蜂毒疗法）。在疼痛的部位敷冰，持续几分钟，直到感觉发麻。用镊子捏住蜜蜂的腹部，把它的尾端放在身体发麻的部位，蜜蜂会立刻刺入。等待 1~2 分钟，然后用镊子小心地取出毒刺。我建议每次将蜜蜂放置在疼痛最严重的一两个部位，但最多的情况下，也有一次蜇 20 次的。推荐的治疗方案是每周 1~3 次，通常持续 6~8 周，在此期间，症状会有明显改善。

神圣草药公司的内部清洁流程

跟自己的保健医生要一份清洁手册，这本清洁手册能够帮助患者清晰地解释草药和治疗流程的细节。清洁包括四个步骤：第一步从清洁消化道的草药开始；第二步清理肝脏和胆囊，帮助清除寄生虫；第三步净化肺、肾和膀胱；第四步用草药清洁淋巴、血液和皮肤。在此期间，可以正常进食。本书中的所有草药都来自有机种植或野生采摘，并使用最现代、有效的浓缩方法提取。3 周后，大多数人会注意到，他们的身体健康状态和从慢性疾病恢复的能力有了显著的变化。

肠道清洁

肠道清洁最简单的方法，尤其是对发热性疾病，就是在睡觉前喝 1~4 汤匙含镁牛奶，儿童喝 1 汤匙，成人需要喝 4 汤匙。另一个选择是在睡前至少 2 小时使用杜克叻斯栓剂。

蓖麻油包

需要用到高质量的蓖麻油、一块厚的羊毛法兰绒、一个热水袋和一个塑料布。用蓖麻油浸泡法兰绒，直到被充分吸收，不要滴出来。放置在需要疗愈的器官部位对应的身体表面，再用薄毛巾覆盖，再盖上一层塑料布，最上面放热水袋。安静平躺至少 40 分钟，这段时间里需要静静地躺着。时间到了之后拿掉法兰绒，用稀释的小苏打水清洗皮肤。法兰绒可以保存在塑料袋内重复使用。这里建议的疗程为每周 1~3 次，直到病情有所好转。注意：温暖的蓖麻油包主要用于躯干、腹部或四肢，当用于头部时，不要使用热水袋，头部应该用凉的蓖麻油包。

鳕鱼鱼肝油和高维生素黄油疗法

这种疗法是由韦斯顿·A.普莱斯博士研发出来的。他用这种疗法来逆转龋齿、治疗骨骼和发育出现的问题，也用于治愈急性疾病，能够快速见效。这两种产品都可以从瑞迪安（Radiant Life）品牌处获得。对于急病或危急情况，交替滴几滴鳕鱼鱼肝油和高维生素黄油（也称为 X 因子油），舌下含服几分钟。对于慢性疾病，可以将这两种油加入少量的水，清晨服用，服用的时候要快速搅拌，迅速吞咽。

服用足量的液态鳕鱼鱼肝油能够提供身体所需的维生素 A（通常为 10000~20000IU），再加上 0.5~1 茶匙高维生素黄油。这样服用鳕鱼鱼肝油要比吃鱼肝油胶囊好得多，因为胶囊常常会引起消化不良。

镁盐浴

温水中加入一杯镁盐，在浴缸里坐 20 分钟后将身体擦干，然后躺到暖和的床上。躺着的时候多喝热茶，尤其是接骨木花、椴树花或薄荷茶，有利尿功效（会剧烈地出汗）。

水疗

感冒或感染时，这种疗法会让身体发烧。先洗 10~15 分钟的热水澡，然后淋 1 分钟冷水浴。之后迅速裹上一条暖和的毯子躺在暖和的床上。跟镁盐浴一样，喝几杯热茶。

菠萝快餐

菠萝禁食法对那些患有顽固性背痛的人有立竿见影的效果。尽量用有机菠萝，制作足够维持一天用量的菠萝汁（每天大约要消耗 2~3 个菠萝）。连续 3 天什么也不要吃，只喝菠萝汁和白开水。如果感觉虚弱的话，偶尔喝一杯加了生蜂蜜的香草茶，坚持 3 天。

坐浴疗法

作为自然疗法的一部分，坐浴疗法在过去被广泛用于癌症和其他疾病的康复治疗。这种疗法需要用到两个浴缸（其中一个也可以是浴盆）。将一个浴缸装满热水，另一个小点的浴缸 / 浴盆装满冷水（冷水浴只需要覆住盆腔部位）。在装满热水的浴缸中浸泡约 10 分钟时间，然后在冷水中坐浴 1 分钟，接着在热水中坐浴 1 分钟，再在冷水中坐浴 1 分钟。之后，用热乎的毯子把身体包裹起来，躺在床上，用热水袋覆住小腹。这种沐浴方式会在身体最需要的部位产生一种戏剧性的温暖效应。

唾液 pH 值测定

用 pH 试纸测试唾液的 pH 值。连续一个星期，每天早饭前和晚上 8 点左右在舌下放一张 pH 试纸，取样后取出，记录下测量结果。如果数值持续在 6.8~7.0，表明身体内的矿物质状况还可以，总体健康状况良好。如果数值低于 6.6，表明出现了早期或慢性健康问题。癌症患者的唾液 pH 值通常在 5.8 左右。

维生素 D 疗法

在一般情况下，每隔 6~8 周，我会测试一次 25-羟基维生素 D 水平，直到这个值持续稳定在 40~60 之间。补充一下，我会经常用到卡尔森公司 1000 IU 的维生素 D 胶囊，以 1000 为单位逐步增加，直到触达治疗范围。对于积极采纳并大量摄入本书推荐的健康草饲动物脂肪，并同时服用鳕鱼鱼肝油和高维生素黄油的人来说，通常没有必要补充维生素 D。

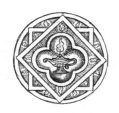 # 附录3　运动说明

全球成千上万的人都在练习本书讲述的空间动力。空间动力建立在客观原则的基础上，已被来自不同文化背景、不同性格和体形的人们成功实践。

按照建议的方式进行练习，这些练习旨在帮助你：

1. 利用物理学、工程学和生物力学的已知定律，以经济的方式运动，使身体的机械优势最大化，从而有益于物质身。
2. 提升幸福感，从而支持生命身。
3. 以一种均衡、平衡、和谐而优美的方式运动，从而帮助疗愈星辰身。
4. 增强意识、注意力和觉知，从而强化自我身。
5. 将物质身、生命身、星辰身和自我身整合为同一种动态关系，通过运动促进健康、整体性和活力。

通过练习为星辰身提供整体性的运动，一个人将从被命运主宰的状态发展为构建关系、目标和成为自身健康的建筑师的状态。

书中描述的许多病症和疾病都很严重，需要适当的医疗护理。空间动力并不是要取代治疗，而是要辅助病人可能会选取的任何一种医疗。

除了针对特定疾病所建议的运动外，本部分内容还给出了一个每日练习计划。

主运动和次运动

呼吸练习

想象自己坐在海滩上，眺望大海，海浪滚滚而来。当海浪环绕你的腿和臀部，白色的泡沫在你身后翻滚时，呼气；在潮水开始退去之前，稍做屏息；现在创造一种将水强有力地拉回大海的动力，让你的腹部随着离去的波浪被拉长，随着海洋的涌浪，腹部会悄无声息地扩大，你的肺部将充满空气；在下一个波浪徘徊时屏息，然后当新的波浪再次在你脚下迸溅时，像叹息一样呼气。你已经加入了生命节奏的循环戏剧之中。

因此，呼吸有四个步骤或阶段：有两个需要静止的时刻，即吸气和呼气之间的停顿；还有两个活跃的时刻，即吸气和呼气。正如呼吸有四个阶段一样，波浪也有四个阶段：波浪的来袭迸溅、波浪消散时的过渡期、波浪的退却和波浪的再次形成。我们通常认为波浪只有两个阶段，但是呼吸和海浪之间的空隙，虽然不太明显，却提供了节奏。正是在这些过渡的、安静的空隙中，星辰身被激活了。不停奔波劳累的一天会扼杀物质身和星辰身。

通常，我们认为吸气是主动的，而呼气是被动的，但是在这种动态中，呼气是主动的，而吸气是放松之后的动作。然后，你的呼吸会对海浪产生反作用：当海水退去时，吸气；当海浪涌入时，呼气。

现在再做一次练习，注意你身体的运动。你是否感觉到自己胸部或肩膀随着呼吸而上升呢？如果答案是肯定的，那么你的运动实际上会对这种最有效而轻松的呼吸方法带来反作用。肩膀和上胸部应该保持原位，下肋骨、腹部和下背部应该呈立体状扩张。当吸气时，腹部应该扩张，因为它为空气创造空间，就像波浪再次扩张成为大海一样。接着，当呼气时，腹部会收缩并排空，就像海浪再次涌向岸边一样。通过这种有节奏的呼吸，我们可以体验到不必要的紧张得以释放，以及新能量的涌动。

想象自己坐在海滩上，海浪从你四周翻涌着拍打过来：

1. 这一刻，让腹部收缩，同时将气呼出；
2. 当海水停下来将要改变方向时，轻轻地保持一刻的静默；
3. 当海水退回大海，聚拢成一股新的海浪时，轻轻地吸气，让空气充满腹部；
4. 当海浪涨起准备再次拍向海岸时，享受第二次的静默时刻。

这种练习对星辰身具有镇定作用，并在内部空间和外部空间之间建立了一种关系。这是一种对所有疾病都奏效的基础练习，因为呼吸是生命的基本节奏。

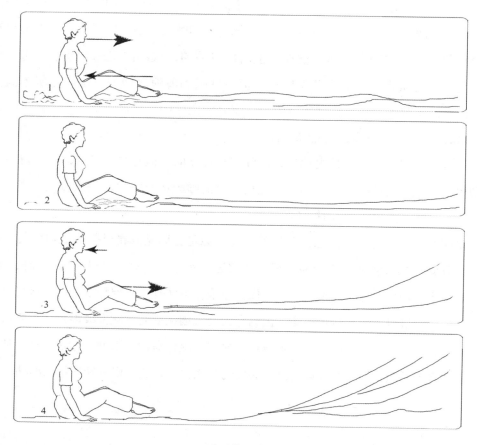

呼吸练习图

磁铁练习

在进行磁铁练习时，星辰身会觉察到对外部刺激的回应，这不受自己的情绪状态的影响。它对神经系统疾病特别有益，因为身体觉察到的运动不是源自神经，而是源自外部的刺激。这种运动是一种释放，而不是一种费力的练习。

1. 以一个收缩的推动力用手指按压木板；

2. 将蔬菜放在木板上，用一种紧绷的推力来切或剁蔬菜；

3. 然后，想象砧板下方有一块磁铁拉着你的手指，注意放松肩膀、手臂、后背和颈部；

4. 现在，想象在砧板下方有一块磁铁拉动刀穿过你和蔬菜之间的空间，从而可以轻松地切菜。

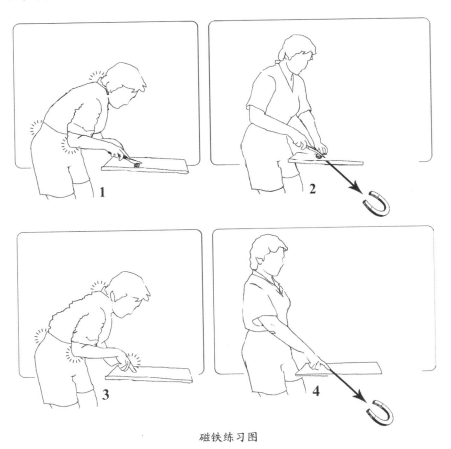

磁铁练习图

向下-向上练习

当我们加上相反的动作，即反向运动时，坐下和站起来的简单动作会变得优雅。在向下-向上练习中，我们用手的向上移动来平衡坐下的动作，用手的向下移动来平衡站立的动作。

坐着的时候，下半身的重力被上半身的升提力所平衡；在站立时，上半身的升提力被下半身的重力所平衡。

你向下的姿势可以通过一个上提来实现，你向上的姿势可以通过一个下拉的主动运动来实现。

从"向下"到"向上"：

1. 坐在椅子的前边缘，双脚平放在地板上，与肩同宽。

2. 双手抬至肩膀处，慢慢地向后绕着肩膀旋转。

3~4. 手从肩膀处大幅度向下落，同时配合以脚掌向下蹬的动作。

5. 结束时双手向下，身体直立。身体在手部一个反向动作"向下"的同时站起来，变成"向上"的姿势。

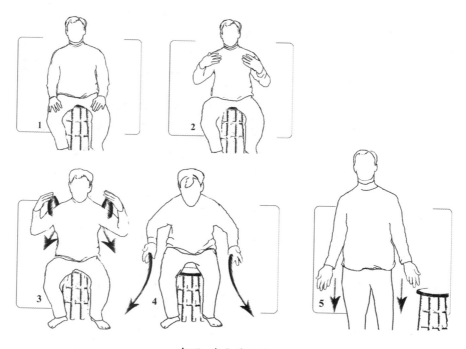

向下-向上练习图

这些姿态有助于你的星辰身体验"重新站起来"的感觉。这项运动有助于治疗关节炎（帮助一个人优雅地完成一项经常很痛苦的运动）、减肥（因为它可以帮助一个很重的人体验一种轻盈的感觉）、骨质疏松症（实践阻力的骨骼构建过程）、高血压（因为它产生一种向下缓解的感觉）、雌激素过多的问题（因为它会产生接地效应），尤其对抑郁症有效。抑郁表现为向下练习，练习相反的运动可以激发一种动态的平衡，这种平衡可以带到生活的各个方面。向下-向上练习有助于星辰身体验"无论发生什么都不要屈服"的感觉。

从"向上"到"向下"：

1. 以舒服的姿势站立，双手放在身体两侧。

2. 双臂向后小幅度摆动。

3. 接着双臂向前、向上做一个大的摆动，同时臀部带动躯干向下拉。

4. 双手向上举起——你已经从直立的姿势滑到了坐着的姿势。双臂的向上运动是躯干向下运动的反作用力。当你的重量稳稳地落到凳子上时，你的双手达到最高点。

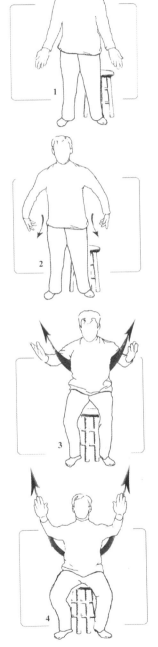

向下-向上练习图

接地练习

接地练习为星辰身提供了一种安定感，在与大地日益增长的连接中增添了稳定性和力量。它有助于解决雌激素过多、高血压和癌症等问题，还能防止胆怯和脾气失控。

1. 两脚一前一后站立，仿佛站在一根绷紧的绳索上，和同伴手拉手。通过想象创造一个内在的空间动力，好似水银柱在温度计里上升，你和同伴慢慢地牵得越来越用力。

2. 尽可能留在绳索上，你会发现，当你的水银柱上升时，同伴很容易让你失去平衡。这个动作类似于"紧张""勃然大怒""大发雷霆"。

3. 然后，如图1所示重新开始。松开一只手，慢慢地向下移动这只手，以显示温度计中水银下沉，穿过你的脚，进入地球的空间动力。

4. 再次拉手。当你的水银下沉时，同伴会感受到你的力量增强了。你会感受到一种平静而"根深蒂固"的稳定性。

这不是"魔术"。通过调整空间与重力的向下关系，你的身体已经采用了可以获得机械性优势最大化的姿势（与重力的最佳关系、最佳关节角度、最有利的肌肉张力等）。

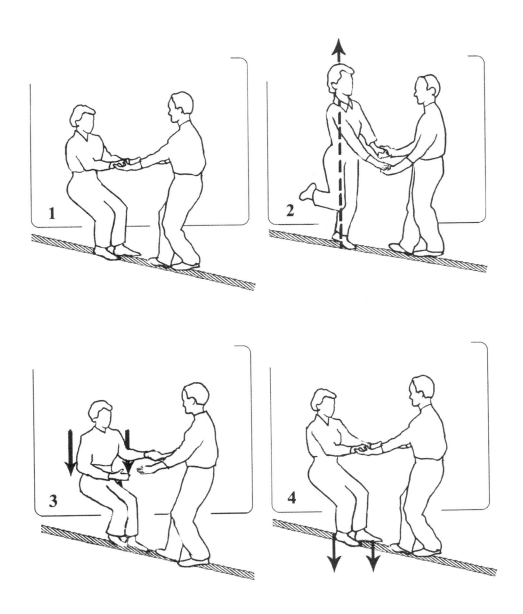

接地练习图

滑轮练习

当身体在重力的拉力和升提力有节奏的相互作用下，保持在平衡姿态时，滑轮练习就将生命的两个基本组成部分（曲线和直线）并置在一起了。你可以自己做这个练习，但是在开始的时候有一个朋友给予协助会很有帮助。一个朋友轻轻地用手触摸你的脊椎，顺着向下移动，这会给你提供一个方向，当你低头时，你可以向这个方向放松。 现在，朋友将这个过程逆转，慢慢地将手从骶骨向上移。这一次，他像滑轮一样向下拉动每一块连续的椎骨，每块椎骨都一个接一个地进入脊柱。

在星辰身中，最放松时刻的圆形姿态给人一种被保护和安全的体验。达到直立的那一刻让你充分体验到脚踏实地，有了准备好面对这个世界的感觉。在物质身中，这种运动增加了头部、大脑和窦腔的血液循环，并刺激椎间盘中液体的增加。其结果是提高了脊柱的柔韧性，改善了全身的血液供应。建议使用滑轮练习来预防神经系统疾病、高血压、肾上腺疾病（特别是哮喘）和慢性疲劳。

1. 第一阶段，以站立姿势开始。

2. 在第一和第二椎骨之间创造空间。

3. 让头部变得沉重并向下倾斜，就像上课时刚开始打瞌睡一样。

4~6. 在放松膝盖的同时，对第二和第三节椎骨之间以及后面每对椎骨之间进行重复放松，一直到骶骨。通过放松脊柱各部分之间的小肌肉，头部从垂直位置变为悬挂位置。

7. 对于第二阶段，首先沿着骶骨施加向下的压力（类似于拉动滑轮绳索）。

8~10. 脊柱通过一个椎骨一个椎骨慢慢地展开，接近一个平衡的直立姿态。

11. 保持头部放松和沉重的状态，直到最后一刻。抵制以习惯的方式抬起头的诱惑。

12. 让头部慢慢地回到其位置，这是一种次运动，是向下的滑轮效应带来的背部肌肉的缩短。

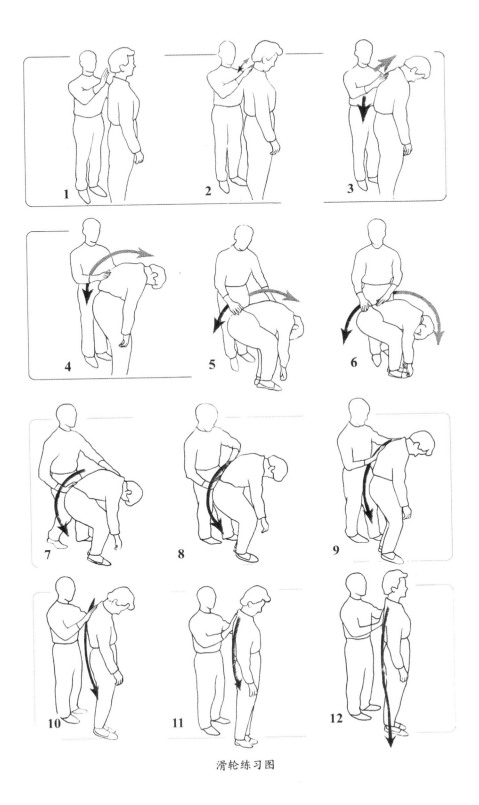

滑轮练习图

上部流线姿态练习 / 下部流线姿态练习

正确的姿势还可以在重力和升提力之间取得平衡。对于星辰身来说，这两个波浪式的姿态传达了生命作为一个过程的感觉。以这种方式关注姿态，可以帮助所有的健康状况，特别是对背痛、癌症（尤其是下部流线姿态练习，它缓解了癌症患者特有的硬化过程）、高血压（尤其是镇静的上部流线姿态练习）、肾上腺问题、消化系统疾病（尤其是下部流线姿态练习）、男性疾病、类风湿性关节炎和慢性疲劳有帮助。

上部流线姿态练习提供了使头部、颈部和肩胛带与整个身体协调一致的空间动力。它可以缓解头痛和颈部紧张，并通过将手臂整合到胸腔的大肌肉中来减轻肩部疼痛。

1. 以夸张的前倾姿势站立。

2. 想象一个空间动力，从肩部区域的前方开始，轻微上升，然后下降到肩胛骨和下肋骨周围。

3. 从背部周围开始，沿着最低的肋骨的走向，继续向前和向下跟随这个运动。

下部流线姿态练习提供了将骨盆区域与身体其他部分协调一致的空间动力。这是一个唤醒复苏的姿态，可以唤醒缓慢的新陈代谢，活跃再生和繁殖的力量，减轻由于下椎骨受压而引起的下背部疼痛。

1. 站立，上半身向后倾斜，腹部向前推。

2. 跟随着始于前方地面的一个动作，让它像强大的波浪一样上升，在臀部和下背部后面迸溅，在肩胛骨下向前弯曲时变慢，在胸部前面继续。运动并没有结束，而是继续，仿佛变成了薄雾。应该注意头部周围的空间不受上升的波浪的影响。

3. 面临的挑战在于同时体验这两条曲线的整体形式和整体动态：

    a. 给定曲线的每一时刻；

    b. 两条曲线同时体验。

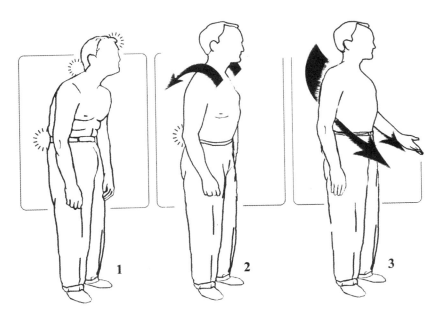

上部流线姿态练习图

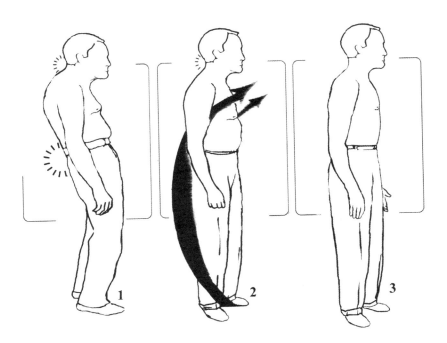

下部流线姿态练习图

学习生活在不同的空间

身体空间想象练习

身体空间想象练习通过释放无意识的紧张姿态和不必要的控制来帮助星辰身。它使性器官和生殖器官遵循它们的自然节奏，释放任何不必要的控制（收缩），同时也清理头部。这项练习让身体每一个部位的每一个器官都遵循自然的节奏，并温和地将它们从智性专制的铁蹄下释放出来。它对女性疾病和男性疾病（因为它清理了腹部的空间，释放了恐惧和沮丧的姿态）、消化紊乱（允许不受干扰的蠕动）和减肥（这个练习之后的放松就好像你刚刚吃了一顿丰盛的晚餐）都很有用。

1. 以舒适的姿势坐着，尽量少分心（关掉手机、收音机、电视、电脑），闭上眼睛。

2. 现在从你头脑中的空间开始，清理它，体验它的三维空间，就像体验洞穴中清澈的湖泊一样。

3. 像支流一样顺颈内流下，不受任何张力或阻塞的干扰。这种流动恰恰在锁骨和肩胛骨下方。

4. 让胸腔中充满空间，以使有节奏的呼吸轻拍肋骨。

5. 躯干下部和生殖器官允许温和的潮汐从地球的另一侧向下轻轻拖曳月亮。

6. 在手臂和腿的骨骼中创造一个中空的空间。

7. 让你四肢下方的空间从你的肩膀、上臂、手和手指上吸出所有的压力和结节。

8. 现在，单独地一个接一个，然后同时作为一个容器生活在你在自己身体内创造的不同空间里。通过练习，即使在日常生活中，你将能够随意地重新创造和访问这些空间。

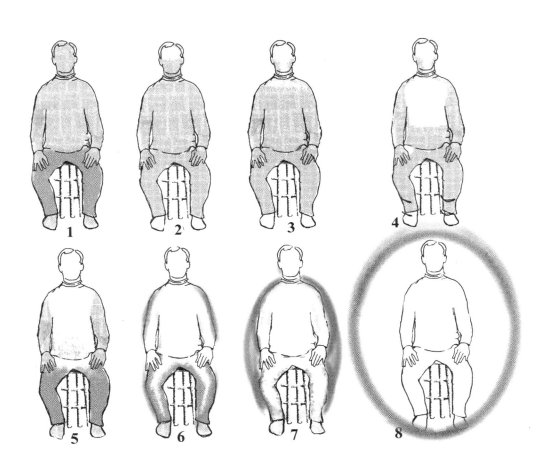

身体空间想象练习图

个人空间姿态练习

个人空间姿态练习是帮助星辰身定义和扩大我们称为自身领域的先决条件。这个新的个人空间让你充满自信和优雅地面对来自外部世界的东西。这是治疗癌症、抑郁症、黄体酮过多、糖尿病、肥胖症和神经系统疾病的绝佳运动。

1. 以一个紧张和收缩的姿势开始，手放在胸前，头向下收拢，肩膀绷紧——一个处于恐惧中的人的姿势，其个人空间很小。

2. 然后慢慢放松肩膀、手臂和头部，放下手臂和手，以描述在它们下面膨胀的空间。

3. 用你的手臂和手在你前面60厘米处定义一个新的个人空间，就好像你的胳膊围绕着一个大圆柱。想象你的肋骨向外扩张以包围这个新的空间，如图所示，这是一种拥抱的姿态。

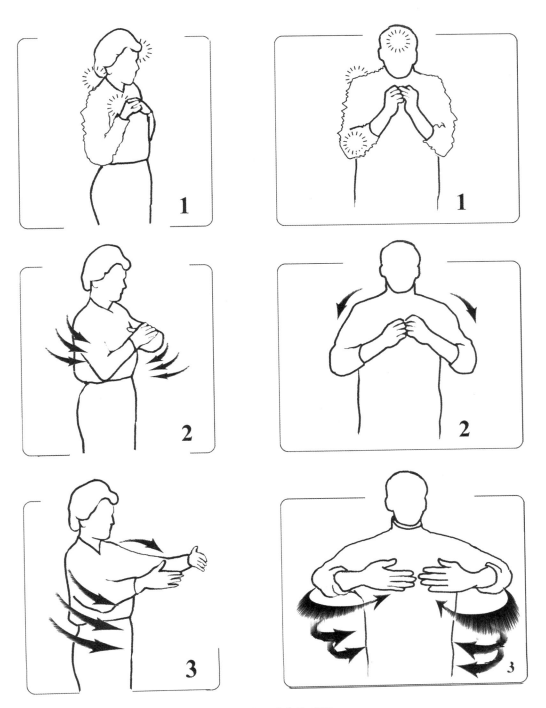

个人空间姿态练习图

角力站姿练习

角力站姿练习帮助我们定义"两个人认识一个人"所需的个人空间。它通过防止对个人空间的侵犯来增强星辰身，并帮助你在个人空间的边界处遇见向你走来的事物。它有助于治疗癌症（生命身被赋予在悬停的空间中，而不是人群中）、糖尿病（外在和内在的平衡）、肥胖症（身体形象包括个人空间，饱腹感不再依赖于大量的食物）、抑郁症（世界被控制住了，给了你一个战斗的机会）和心脏病（尤其有助于男性化解"挤压心脏"的感觉，或者帮助那些把一切都放在"心上"的女性）。

1. 两人紧握着手。在这里，男人向前推进，挑战他的同伴在压力下保持个人空间的能力。如果捍卫自己个人空间的一方直接遭遇"入侵"，在向前的压力下，"侵略者"很容易进入他的个人空间，他会感到紧张和有压力。
2. 现在，张开双臂，在你和你的同伴之间创造一个环或圈。
3. 重复这个练习，这次用圆形的双臂来定义你的个人空间。
4. 你现在可以用同样的方式来遇见其他人，并防止他人入侵你的空间。

现在，与同伴更换角色重复该练习。

然后再次进行练习，这一次，每个同伴同时尝试帮助对方学会在压力下保持个人空间。

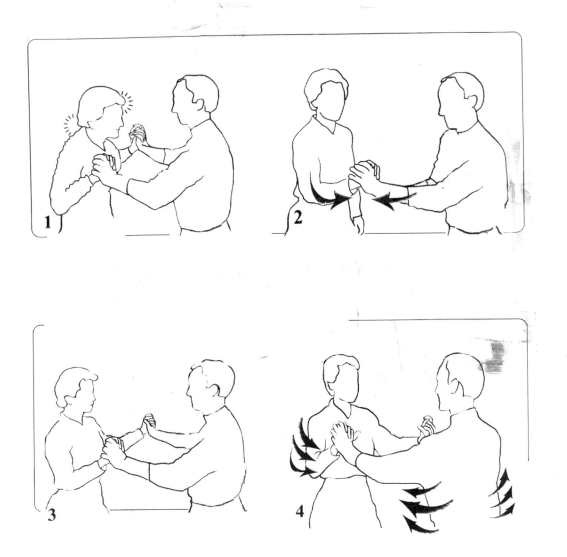

角力站姿练习图

企鹅角力练习

企鹅角力练习有助于帮助星辰身在受到攻击时保持平衡和放松。之所以这样命名，是因为"摔跤手"的那种幽默而又挑战平衡的企鹅样姿势——双脚并拢，彼此之间保持一臂的距离。在这个练习中，一个人学会转移消极的姿态、口头攻击和不幸的情况，而不是感情用事。

参与者可以在任何时候快速地拍其同伴的手或移开自己的手。除了帮助那些孤僻的人独立自主之外，这也是"驯服"鲁莽的人的一种有效练习。它创造了"坚持自己的立场"的能力。企鹅角力练习对癌症、心脏病、肥胖症、抑郁症和焦虑症有很好的疗效。

1. 在第一阶段，女人展示了一个熟练的、缩小的个人空间。

2. 即使是想到对方的挑战，也会带来不稳定和恐惧。

3. 他们通过用适度力量的击掌来互动。女人失去平衡，她的"企鹅"脚后退。

4. 来自同伴的挑战被视为个人的冒犯。

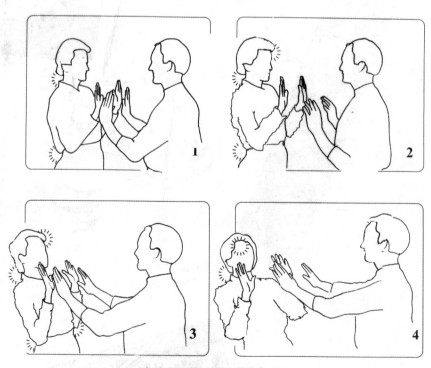

企鹅角力练习图（第一阶段）

在第二阶段，我们在扩大了的个人空间中进行练习。

1. 参与者首先定义其空间。
2. 参与者通过击掌再次互动。
3. 这一次，她像分开水的船艏一样转移了迎面而来的力量。
4. 她不再感到"被侵犯"或"受伤"。她在个人空间的边界客观地遇到了力量。她意识到她可以决定在多大程度上对待事情的态度。

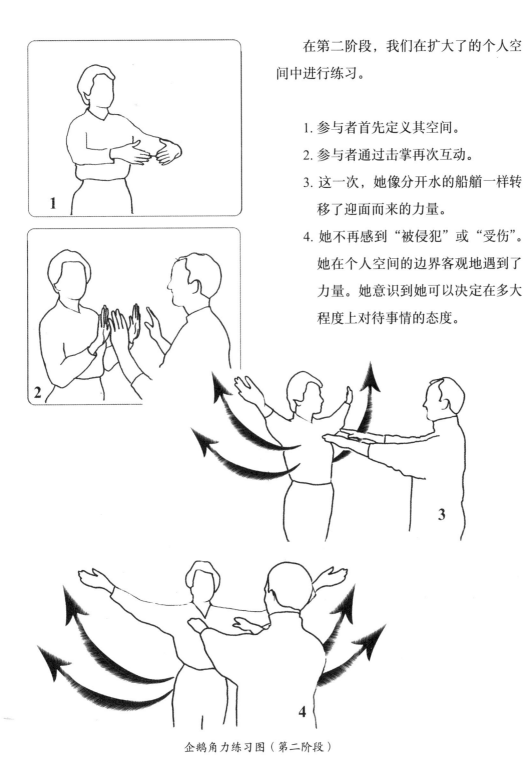

企鹅角力练习图（第二阶段）

空间品质

三个平面练习

当我们移动时，我们实际上在塑造我们的身体。我们使用的工具是空间。物质身是三维的，可以被三个平面划分。将身体垂直分成对称两半的平面称为矢状面或对称面。这个平面给出了专注、聚焦和清晰的基础，事实上它可以被称为判断平面。在这里，在进入中间立场之前，我们要权衡争论的双方。当法官用槌子敲击来表示她的决定，或者国王向下挥剑来宣布他的命令时，他们正在做一个定义矢状面或判断平面的姿态。当身体左右两侧的交流不畅时，我们不能"保持冷静"，我们会"发狂"。

沿着我们身体两侧延伸，把身体的前面和后面分开的垂直平面叫作额状面。该平面将过去——你已经置诸脑后的东西——与你前面的未来分开。当我们看到一个人走路时弓着背或向前弯着腰，我们会感知到他的生活很艰难；他的过去压得他直不起腰来。理想的姿态是记忆（过去）和期待（未来）的完美结合，在当前保持平衡。

横截面或水平面与我们的情感生活有关。水平面非常多变，我们的情感会随着这个平面的结束位置而变化，例如我们谈到"上""高""兴高采烈"或"在九霄云上"时，或摇滚歌手的"躬身弯腰"、芭蕾舞者的"脚尖站立"、华尔兹舞者的"绕中心旋转"。同样地，我们把其他情绪描述为"情绪低落"或"沮丧"，因为我们经历的情绪与水平面有关。水平姿势，比如游泳、躺在沙滩上，甚至体验强烈的愤怒或攻击感，都有助于产生梦幻般的品质。

矢状面和额状面是固定的，彼此呈 90 度角。水平面是可移动的。这三个平面的交点给出了一个点——一个能量、意识和可能性的焦点。我们做的每一项活动都需要一个特定的中心。通过练习，你可以学会根据你正在做的事情的要求来移动和选择这三个层面的关系，以及星辰身如何能最好地支持这种关系。例如，所有三个平面在心脏区域相遇，激发出兴趣、温暖和同情的情感。

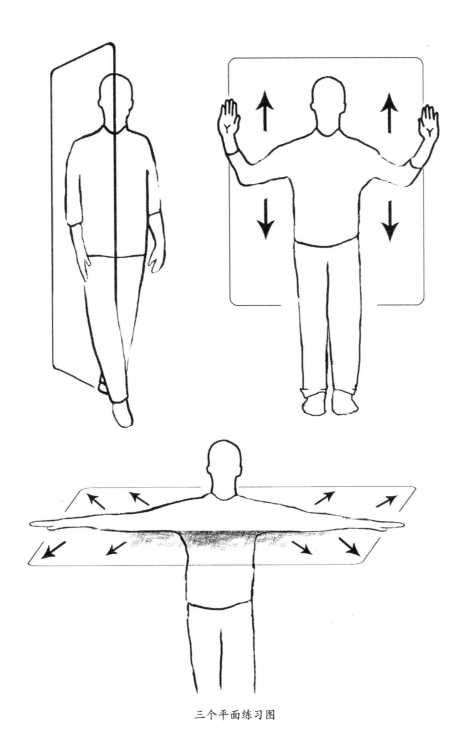

三个平面练习图

潮汐练习

潮汐练习帮助我们同时体验矢状面的清晰和精确以及手臂两侧的无限广阔。它有助于减缓心率和呼吸。对于星辰身，该练习提供了果断和开放的并列关系。这是一项极好的晨练，当注意力不集中时，它会增强注意力。

由于其安静沉着性，潮汐练习是治疗传染病的一种有效姿态，尤其是在炎症和发烧失控的情况下。由于集中注意力、释放以及广泛开放之间的有节奏的相互作用，它对神经系统疾病、雌激素过多、骨质疏松、背痛和类风湿性关节炎也有帮助。

首先，将重心放在左脚上，双臂垂在身体两侧。

1. 当你伸出右脚时，伸出双臂。

2~4. 慢慢地将双手同时移向看不见的中线。

5. 当你的重心完全落在前脚上的那一刻，你的双手到达中线，并被放在想象中线（它明确了对称平面）两边，两手挨得很近，左手在右手之上。

6~7. 随着双手松开和低垂，手和手臂被赋予重量并向地面下垂；然后它们向外摆动，手臂伸展并平行于地面。

继续向前伸展左脚。当重心慢慢转移到左脚时，双手再次移向中线。当双手在平面上的那一刻，重心转移完成。

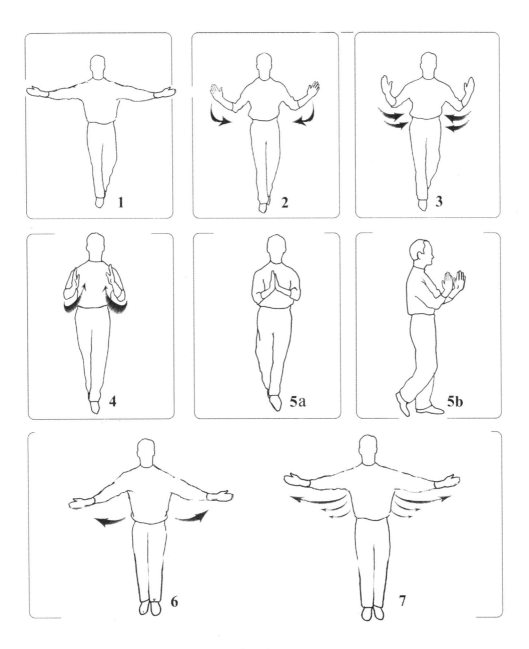

潮汐练习图

浪尖练习

这项练习通过在额状面前后交替悬停和下降，带入了一个有节奏的动作。通过这个练习，星辰身在圆形的沉重感和轻盈的延伸感中摇摆。因此，它对治疗背痛、肾上腺问题、消化障碍、糖尿病、骨质疏松症、神经系统问题和肥胖症（因为身体感受到失重悬停和完全沉重之间的区别）都有好处。

在此练习中，手臂划了一个完整的 360 度圆。

1. 双脚并拢站立，手臂自然地垂在身体两侧。

2. 依次向下放松椎骨。

3. 当你绕着躯干和头部一起旋转时，你自己获得动力。

4. 双臂在身后一起摆动，并在大约 11 点方向缓慢向上摆动。

5. 然后，让手臂落下，增加重量和动量。

6. 向下扫向地板。

7~9. 双臂向前摆动，形成上升的弧线，拉长脊柱。

10. 继续移动手臂，将身体向上抬起，手臂向后伸展，到达大约 11 点钟方向时悬停，通过双腿和双脚的反向运动保持平衡。

现在，以有节奏的方式继续进行这个浪尖练习和下降运动（在第 3~10 步）。

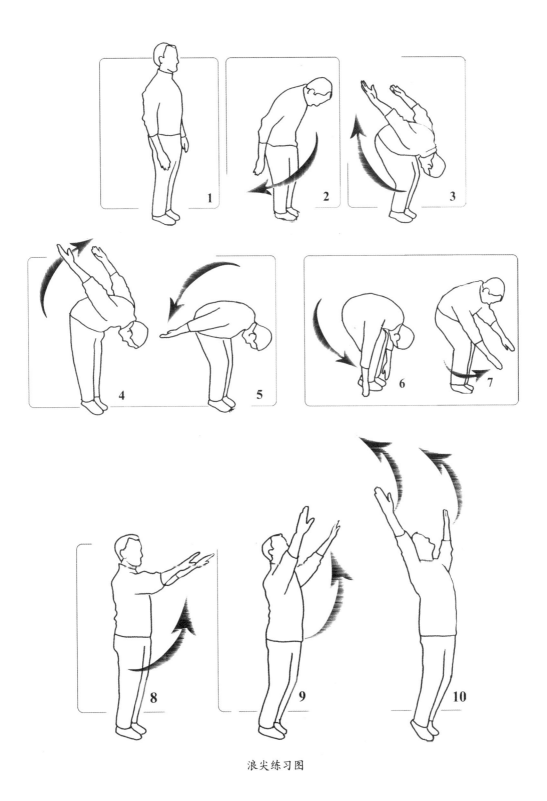

浪尖练习图

秋叶练习

这项练习唤醒了额状面的两侧。你可以边走边做。想象你在森林里的一条小路上悠闲漫步。一阵微风吹向你，树叶被吹起并在你身后旋转，盘旋在你的脚下。

在这项练习中，你的星辰身平静地练习"面对"向你走来的东西。秋叶练习对许多疾病都很有帮助，包括肾上腺疾病、慢性疲劳、抑郁症、心脏病和女性疾病（尤其是月经周期缩短和痛经），特别是因为你可以游戏般地练习把你已经抛在身后的东西驱散掉。

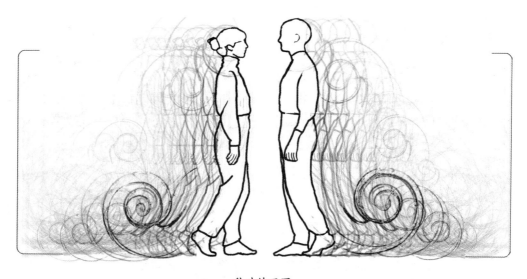

秋叶练习图

水平面姿态练习

这项练习有助于定义水平面，调整过高或过低的"水位"，以使头部保持在水面之上。它通过清除不想要的想法来支持星辰身，让你在特定的情况下"昂首挺胸"。它创造了一个先决条件用于了解清晰的概况，而不会深陷于混乱和困惑中。

水平面姿态练习对高血压、肾上腺疾病、黄体酮过多、抑郁症、癌症、心脏病、阳痿、背痛和类风湿性关节炎都有好处。

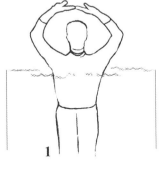

1. 首先，以手掌朝上、手指相触的方式在头部周围绕一个圆圈。

2. 让肘部向外伸展，双手慢慢放在脸部前方，清理头部空间。手掌现在朝向地面，并抵抗轻微的阻力，这种阻力是由手掌和手臂下方的空间动力凝聚而成的。

3. 手臂现在与地面平行，开始交叉越过……

4. ……中线，同时手臂通过交叉延伸到对侧的范围来描述可能的最宽范围。

5. 最后，手臂形成两个对称的弧形，节奏加快，随着手臂伸展，节奏逐渐变缓，与地面平行。前面的动作随着胸部空间的开放继续进行，确定水位的高度。

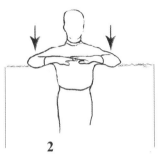

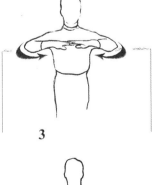

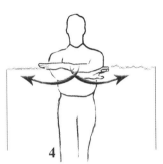

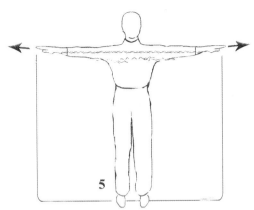

水平面姿态练习图

427

身体的不同中心

双纽线动态练习

正如鲁道夫·施泰纳所指出的，在由健康的情绪控制的健康身体中，头部周围的空间很宽，适当的动力是进入其中的物质之一，如"连续的双纽线图"所示。指向头部的箭头代表了我们冷静而有意识地感知到的外部世界的"东西"。同时，腹部的正常运动是向下和向外，箭头从中心点放射出来。施泰纳指出，这两种姿态形成了8字形或双纽线，交叉点在太阳神经丛的平面。

在不健康的身体中，在病态的情况下，箭头是相反的。大脑不是静止的，而是混乱而浑浊，因此它把物质送出去，而不是把东西接收进来。这就是"雌激素过多"或歇斯底里人格无法正确处理外界信息的情况。这样的人具有混乱的关系和生活方式。我们说他们"一直在发送"。

腹部能量的正确姿态是向外流动，如排泄、月经、分娩和高潮。如果这些能量被向内引导，如"断开的双纽线图"所示，它们会被困在那里，从而导致结肠炎、便秘、消化系统疾病和生殖器官问题。

双纽线动态练习通过在接受和付出之间创造一种脉动关系来支持星辰身。它指定这两种姿态发生和相交的位置，对生殖问题（尤其是雌激素过多）、消化系统疾病、高血压、肾上腺疾病（如过敏和哮喘）、癌症和神经系统问题都有好处。

1. 双手呈圆形环绕头部，当你警觉而平静地观察时，想象迎面而来的感官印象。
2. 现在，想象一下自己在"发送"，"迷失了自己"，像一名"太空学员"一样分散开来。注意头部的混乱感和腹部的缺乏温暖感。
3. 重复第一个想象，注意头部的平静感和腹部的温暖感。

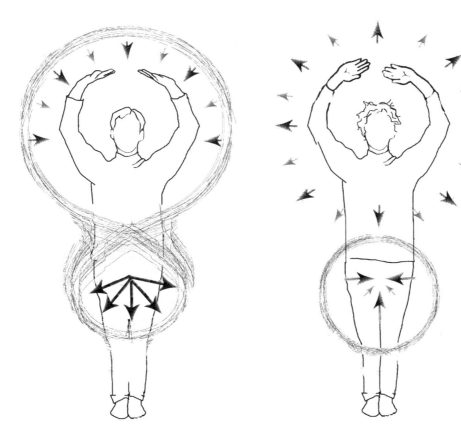

连续的双纽线图
上部清晰，下部有力

断开的双纽线图
上部"发送"，下部收缩

轮廓练习

轮廓练习让人同时体验到整个身体的形态。还记得你小时候在雪地里躺下，挥舞着胳膊和腿做天使的情境吗？躺在地上的一张大白纸上，让别人用蜡笔描出你身体的轮廓。现在站起来，从轮廓后退一步，看看轮廓。对于厌食症和其他饮食或身体形象障碍的人来说，这是一项很好的锻炼。它显示了他们对自己物质身的感知和客观现实之间的差异。或者，你也可以在一张白色的床单上创建一个轮廓，床单挂在一条线上，灯光从你站立的身体后面投射出来。人们发现这一现象很吸引人，因为个体的部分消失了，而整个形体，即格式塔，作为一个实体出现了。

在对你的轮廓有了视觉体验之后，让一个朋友站在你身后，双手轻轻地放在你头顶的中央。然后让它们慢慢地向下"追踪"或跟随身体的轮廓——脖子、肩膀、手臂外侧、双手、手臂内侧、胸腔、腰部、臀部、大腿、膝盖、小腿、脚踝和双脚。你应该闭上眼睛，动作以缓慢流畅的方式进行，这样才有可能感受到作为一个整体被包围、被包裹。

轮廓练习是一种空间动力，你可以在任何时间和任何地点进行练习。通过一些练习，它就能有效地帮助你填充并占据你的身体和个人空间。当你想象轮廓时，你会体验到"空隙"，即一个或多个你跳过的地方；或者"洞"，即轮廓在身体轮廓下凹陷的地方。这些是疾病最容易发生的地方。当你对轮廓进行空间填充时，这些"空隙"和"洞"会变成"整体"。轮廓练习不仅是一种疗愈练习，也是一种诊断工具，可用于预防疾病的出现。

轮廓练习在星辰身中培养整体感，对任何疾病都有益。

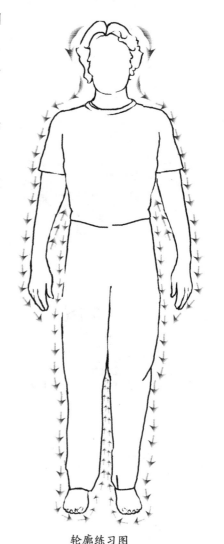

轮廓练习图

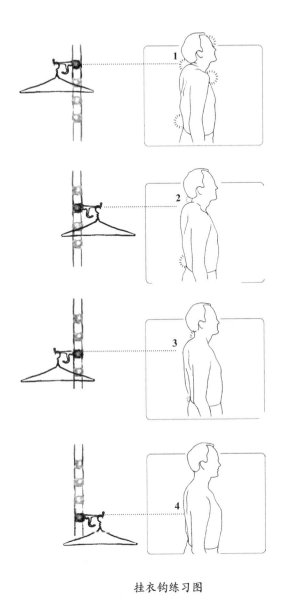

挂衣钩练习图

挂衣钩练习

我们的社会提供给我们的图景往往比我们意识到的更有智慧。我们谈论某人有"烦恼"（hangups）。在挂衣钩练习中，星辰身练习"放松我们的烦恼"的空间动力。它是水平面姿态练习的绝佳伴侣，对关节炎、背痛、肾上腺问题和阳痿有好处。

1. 当想象你的颈背处有一个悬挂过高的挂衣钩时，有意识地过度夸大你经常在颈后处感受到的紧张感。

2. 将挂衣钩向下移动一格，到肩膀的顶部，同时体验紧张的释放。

3. 缓慢地放松背部肌肉，好像将挂钩依次向下移动一样，直到它到达背部中间的水平。

4. 在这个姿势中，肩膀会自由下垂，你会感受到手臂的重量和流入手部的血液增加。

降帆练习

这个练习是利用一艘被称为"帆船"的中国船的空间想象力来完成的，这艘船有"方肩"，一个水平的帆桁，它的帆由"胸部"（即肋板）展开，还有一个盆碗状的船形。

虽然在这个练习中手臂保持在水平面上，但是运动发生在肩膀和背部的肌肉中。实际上，你可以在不动手臂的情况下做这个练习——例如，在等红灯的时候，或者当一个电话推销员在给你打电话的时候。

这项运动减轻了头部和颈部的压力，增加了腹式深呼吸。头部空间静止，胸部空间扩张，四肢平衡。星辰身可以练习释放和放松的动作。随着你的"帆"展开，你就可以接受各种可能性。降帆练习为水平面提供了一个强有力的对称方向。

降帆练习可以让肺部和小腹变得更饱满，创造一种"开船"的感觉，而以前你是停滞的。星辰身经历了直觉"本能"的释放，现在释放出来发挥它的作用，因为太过理智的思维活动会产生距离。

这项运动对高血压、肾上腺疾病（尤其是哮喘）、与心脏病相关的心绞痛、阳痿和关节炎都有好处。

1. 从头部的帆开始这项练习。

2. 现在把吊杆（横杆）降低到你锁骨的高度。

3. 慢慢将"帆"向下展开。肋骨状的条板一个接一个地分开并承担重量，直到它们把帆拉下来。

4. 现在让你的胸部张开，就像你"张开你的帆"一样。你的胸腔会打开，让更多的空间充满空气。臀部像船一样漂浮，你在平静的大海中央保持平衡。

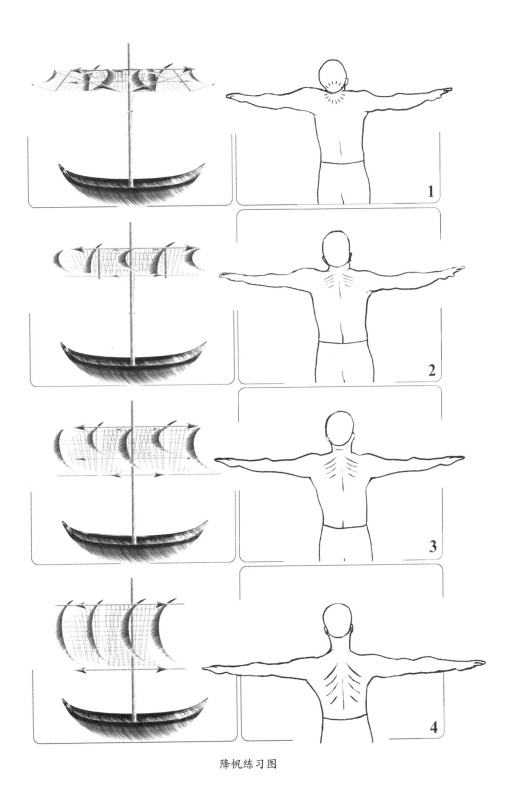

降帆练习图

脊柱拉伸练习

这项练习增加了胸腔和骨盆边缘之间的距离，减轻了下背部的压力，并能接触到躯干侧面不易感受到但对于身体的平衡至关重要的肌肉。脊柱在两个方向被拉长，释放紧张，解除节奏区域的痉挛和充血。

重力和升提力运动的同时体验给星辰身提供了坚定、确定和存在的情感。脊柱拉伸练习对背部问题、肾上腺疾病、心脏病、消化系统疾病、生殖问题（男性和女性）、慢性疲劳、骨质疏松和关节炎都有好处。

1~2. 向前迈出一步，通过让手臂下的空间扩大，将同侧手臂向前抬起，直到手臂与地面垂直。

3. 当手臂到达垂直位置时，所有的重心都应该放在前脚上，你应该踮起脚尖。

4. 手和手臂继续向上伸（不要让肩膀向上伸），同时放下脚跟，形成一个向上和向下的拉伸，拉长身体的整个侧面，特别是腰部。在另一侧重复。

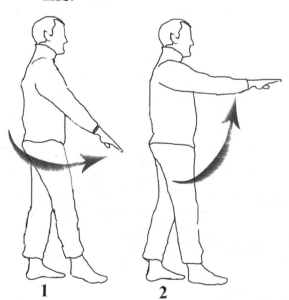
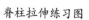
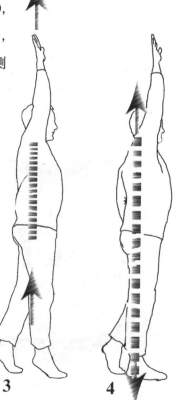

脊柱拉伸练习图

肩部肌肉映射练习

肩部肌肉映射练习可以使星辰身体验摆脱负担或从肩膀上除去碎屑的动作。想象水从鸭子的背上流过。肩部肌肉映射练习鼓励向下的姿态，远离匆忙的头部，跨过韵律的领域进入新陈代谢的较慢步调中。它对高血压、慢性疲劳、背痛、子宫内膜异位症、阴道炎、前列腺问题、抑郁症和关节炎有好处。

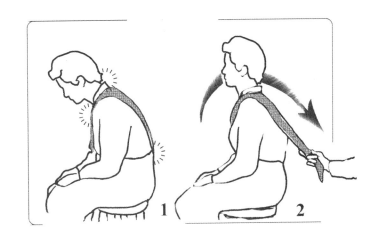

1. 以夸张的弯腰驼背和束缚的姿势坐着，肩膀上围一条围巾。

2. 让人把围巾拉过肩膀。

3. 像上部流线姿态练习一样，这个动作向上越过肩膀，使肩胛骨向下，并赋予它们重量。

4. 现在，将围巾向下、向四周和向前拉。

5. 通过从身后释放张力并将其放在脚前，实现了平衡的姿态和镇定感。

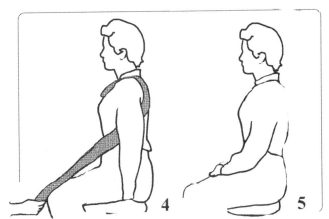

肩部肌肉映射练习图

斗篷练习

斗篷练习给出了一种类似斗篷服装的姿态。斜方肌在德语中被称为"僧侣帽"肌肉。斗篷练习的漏斗状形态使肩部的重量朝着重力方向旋转。星辰身经历了一种解脱，不再背负"世界的重担"。这项练习提供了一种在你身后的过去和你面前的未来之间的平衡感。它对抑郁症、肾上腺疾病、癌症和慢性疲劳有好处。

1. 以夸张的弯腰驼背的姿势坐着。

2. 让一个同伴用手轻轻地从颈背向下直到背部中间划线，同时躯干伸直。

3. 注意，在同伴的手移开之后，斗篷的空间姿态将会保持很长时间，目标是能够"穿着"你选择的空间动力。

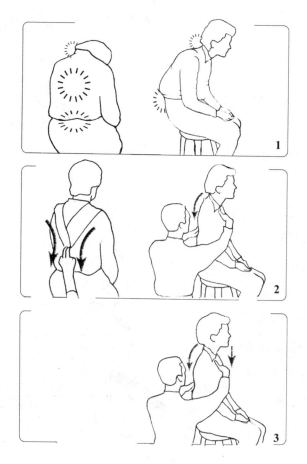

斗篷练习图

腹部按摩练习

这里的所有动作都以缓慢起伏的方式完成。在你的脉冲按摩动作之间花点时间。在你的手什么也不做的停顿中，你的肠道会发挥最大的作用。有节奏地进行腹部按摩练习，让腹部充满活力。它通过扩大新陈代谢区域周围空间所产生的炽热温暖来帮助星辰身。不断增强的肠道节律会给人体带来幸福感，这种幸福感来自对自然界周期性模式的归属感。腹部按摩练习对便秘和其他消化系统疾病、生殖问题、糖尿病和慢性疲劳有好处。

1. 将右手掌心朝上放在腹部右侧的底部。

2. 如图所示，遵循大肠蠕动的方向，抬起右手，然后向内转动手掌。

3~4. 将手从右向左轻轻划过中腹部。

5~6. 然后，利用重力的拉力，将手拉向左侧，表示排泄。

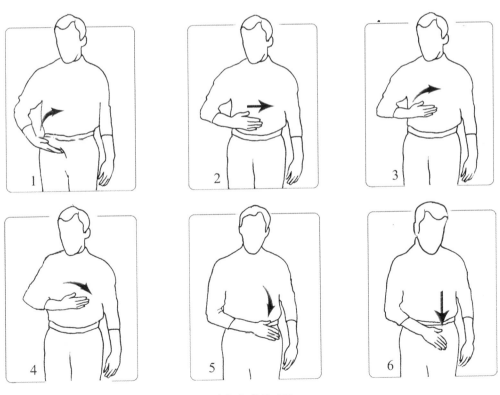

腹部按摩练习图

胃部波浪练习

胃部波浪练习有助于增强腹部和骨盆肌肉，这些肌肉对躯干姿态的支撑至关重要。它需要专注力和肌肉的顺序收缩，这些都要有意识和无意识地加以控制。胃部波浪练习涉及凹凸形态之间的有趣互动。

这项练习让星辰身体验到紧张的释放和新陈代谢及生殖的再生力量的活跃。它对所有消化疾病、生殖疾病以及慢性疲劳都有好处。

1. 轻松地站立，手臂自然垂于体侧。

2. 以大约 45 度角向前弯曲。让你的腹部肌肉完全放松，突出并变圆，形成一个大肚皮。

3. 然后，在胸骨末端（腹部中部）开始一个动作——收缩腹部肌肉，按顺序呈波状向下收缩。

4a. 继续这个动作，从胸骨底部到盆骨顶部波浪般起伏。

4b. 涟漪沿着骨盆底移动。所有的腹部和骨盆肌肉同时收缩。

5. 然后从起点，即胸骨的底部，开始释放一波肌肉收缩，并沿着前一个收缩波的路径，前后向下释放，同时回到站立姿势。

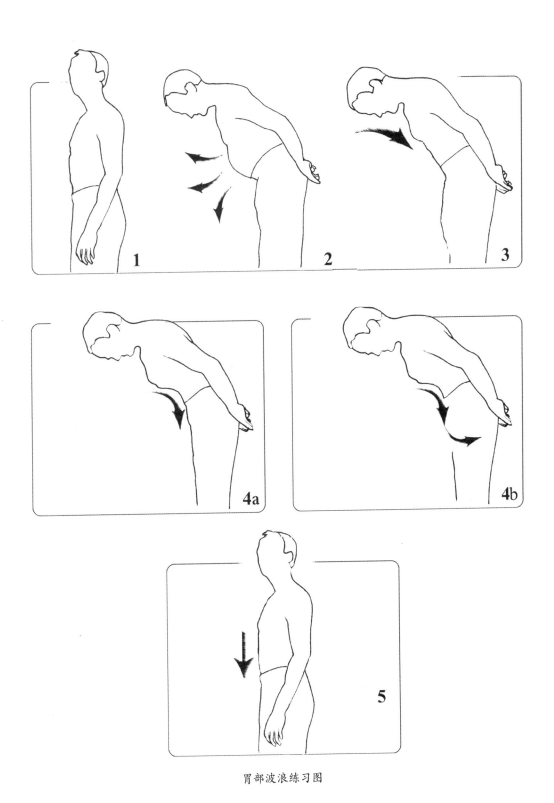

胃部波浪练习图

脚部流线练习

脚在两种互补的姿态下工作得最好。脚背的解剖和功能需要一个向前辐射的姿态。足弓可以通过一个姿态或从大脚趾前部来的肌肉流线重新形塑，在脚底开创一个空间，然后向后流走。这些逆流给星辰身在给予和接受中一个坚实的基础。脚部流线练习对抑郁症、癌症、慢性疲劳、肥胖症（为需要减肥的人提供脚底轻盈的体验）和肾上腺问题（尤其是哮喘）有好处。

1. 舒适地坐着，以一种夸张的限制姿态将脚趾蜷缩起来。

2~3. 让一个同伴沿着脚背和外侧做一个轻柔的向前动作。

4~5. 现在，同伴在脚的内侧和底部做一个从前到后的温柔动作。

6. 同伴用双手将两个动作结合起来。

7~8. 站起来，沿着脚背体验向前的动作，沿着脚的底部体验向后的动作。

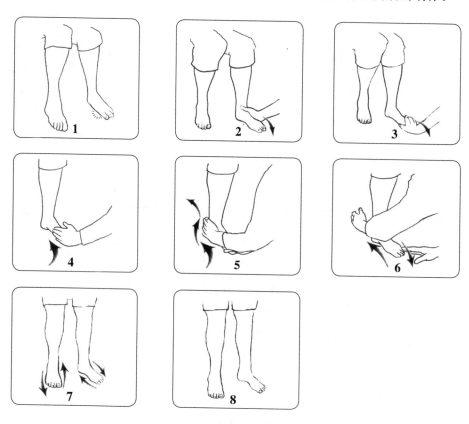

脚部流线练习图

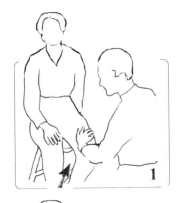

膝部映射练习

膝盖连接小腿和大腿。膝部映射练习提供了重力和升提力之间有节奏的联系。向上涌动的活力是新陈代谢力量的营养和鼓励之源。它有助于星辰身体验"靠自己的力量振作起来"的感觉。膝部映射练习对抑郁症、疲劳、糖尿病、消化系统疾病（尤其是便秘）、背痛、女性生殖问题、前列腺问题和膝关节炎都有好处。

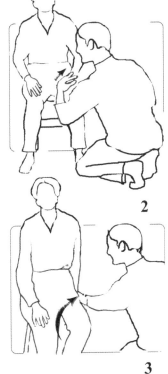

1. 以坐姿开始，让同伴将双手放在你的小腿内侧。
2. 慢慢从膝盖内侧向大腿内侧移动。
3. 然后掠过大腿肌肉。
4~5. 这个动作继续，变得越来越慢，越过"髋骨"，穿过臀部。然后这种肌肉功能映射被骶骨的强力向下的压力所固定。

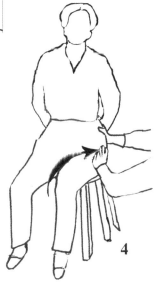

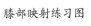

膝部映射练习图

放下练习

放下练习有助于缓解腹部的紧张和痉挛。它对手和脚有温暖作用。身体学会区分同时发生的动作：放下物体的手臂、脚的踩踏、躯干的向前运动和头部的绝对静止。

对星辰身来说，这项练习会引发放下旧包袱、释放过去、走向未来以及在当下保持平衡的情感。它对心脏病、痛经、消化障碍（尤其是便秘）、疲劳或甲状腺问题（表现为手脚冰凉）以及神经系统问题（表现为紧张、头痛和强迫症）都有好处。

1. 在站立姿势下，双手舒适地向后伸，握住一个枕头或其他柔软的物体。
2. 慢慢地迈一步，同时松开手，让枕头"溅"在脚后的地面上。
3. 当飞溅完成时，重心转移就完成了。
4. 想象枕头落入水中。双手"跟随"枕头掉落，然后也跟随枕头溅起的水的"涟漪"。用另一只脚重复这个动作，在释放水花的同时转移重量。

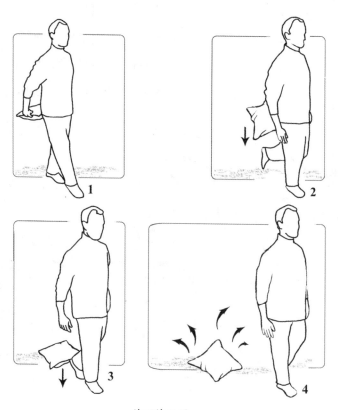

放下练习图

V 字拉伸练习

V 字拉伸练习唤醒了身体的主要肌肉链，使背部空间活跃起来，星辰身从而经历了一场克服障碍和自我以及让自己"一吐为快"的庆典。这项练习对癌症、背痛、糖尿病、慢性疲劳、骨关节炎和肾上腺疾病（尤其是哮喘）有好处。

1. 站立时，重心放在右脚上，左脚不负重，右手手掌放在颈背部。
2. 通过右肘向上伸展，向上向左扭转，同时通过右脚跟向下推。
3. 实际上，你演示了一个螺旋，该螺旋从右脚开始，一直延伸到左大腿上方，穿过左侧的下肋骨区域，向上移动到右肩胛骨下面，沿着肱三头肌和肘部的外侧继续向上。

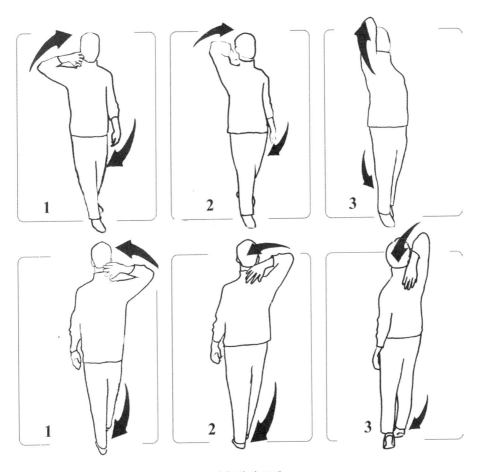

V 字拉伸练习图

米纸行走练习

想象你正在经历一场红毯仪式。薄宣纸被铺在不平的表面上。你的任务是慢慢前进，不要在纸上发出声音或将眼泪掉在纸上。这种像追踪者一样的行走练习将我们的日常步伐改变成一系列缓慢、柔软和安静的步伐。这种轻柔的步态让你的脚底能够倾听地面的变化。他们感知地球的中心——每一个静止和坚定的脚步的来源。

米纸行走练习需要一种安静而一致的移动方式。躯干看起来像在空间中平稳滑行，没有加速或减速。这项练习给人的印象是永恒的，没有开始也没有结束。头部和躯干就像在一辆缓慢移动的马车里一样被庄严地运送着。脚以这样一种方式运动，使身体的平稳移动成为可能。星辰身体验到一种舒适的根基感和平静的确定性，以及一种主权和开放的感觉。这是一项针对高血压、心脏病、肾上腺疾病、传染病、神经系统问题以及消化系统疾病和痛经的运动，是睡前或冥想前的一项极好的晚间练习。

1. 将所有重量都放在左脚上，减轻右脚自身的重量。右膝将会放松和弯曲，稍微移动到左膝的前方。
2. 然后，通过伸展放松的右腿，将右脚向前伸展，用右脚的跖球向前伸，直到稍微超出你的舒适区。
3. 赋予右脚自身的重量。
4. 轻轻地向前转移身体的重量，直到它完全超过右脚。随着左膝放松，比右膝向前伸得更远，左脚将不再负重，并缓慢地从地板上剥离。

继续进行这个过程，没有任何强调或中断。重要的是要注意，米纸行走练习是在没有任何后腿推力的情况下完成的。事实上，身体是通过转移体重和放松后腿而被向前拉动的。

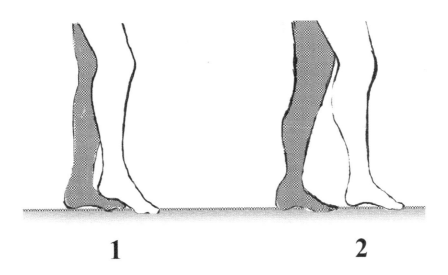

1　　　　　　　　　　　　**2**

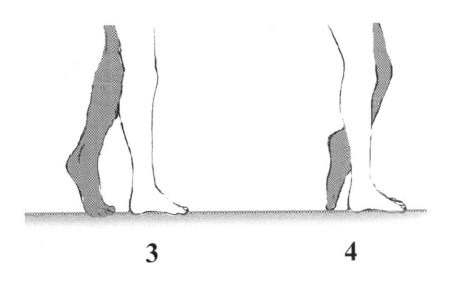

3　　　　　　　　　　　　**4**

米纸行走练习图

恩赐练习

这项练习创造了一种平静的恩赐动作。星辰身体验到一种释放、接受和放下的情感。它创造了一种理解，即新事物可以从零开始。对于所有女性疾病和男性疾病、高血压、传染病和肾上腺疾病来说，恩赐练习都是极好的。

当你凝视你的手臂和手所定义的空间时，想象你正站在山顶上。地板不会妨碍你的视野。想象你正在俯视河谷，在那里，一片森林在你双手之间的空间里焕发着生机，仿佛你正在赐予植物和树木生命。

1. 先把重心放在左脚上，眼睛直视前方，右腿伸出，右脚向前够。

2. 将上半身向右旋转 90 度，同时慢慢将重心转移到右脚上。手掌应该掌心相对。目光导向你的手所指定空间的中间。

3. 张开双手，让它们之间的距离慢慢膨胀并增加，在你的右边形成两个 45 度角。

4. 躯干和目光慢慢地回到原来的位置。

5. 在另一侧重复整个过程。重心现在在右腿上，用左腿向前移动。

6. 当你张开双手时，将重心转移到左脚。

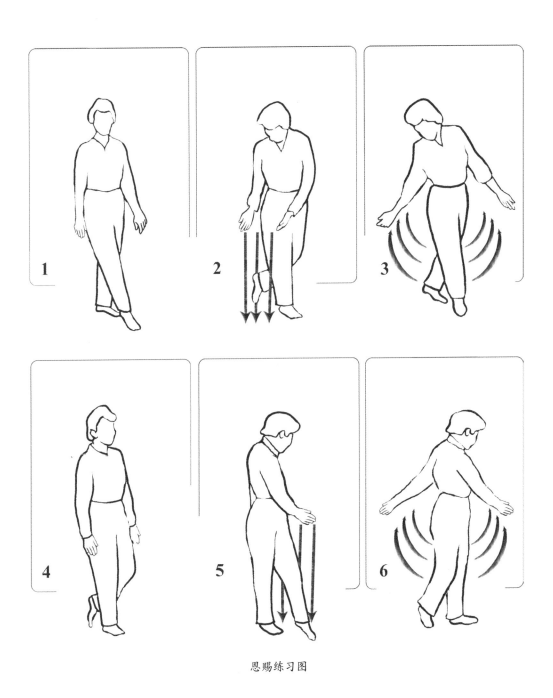

恩赐练习图

日晷练习

这项练习对手臂和腿的协调性提出了挑战。它有助于拉长整个脊柱，活跃手臂、肩膀和胸腔的肌肉，增加肩袖和肩胛骨的活动范围。

在日晷练习中，星辰身体验到一种作为个体以及作为一个朋友的存在，在我们两侧创造空间，以便有人能支持我们的感觉，这是一个在穿戴完成之前极好的晨练。

使用日晷练习可治疗抑郁症、癌症、关节炎、糖尿病以及导致肾上腺疲劳的焦虑、恐惧和厌食症。

在日晷练习或额状面行走练习中，你的双臂始终保持平行。当双臂直接垂直或平行悬挂在两侧时，重心才能实现完全转移。双臂描述了两个圆，并指定了两个平面，这两个平面彼此平行并与身体同宽。

1. 开始时，双臂放在身体两侧，重心放在左前脚。

2. 双臂保持平行，向右侧移动。

3. 仍然保持双臂平行，将其移动到与地面水平的位置，同时右脚向前移动。

4. 将重量转移到右脚的同时，将手臂抬高。

5. 双臂平行位于头部上方，重心在右脚上。

6. 当平行的双臂从垂直方向向左移动时，左脚向前。

7. 当重量向前移到右脚上时，手与地面平行。

8. 手放下来，右脚开始向前。

9. 现在，你的手臂在身体两侧，当右脚向前时，重心转移到右脚。

现在以相反的方向重复该练习。星辰身会感受到随时可能"让时光倒流"，因为手臂也可以朝相反的方向运动。这样可以使身体均匀伸展，从而达到空间平衡。

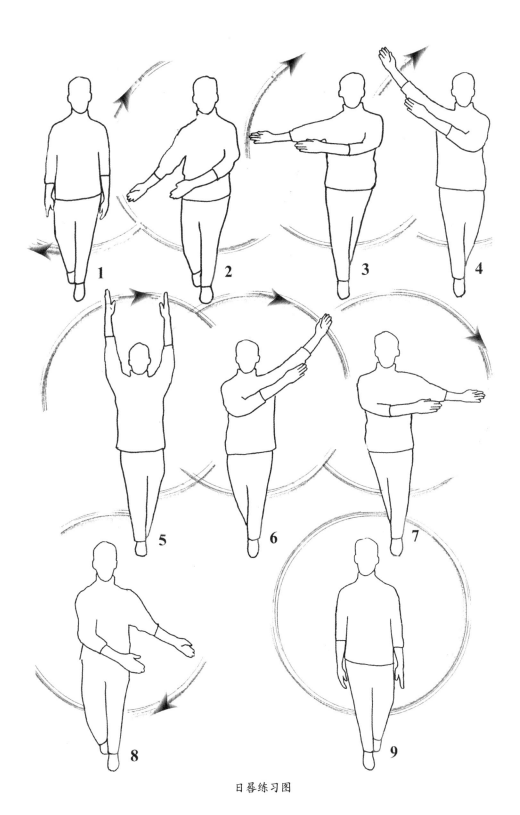

日晷练习图

偶极练习

在物理学中，偶极（Dipole）一词用来描述一对大小相等但正负相反的电磁电荷。铁屑会在一个偶极上排列成蝴蝶状的 8 字形。当有人拿着燃烧的火炬做这个练习时，在黑暗中用大光圈摄影技术可以揭示出偶极形态及其磁场的形状。

偶极练习给星辰身提供了一种对称轴的姿态，并赋予其确定性和稳定性。有节奏的镜像曲线提供了一种充实感和归属感。偶极练习加强了韵律系统，使身体上下统一起来。有趣的是，雌激素过多的女性，或者阳痿的男性，最初无法将拳头伸到身体的下部（第 5 步），相反，他们的双手经常停在腰带处，很难再往下伸。偶极练习对于背痛（像 V 字拉伸练习一样，它帮助脊柱同时向两个方向拉）、糖尿病、雌激素过多问题和阳痿非常有效。

1. 开始时手放在一边，重心放在双脚上。

2. 手臂向上并张开。

3. 右脚向前，同时右手向上，左手向下。

4. 双手握成拳头，并在身体前方聚拢。

5. 双臂呈圆形，握紧拳头，右手顺着身体前方的一根看不见的杆子垂直向上移动，而左手顺着杆子向下移动。

6. 右手垂直向上移动到头部上方，而左手向下移动到生殖区域。重心现在完全在前面的右脚上。

7~8. 现在松开手掌；当左脚向前移动时，右手向下移动，左手向上移动。

9. 现在，当双手移向身体中心时，双手开始握紧。

10. 现在偶极形成了，左手在上面，右手在下面，重量转移到左脚。右手向上，右脚向前，再次重复。

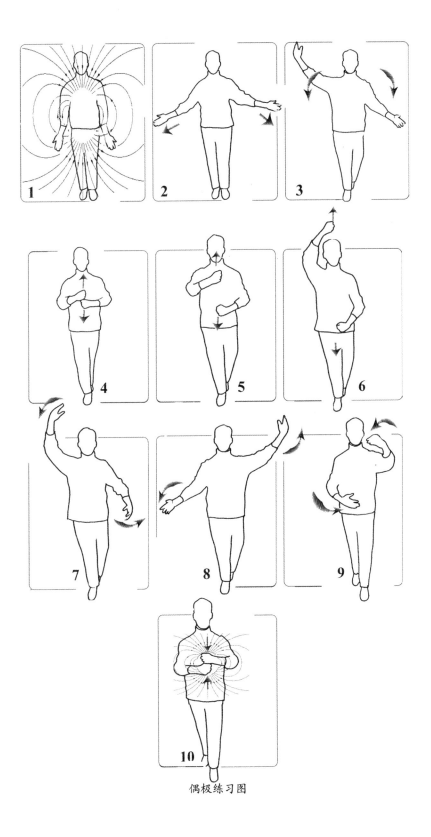

偶极练习图

每日练习计划

每天进行这些运动练习有助于保持良好的情绪和身体健康。建议的每日计划

如下:

1. 呼吸练习增强活力和弹性。

2. 轮廓练习体验身体的整体性。

3. V 字拉伸练习用于提高核心稳定性和平衡性。

4. 浪尖练习使脊柱柔软并促进头部血液循环。

5. 腹部按摩练习和胃部波浪练习会促进新陈代谢、消化和排泄。

6. 日晕练习用于增强存在和外围意识。

7. 潮汐练习调节专注和放松之间的节奏。

8. 偶极练习用于大脑与代谢两极的整合。

9. 米纸行走练习有助于脚部血液循环和增强平衡。

10. 恩赐练习有助于增强平静、安宁和不受干扰的睡眠。

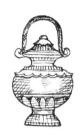

致　谢

成年后，我的大部分工作似乎就是围绕着四元疗愈之路。正是在众人的帮助下，我的工作取得了不错的成绩。我要感谢很多人，首先是我的父母马乔里·古德曼和沃伦·考恩，还有我的妹妹马蒂·佩尔斯。在我的一生中，一直能感受到他们期待着我有所成就。在这里，要感谢和报答他们对我的信任。

还要感谢我的三个孩子莫莉、阿瑟和乔。作为父亲，我从孩子们身上学到了很多，我将始终怀着这颗谦卑的心去向他们学习。通过对孩子的期待以及付出的努力，我们才有机会走向成熟。对我来说，情况的确如此，对于孩子们所给予的宽容和帮助，我深怀感恩。

在个人生活和本书的创作过程中，要感谢萨利·法伦。如果没有她那惊人的创造力、精力和远见，无论本书，还是我认为的生活中的"美好"，都不会发生。她为世界各地的营养传统并为韦斯顿·A.普莱斯基金会所做的贡献鼓舞了无数人，也治愈了无数人。为了写作本书，她付出了很多努力，我真的非常感激。

感谢杰米·麦克米伦，他无私地献出他的才华，并腾出时间来完成《运动：疗愈星辰身》这一章节。对此，我衷心地表示感谢。

还要感谢利兹·皮特菲尔德，她不知疲倦地创作了杰米所述的各种练习的精彩插图；基姆·沃特斯通过封面和文字图形展现了她独特的视觉审美。

然后要感谢我的病人，书中的、过去的、现在的以及将来的病人。多年来，你们教会了我很多，我谨向你们致以最美好的祝愿，并感谢你们允许我参与到你们的生命中。

　　最后要感谢我的妻子琳达·史密斯，她最近才进入我的生活。她那迷人的微笑和爱的能力，使我的人生成为最愉悦的体验。

托马斯·考恩（医学博士）于 2004 年 3 月

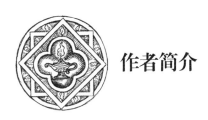 **作者简介**

托马斯·考恩（Thomas S. Cowan）

在南非斯威士兰担任和平队志愿者教授园艺时，考恩博士发现了对其职业生涯影响最大的人写的著作。他阅读了韦斯顿·A. 普莱斯的《营养与身体退化》（Nutrition and Physical Degeneration），而一位志愿者同伴向他解释了鲁道夫·施泰纳写的生物动力农业的神秘原理。这些经历激励他去攻读医学学位。考恩于1984年毕业于美国密歇根州立大学人类医学院。在纽约约翰逊市市医院的家庭诊所实习后，他在新罕布什尔州的彼得伯勒建立了一个人智医学诊所。考恩博士曾担任美国人智医学医师协会的副主席，也是韦斯顿·A. 普莱斯基金会的创始董事会成员。他在该基金会的季刊杂志《食品、农业和治疗艺术的智慧传统》（Wise Traditions in Food, Farming and the Healing Arts）上撰写"问医生"（Ask the Doctor）专栏，并在美国和加拿大各地发表演讲。他有三个成年的孩子，和妻子琳达·史密斯·考恩（Lynda Smith Cowan）住在旧金山，并在那里行医。

萨利·法伦（Sally Fallon）

1973年，萨利·法伦读了韦斯顿·A. 普莱斯的《营养与身体退化》（Nutrition and Physical Degeneration），并按照非工业化健康人群的营养原则，用大量的黄油、奶油、肉类、海鲜、全脂生奶和鱼子油抚养她的四个孩子。1996年，为了将韦斯

顿·A.普莱斯的原则付诸实践，她与玛丽·埃尼格（Mary Enig）博士共同出版了
《营养传统》（Nourishing Traditions），这是一本全面的营养食谱。后来，她创立了
"真牛奶运动"（A Campaign for Real Milk），其目标是普及清洁的生奶产品。1999
年，她成为韦斯顿·A.普莱斯基金会的创始主席。她担任基金会季刊《智慧传统》
（Wise Traditions）的编辑，并在美国和海外举办有关传统饮食的研讨会。她住在美
国华盛顿特区。

杰米·麦克米伦（Jaimen McMillan）

1972年，麦克米伦在美国底特律大学学习心理学时发现，每种疾病都有相应
的空间/运动模式。他拥有体育、按摩和运动治疗方面的文凭。他是一个注册的身
体运动治疗师（RSMT）和世界级的击剑运动员。1985年，他创立了空间动力学
（Spacial Dynamics®）这门学科，在世界各地的大学和企业举办讲座和研讨会，并
在美国、英国、德国和匈牙利指导定期培训。他曾为教育和健康杂志撰写文章，并
为有关教育学和治疗的书籍撰稿。他与汤姆·谢弗（Thom Schaefer）一起开发了
一个模型，用于为来自冲突社区的儿童举办的奥林匹克和平国际节日。他有六个孩
子，居住在纽约州北部的萨拉托加县。